El extraño caso
del Dr. Alzheimer

(Del olvido a la demencia)

Rafael González Maldonado[i]

Coeditores[ii]:   Rafael González Redondo
Mercedes Navío Acosta

[i] **Rafael González Maldonado** es Jefe del Servicio de Neurología del Hospital Clínico de Granada, Profesor Asociado del Departamento de Medicina y miembro del Instituto de Neurociencias "F. Olóriz". Éste es su tercer libro de divulgación científica, después de *"El extraño caso del Dr. Parkinson"* (1997) y *"El extraño caso de la mielina perdida"* (1998).

[ii] **Rafael González Redondo**, estudiante de Medicina en la Universidad de Lille (Francia), ha desarrollado becas de colaboración investigadora y clínica en Münster (Alemania) y Brno (Chequia). **Mercedes Navío Acosta** fue becaria de investigación en el Hospital Clínico de Granada, Doctora en Medicina por esa Universidad y, actualmente, es residente de Psiquiatría en el Centro "Santiago Ramón y Cajal" de Madrid.

Título: El extraño caso del Dr. Alzheimer *(del olvido a la demencia)*
Autor: Rafael González Maldonado

Coeditores: Rafael González Redondo, Mercedes Navío Acosta.

Colaboraciones: Marisa Arnedo, Margarita Camacho Roldán, Cristóbal Carnero Pardo, Javier García Monlleó, Luis Góngora, Manuel Gurpegui, Antonio Huete Herrera, Mercedes Nieto, Miguel Orozco Carreras, Ángel Ortega Moreno, José María Peinado Herreros, José Rico Irles, Ramona Rubio Herrera.

Prólogo: Román Alberca Serrano

Diseño de portada: Jaime González Redondo
Proceso imágenes: Álvaro González Redondo
Fotografía: Javier López del Val

1ª edición,   noviembre 2000.

Edita: Grupo Editorial Universitario, Granada 2000.
Fotocomposición: Lozano. Impresión: Gráficas Lino, s.l.

AVISO: *Cláusula de exención de responsabilidad sobre la información y la orientación médicas:*
El autor y editor proveen este contenido con el único objetivo de informarle, sin que pretendamos sustituir las recomendaciones de ssu médico; de hecho, le estimulamos a consultarle cualquier asunto. Cuando mencionamos un producto o terapia no significa que sea prescrito o aprobado por nosotros.

A Mayca

Que tu viennes du ciel ou de l'enfer, qu'importe,
o Beauté! Monstre énorme, effrayant, ingénu!

(*Les fleurs du mal*. Charles Baudelaire)

El extraño caso del Dr. Alzheimer

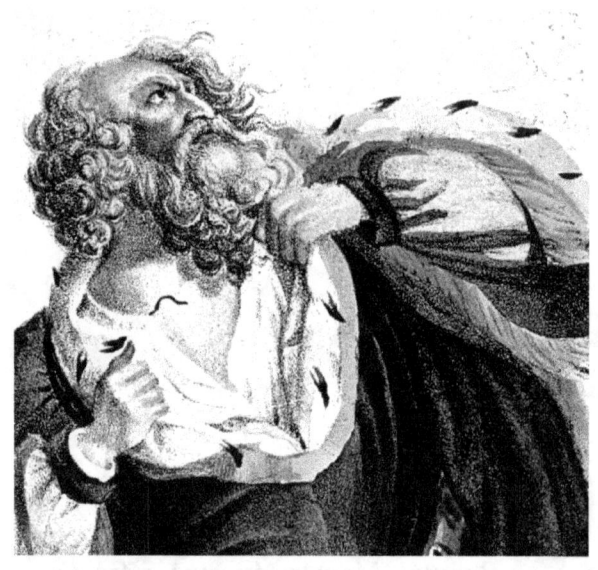

PORTADA: El rey Lear, de Shakespeare es prototipo de demencia senil.
Le representa al actor alemán L.Devriert en esta imagen atribuída a LL Ducis.

Dr. Rafael González Maldonado.

SUMARIO

Prólogo

"Augusta era alemana y acababa de cumplir cincuenta años cuando empezó a sentir celos por su marido". Este comienzo resume a la vez las intenciones y los logros del libro que acabamos de coger entre nuestras manos: "El extraño caso del Dr. Alzheimer", y hace que nos preguntemos si se trata de una novela policíaca o si es realmente un libro de Medicina.

La respuesta es bien sencilla: es un libro de Medicina escrito con la peculiar técnica de Rafael González Maldonado, según la cual todo es lo suficientemente sencillo para ser comprendido de inmediato y puede redactarse de tal forma que el interés se acreciente conforme transcurra la lectura. Aquí podría terminar este prólogo, pero en honor de quienes no conocen a Rafael o para los pocos que aún no han disfrutado del resto de su obra, conviene que me extienda un poco.

En la introducción del libro se exponen los hechos básicos, necesarios para la comprensión de la enfermedad. Me refiero no tanto a los aspectos médicos, que se encuentran en páginas posteriores, sino a la comprensión "global"o "social" de la enfermedad, en tanto en cuanto que afecta a "una de cada cinco personas que llegan a viejo". Por tanto, la enfermedad de Alzheimer es, sin duda, algo más que un problema médico y, de hecho, como el autor dice, "la sufre y la paga la sociedad". Por ello, todos, sanitarios y no sanitarios, administradores y administrados, debemos conocerla con suficiente profundidad y extensión, para lo que es preciso disponer de un libro como éste, que tenga una "intensidad" muy superior a la que habitualmente tienen las obras de divulgación pero que, a la vez, su lectura sea mucho más agradable – y sugestiva – de lo que sucede con los libros de medicina al uso, que suelen caer en nuestras manos.

Así, con este libro aprenderemos por qué "el demente nace". Sabremos la importancia que tiene ser mujer a la hora de contraerla -en gran medida porque la longevidad del sexo femenino es mucho mayor que la del masculino. Se podrá discernir cuales y cuantos son los factores genéticos que intervienen en la aparición de la forma esporádica, del papel que juegan las liproteínas, cual es el riesgo de padecerla si tenemos algún familiar afecto y como se caracterizan los pocos casos hereditarios que hasta hoy están descritos.

Pero como también "el demente se hace" será necesario recordar que, junto a la edad alcanzada, intervienen otros factores, como la escolarización, el nivel cultural y factores higiénicos o médicos generales, los traumatismos craneoencefálicos, cuáles son los tóxicos que pueden favorecer su aparición y qué *rol* tienen otros factores que hacen que una vejez no sea tan exitosa como todos desearíamos. Y todo salpicado por conocimientos médicos, paramédicos y extramédicos, acordes con la enorme cultura del autor, expuestos casi como como chascarrillos que consiguen, precisamente por ello, prender nuestra atención.

Sin duda, es la memoria la función cerebral más precoz e intensamente afectada por la enfermedad de Alzheimer, pero conforme progresa se pierden otras muchas capacidades. La descripción que hace el libro de ese "devenir" es realmente ajustada y recorre, sin citarlos, los sucesivos estadíos de la enfermedad hasta que se llega a la demencia más profunda y la final y total incapacidad. Como muestra de esa capacidad divulgadora con un botón basta: ¿se puede hacer mejor una descripción del estadío 5 del FAST que cuando se recoge cómo el enfermo se viste en verano con la ropa de invierno, porque desorientado es ya incapaz de identificar la estación?

Me atrevería a decir que este libro ve la luz en un momento especialmente importante durante el devenir histórico de esta enfermedad. Tal como se explica, las formas hereditarias de la enfermedad apenas si tienen alguna importancia clínica, dada su rareza. Pero su importancia científica ha sido enorme porque, gracias a ellas, se ha podido apoyar definitivamente la idea de que el depósito de amiloide es el hecho esencial de la enfermedad, idea que se aplica igualmente a la forma esporádica, la más común.

Por primera vez en la historia se tienen fundamentos para iniciar un tratamiento de base etiopatogénica, al tratar de impedir que se deposite esa peculiar sustancia. Se ha conseguido identificar las proteasas que liberan el péptido insoluble aβ42 – la sustancia amiloide de la placa senil y será cuestión de poco tiempo conseguir medicamentos que inactiven estas poteasas e impidan así el depósito de amiloide y sus nocivos efectos. Pero de forma aún más inmediata se está investigando la posibilidad de que la vacunación sea eficiente en la persona, de la misma forma que ya se ha mostrado extraordinariamente efectiva en el ratón transgénico.

Se abre, pues, un camino de enorme esperanza en el tratamiento de base etiopatogénica en esta enfermedad. Los próximos años verán progresos hasta hace poco inimaginables. Pero incluso si esto ha de suceder, este libro seguirá siendo imprescindible porque permitirá comprender de forma rápida en qué consiste la enfermedad de Alzheimer, cómo se reconoce, cómo se diagnostica y cuáles son muchos de los medicamentos que se seguirán utilizando, incluso cuando consigamos retrasar el comienzo de la enfermedad o hacer mucho más lento su curso.

En este sentido debo dar la enhorabuena no tanto al autor, como a los futuros lectores del libro. Al finalizar la lectura habrán resuelto el extraño caso del Dr. Alzheimer, llevados por la mano del nuevo Sherlock Holmes de la Neurología, Rafael González Maldonado, una figura que quedará como uno de los escritores neurológicos más originales y uno de los divulgadores más profundos de nuestro tiempo.

Román Alberca Serrano[i]

---

[i] Román Alberca ha sido todo en Neurología, pero su ambición de conocimiento es infernal y no se detendrá nunca. En el campo de las demencias, el Dr. Alberca es una referencia obligada, con sus recientes tratados: *"Demencias: diagnóstico y tratamiento"*, y *"Enfermedad de Alzheimer y otras demencias"* (éste coeditado con el Dr. López-Pousa). En ellos está, de modo riguroso y amplio, la información básica en la que se inspira este libro.

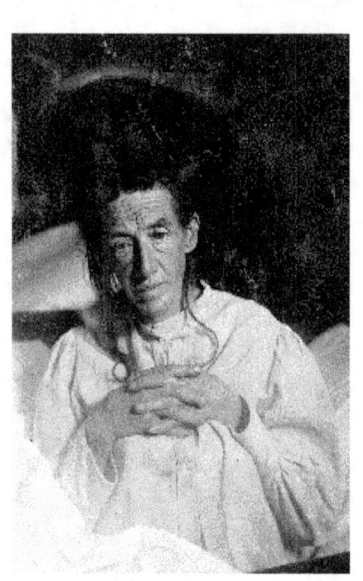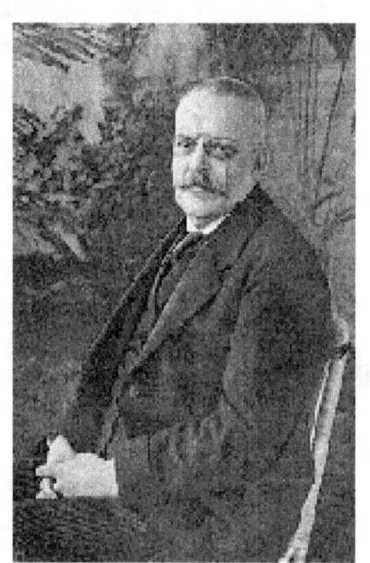

Augusta era el extraño caso
del Dr. Alois Alzheimer

Memory, the warder of the brain, shall be a fume. [i]

(Macbeth I, 7.)

Introducción

Augusta era alemana y acababa de cumplir cincuenta años cuando empezó a sentir celos de su marido. Fue el primer síntoma. Pronto vino la pérdida de memoria, cada vez mayor, hasta que un día salió de su casa y no supo volver. Su conducta era rara, se dedicaba a llevar objetos de un sitio para otro, y los escondía. Cuando empezó a dar gritos diciendo que querían matarla hubo que ingresarla en el Hospital Psiquiátrico de Frankfurt.

Ella no sabía dónde estaba ni el día que era, y parecía ausente o perpleja la mayor parte del tiempo. Tenía dificultades para encontrar algunas palabras: quería decir "taza" y pedía "una cosa para poner café". A veces leía, pero saltándose líneas y, cuando se le pedía escribir, sólo garabateaba su nombre una y otra vez. No reconocía a sus médicos: les saludaba como si fuesen amigos de visita o les rechazaba indignada porque querían abusar de ella.

El Dr. Alzheimer se dio cuenta que estaba ante un extraño caso. Su enferma Augusta no estaba loca y, con 51 años, sus síntomas no eran "cosas de viejos". Falleció cuatro años después y le hizo la autopsia: su cerebro estaba atrofiado, pero no había arterioesclerosis. Al

---

[i] *La memoria, el centinela del cerebro, se convierte en humo.*

microscopio observó unas lesiones raras que nunca había visto: una especie de ovillos en los axones, y una sustancia extraña entre las neuronas, muchas de las cuales habían muerto.

Los síntomas eran raros, no se ajustaban a ningún cuadro clínico conocido y las lesiones del cerebro nunca habían sido descritas. El 4 de noviembre de 1906, el Dr. Alzheimer presentó sus conclusiones en la conferencia de una asociación regional de psiquiatras alemanes[26] y, al año siguiente, las publicó[25] en una revista: *"Sobre una peculiar enfermedad de la corteza cerebral"*.

Hace 90 años, era un caso "raro", y hoy todo el mundo conoce la enfermedad de Alzheimer. Una de cada tres familias tienen un pariente con demencia, y a su estudio se dedican muchos profesionales: neurólogos, psiquiatras, psicólogos, bioquímicos, genetistas, cuidadores de todo el mundo. En los periódicos, revistas, o televisión ocupa mucho espacio y se comenta con frecuencia en conversaciones y tertulias.

En la Edad Media confundían a los dementes con los viejos[i] y con los locos. Ahora sabemos que la demencia más frecuente es la enfermedad de Alzheimer. Falta cerebro (un cuarto de kilo menos) y escasean las neuronas; las pocas que quedan, están enfermas, con placas y ovillos. Si un familiar tiene la enfermedad, aumenta el riesgo de padecerla, pero no tanto como la gente cree. Ataca más a las mujeres, a los negros y a los analfabetos. Y sobre todo a los viejos (uno de cada diez) y a los muy viejos (uno de cada cuatro).

La demencia es el naufragio de la memoria. Lo dijo Shakespeare: *La memoria, el centinela del cerebro, se convierte en humo*. Y con ella se desvanece la personalidad, se diluye el individuo. Somos memoria, sólo memoria. Lo que no guardamos en el cerebro es como si no hubiera existido. Un hombre es la suma de sus recuerdos.

---

[i] Cuando pasen los años prefiero que me llamen viejo a persona *"de edad"* (como si otras no lo fueran). Viejo es lo contrario de joven, como blanco de negro (los finos dicen *"hombre de color"*, cuando negro es, precisamente, ausencia de color). Llamar a las cosas por su nombre no implica desprecio, más bien lo contrario. Llamemos al pan, pan, y a la panadera, panadera (¿o es políticamente correcto *"manufacturadora de derivados de harina"*?).

La demencia no tiene cura pero sí tratamiento. Con los nuevos medicamentos podemos retrasar uno o dos años el deterioro intelectual. Y también podemos controlar los comportamientos raros. Estos tratamientos que parecen caros suponen un ahorro para la sociedad, que está tomando conciencia de mejorar todas las posibilidades asistenciales de estos pacientes.[383] Ahora hay una vacuna en marcha y fármacos recientes que atacan las causas.

La enfermedad de Alzheimer es una epidemia (uno de cada cinco personas que llega a viejo). La diagnostica el neurólogo, el psiquiatra o el internista. La trata el médico de cabecera, el psicólogo y el rehabilitador. La sufre la familia y la paga la sociedad. Todo esto y mucho más lo vamos a comentar en las páginas siguientes.

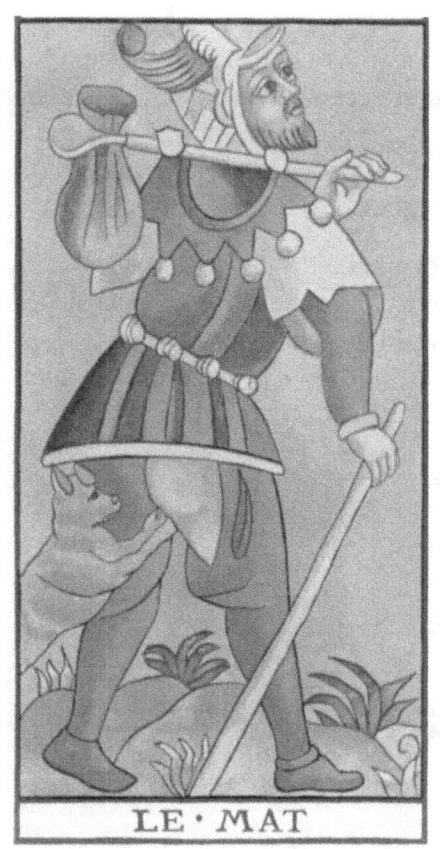

LE · MAT

Alegoría de la Locura o Demencia

1. Locura y demencia

Hace poco que los médicos tratan a los dementes. Durante mucho tiempo, las enfermedades mentales y otros problemas "del espíritu" se creían producidas por el pecado, brujería o posesión diabólica.[75] Los expertos en estos temas eran filósofos o teólogos y terminaban castigando y confinando a los desgraciados.

En el siglo XIX, por fin los médicos se hicieron cargo de los dementes: el sujeto no era inmoral sino que estaba loco. Así es que, en lugar de mandarlo a la cárcel, lo encerraban en un manicomio.

DEMENTE, VEHEMENTE, MENTECATO

Demente[i] es el que va perdiendo mente (*mens-mentis* en latín). **Vehemente** significa impulsivo o impetuoso (el prefijo *ve-* es privativo) aunque aquí la dejación de la mente es esporádica o menos intensa). **Mentecato** es el que no tiene razón: de *mente capto* ("cogido por la mente" literalmente). Otras palabras tienen la misma raíz: mención, mentor[ii], mentalidad, etc. [197] Dementes y locos se confundían: según el diccionario, la demencia es "locura o trastorno de la razón"; y, también, un "estado de debilidad, generalmente progresivo y fatal, de las facultades mentales".

Celsus (30 aC-50 dC) fue el primer médico que usó el término **demencia**, con cuatro categorías: frenesí, melancolía, imágenes

---

[i] El demente tenía una capacidad mental y la perdió (un rico arruinado), a diferencia del oligofrénico (pobre desde la cuna)[277]. El delirio es una demencia que oscila, que va y viene.

[ii] **Mentor** designa al consejero porque así se llamaba el educador de Telémaco, hijo de Ulises, cuyo nombre, también relacionado con *mens-mentis*, es muy significativo porque era la personificación de Palas Atenea, diosa de la sabiduría.

engañosas y aberraciones mentales.[i] Aretacus de Capadocia utiliza *"demencia senil"* para los cambios de la senescencia[ii]. El médico del emperador Juliano, Oribasius, escribía en el siglo IV sobre una atrofia del cerebro que produce pérdida de capacidad intelectual y parálisis.[593]

UN HOMBRE HARAPIENTO AL QUE ARROJAN PIEDRAS

En la Edad Media, la alegoría[iii] de la **Demencia** era *"un hombre harapiento, con una cachiporra, avanzando entre piedras, probablemente arrojadas contra él por la chiquillería, según la mala costumbre de apedrear a los locos".* [792] En el periodo barroco, el emblema de la **Locura** fue *"una mujer derribada en el suelo, pese a lo cual ríe desaforadamente"*; con una de sus manos toca una luna, recordando las influencia lunares sobre los dementes.

EL ANCIANO QUE JUEGA COMO UN NIÑO

La **demencia senil**, interpretada como regresión a la infancia, se representaba como *"un anciano que corre a caballo de un bastón, o que juega con un molinillo de papel".* [792]

En el Tarot, la **demencia** es el último arcano y no tiene número (las otras cartas van marcadas del I al XXI), porque **el Loco** se halla al margen de todo orden o sistema: *"Aparece con traje de colores abigarrados, para indicar las influencias múltiples e incoherentes a que se halla sometido. Lleva una alforja sostenida por un bastón (símbolo de la mente y de su carga) y su pierna izquierda (incosciente) es mordida por un lince blanco, que significa el residuo de lucidez".* [172]

---

[i] El primer tipo de demencia es el **frenesí**, acompañado de fiebre, cuando la bilis pasa a las venas calentando el cuerpo (delirio). El segundo tipo depende de la atrabilis, es duradero y triste (**melancolía**). En el tercero (*tertius genus insaniae*) el enfermo tiene **imágenes engañosas** (alucinaciones) y **aberraciones mentales** (psicosis y demencias)[159].

[ii] Hipócrates sabía que la locura del viejo tiene mal pronóstico: "Los que sufren ataques de frenitis (trastornos mentales) por encima de 40 años, raras veces se curan"[443].

[iii] Una alegoría es la representación simbólica de ideas abstractas. Las alegorías son un fiel reflejo de lo que nuestro subconsciente entiende por el tema representado.

LA DEMENCIA SENIL DEL REY LEAR

La diferencia clara entre "locura ordinaria" y "demencia senil" se ve en *El rey Lear*. En esta tragedia, Shakespereare describe con crudeza cómo se deteriora la mente del viejo, y las consecuencias para los que le rodean: hay una hija buena y dos malas, y se inicia la disputa por el poder vacante.

El propio rey, en momentos de lucidez, sufre al darse cuenta de lo que le pasa:

> *Ya no somos nosotros mismos cuando la naturaleza, agobiada, ordena que la mente sufra al igual que el cuerpo.*[i]

Otras veces, Shakespeare compara la demencia del viejo con una vuelta a la infancia, o con la ruina física:

> *Los viejos locos son niños otra vez.*[ii]

> *La vejez es una segunda infancia y mero olvido, sin dientes, sin ojos, sin gusto, sin nada.*[iii]

LA DEMENCIA POR MASTURBACIÓN

La masturbación era una de las causas de demencia. Y no estamos hablando del tiempo de los romanos ni de países subdesarrollados.

Sin ir más lejos, en la Francia del siglo pasado, en su libro de texto de Psiquiatría (1830), Esquirol[277] distinguía una demencia aguda producida por fiebre o hemorragia de las demencias crónicas causadas por alcohol, masturbación, epilepsia y manía. También en Inglaterra se hablaba de la demencia por masturbación.[898]

---

[i] *We are not ourselves when nature, being oppress'd, commands the mind to suffer with the body.* (King Lear, II, 4, 107-110)

[ii] *"Old fools are babes again".* (King Lear, I, 2 -c. 1605).

[iii] *"(Old age) is second childishness and mere oblivion, sans teeth, sans eyes, sans taste, sans every thing"* (As you like it, II, 7 -c.1599).

EL MARINERO LOCO TENÍA SÍFILIS

El marinero estaba loco pero no era del diablo sino una espiroqueta (la bacteria de la sífilis) la que se había instalado en su sistema nervioso. La lesión del cerebro trastornaba la mente y en la médula espinal debilitaba las piernas. Esta "demencia paralítica" o neurosífilis viajaba de puerto en puerto entre alcohólicos y putañeros.

A comienzos del XIX, la cuarta o quinta parte de los dementes ingresados en hospitales era por neurosífilis,[414] incluyendo famosos personajes como Guy de Maupassant, Gilles de la Tourette, y Nietzche[i]. No se entretenían en diferenciarla claramente de la demencia senil porque, en las dos, el pronóstico era igual de triste.[428]

LAS ENFERMEDADES MENTALES SON ENFERMEDADES CEREBRALES[ii]

El fundador de la moderna Psiquiatría moderna, Philippe Pinel[iii] (1745-) empleó el término actual de demencia pero pensaba que el origen estaba en el estómago, y que el cerebro se afectaba por "simpatía". En 1795, el inglés Baillie hizo autopsias de dementes y describió la atrofia del cerebro. En 1845, el tratado de Psiquiatría de Wilhelm Griesinger[388] dejaba definitivamente el origen orgánico de las demencias con su famosa frase *"todo trastorno mental es por enfermedad del cerebro"*.

Luego se desarrollaron las bases metodológicas de la Psiquiatría y Neurología, divorciadas inicialmente. El inevitable reencuentro se

---

[i] Maupassant tenía sífilis cerebral cuando, en su cuento *El Horla*, describe sobrecogedoras alucinaciones: las que él sufría. Gilles de la Tourette, estudió los tics pero murió sifilítico, gritando que era el mejor neurólogo del siglo.[398] La megalomanía del demente Nietzche aparece en su *Ecce homo*[697] (autobiografía) cuando titula sus capítulos: *1. Por qué soy tan sabio; 2. Por qué soy tan inteligente; 3. Por qué escribo tan buenos libros.*

[ii] La famosa frase *"todo trastorno mental es por enfermedad del cerebro"* es de Wilhelm Griesinger en su tratado de psiquiatría,[388] primera edición de 1845.

[iii] Pinel era un arribista que, al amparo de la Revolución Francesa, mezcló ideas reformistas, humanitarias y terapéuticas. En 1795, como director del hospital de la Salpêtrière ordenó retirar las cadenas de los locos (y les puso camisas de fuerza).[889]

produce al descubrirse que las enfermedades "psiquiátricas" (depresión y esquizofrenia) pueden tratarse con medicamentos, igual que los parkinsonianos caminan cuando les damos levodopa o los epilépticos dejan de tener crisis con carbamacepina. Tambien el alma (o la mente) se puede tratar con sustancias: la ira o el comportamiento melancólico ceden ante la química. La mente es un producto del cerebro.[869]

Ahora, neurólogos y psiquiatras están de acuerdo: la demencia[i] es un deterioro adquirido de memoria y otras funciones mentales suficientemente intenso como para trastornar actividades cotidianas.[383]

LA INEVITABLE MELANCOLÍA[ii] DE LA VEJEZ

Juvenal expresó el pesimismo sobre el deterioro mental de la edad:

Peor que todos los daños del cuerpo es el debilitamiento de la mente, que no puede ya recordar los nombres de los esclavos, ni la cara del amigo con que cenó anoche, ni los nombres de los hijos que se han engendrado y criado.[491]

El médico persa Al-Razí o Rhazes (siglo IX) cita la melancolía como *una condición inevitable en las vidas de las personas viejas y decrépitas.*

Esa idea continúa en la Edad Media y en el Renacimiento. Y la prolonga Robert Burton en su famosa "Anatomía de la melancolía":

Después de los setenta años todo son problemas y tristeza.

SON COSAS DE LA EDAD

Un buen médico nunca da ese diagnóstico. Pocas cosas irritan más a una persona mayor que, al contar sus síntomas, le digan que son cosas de la edad. Le duele que le echen la culpa de todo a los años: le están

---

[i] Son los criterios del DSM-IV (*Diagnostic and Statitical Manual of Mental Disorders-IV*), diccionario codificado de la Asociación Americana de Psiquiatría. Todos los términos de trastornos mentales están claramente definidos, evitando ambigüedades.

[ii] Etimológicamente, melancolía (de *melanos*=negro y *cole*=bilis) significa de humor negro; durante muchos siglos se consideró la melancolía una variante de la demencia. La voz latina *atrabilis* es un calco de la griega (*atra*=negra y *bilis*).

llamando viejo, no dan importancia a sus molestias y, además, vienen a decir que nunca se le quitarán.

En el envejecimiento "normal" disminuye algo el rendimiento intelectual, pero se compensa fácilmente y, muy importante, no altera la vida cotidiana. Todos conocemos a personas mayores, de 70 a 90 años, activos, y que conservan gran capacidad intelectual. Cuestión aparte es la clara relación entre demencia y edad. Unos piensan que hay un *continuum* y que a los 130 años todos seríamos dementes: sobrepasado un nivel, la única diferencia entre envejecimiento y demencia sería cuantitativa y no cualitativo. Otros piensan que la demencia es un proceso patológico específico, una enfermedad en sentido estricto.[357]

LA DEMENCIA NO ES VEJEZ SINO ENFERMEDAD

Mientras se consideró la demencia como "cosas de viejos" no se vió necesario tratarla.   Alois Alzheimer contó los síntomas de una paciente (Augusta D.) y describió lesiones en su cerebro, pero fue el psiquiatra Kraepelin[1019] el verdadero impulsor del reconocimiento de la enfermedad de Alzheimer. Más de medio siglo después, se admitió que tenía síntomas específicos y una base genética,[897,543,101] beneficiándose ya de los avances en neuropatología, biología molecular, neuroquímica genética y técnicas de neuroimagen.[308]

Alzheimer describió una verdadera enfermedad con síntomas definidos (pérdida de memoria y otras funciones mentales), lesiones cerebrales características (muerte de neuronas, ovillos neurofibrilares y placas neuríticas) y una etiología (muchos casos son genéticos, transmitidos por los cromosomas 1, 14, 19 ó 21).

DE "MALQUERIDA" A "LA NOVIA DE TODOS"

Antes nadie quería ocuparse de los dementes. Los médicos empezaron a verlos en el siglo XIX, y simplemente los mandaban al manicomio. Después de la descripción de Alzheimer (1907), pasaron muchos años en que fueron "tierra de nadie" y pocos se dedicaban a estudiarlos.

Hace treinta años la cosa cambió, y el interés aumentó conforme se reconocían su creciente prevalencia y sus enormes repercusiones socioeconómicas. La "malquerida" se convirtió en la "novia de todos". Ahora todos quieren ver enfermos de Alzheimer[i]: neurólogos, psiquiatras, psicólogos, geriatras, médicos generales, neurobiólogos, etc.

MUJERES, NEGROS Y ANALFABETOS

La demencia de Alzheimer es más frecuente en mujeres, negros y analfabetos.[5,41,327,383,403,924] Estos son hechos desnudos y no hay que dar interpretaciones machistas, racistas o clasistas.[ii] La demencia se da también en hombres, blancos y universitarios, pero hay una proporción mayor de mujeres (lo que apoya una base genética), de analfabetos (un factor ambiental) y de negros (explicación genética o mixta).

La demencia es más frecuente en mujeres, no porque estudien menos (que también influye) sino por el hecho de ser mujer.[1057] El Alzheimer, la migraña o el ictus les afectan más que a los hombres, posiblemente porque sus cerebros[728] son diferentes.[iii]

GILDA Y TARZÁN TENÍAN ALZHEIMER

Rita Hayworth hacía de *Gilda* (1946) cuando recibió la más famosa bofetada de la historia del cine. Era un mito erótico pero en su destino (sus genes y su ambiente) ya estaba escrita la penosa enfermedad de Alheimer que empezó a manifestarse al terminar *La cólera de Dios* (1972). ¿Recuerdan el grito de Tarzán en las famosas películas

---

[i] Sé que está mal decir "el enfermo de Alzheimer" y, peor aún, "el Alzheimer". Pero, tratándose de un libro de divulgación con continuas alusiones a esos términos, empleo esas incorrecciones para acortar los párrafos que, de otro modo, estarían sobrecargados.

[ii] Describir *hechos* científicos que varían entre hombres y mujeres, o entre blancos y negros, no implica posicionarse ideológicamente. Sexismo y racismo son *ideologías* (abominables) que predican desigualdad de *derechos* entre sexos o razas. No es ése el caso.

[iii] Lean *Cerebro de hombre, cerebro de mujer* el magnífico libro de Hugo Liaño.[55] El cariotipo determina claras diferencias cerebrales, anatómicas, de neurotransmisores y hormonales desde las primeras semanas de gestación.[728]

protagonizadas por Johny Weissmuller? Así gritaba años después, completamente demenciado, por los pasillos de la residencia.

Cuando Ravel (1875-1937) compuso su famoso "Bolero" no había síntomas de demencia. A los 58 años notó dificultades al hablar, declinó intelectualmente y abandonó la música. Cuatro años después, la autopsia demostró un cerebro atrófico típico de Alzheimer.[815]

VIGILAR LA DEMENCIA DE LOS LÍDERES

Ya lo decía Shakespeare en su Hamlet: *Hay que vigilar la locura de los grandes personajes.* [i]

El problema de la demencia es mayor cuando afecta a personas con poder o responsabilidad: un presidente de gobierno, un Papa o el piloto de un avión. Ronald Reagan, presidente de Estados Unidos (1981-1989) fue diagnosticado de Alzheimer poco después de dejar su mandato. Algo influiría la enfermedad en sus últimas decisiones ¿Y qué hacemos si se trata de un general o de un neurocirujano? Con un proceso tan frecuente, los simples conductores de automóvil que rebasan 50 años deberían pasar pruebas cognitivas periódicas.

UN MUNDO DE LOCOS

En el mundo hay veinte millones de personas con enfermedad de Alzheimer y en España medio millón[148]. Se acerca una verdadera "epidemia de demencia". En las personas mayores de 65 años, el 10 % tiene alguna forma de demencia. Pero entre lo que hoy llamamos viejos (más de 80 años) uno de cada cinco se demencia y, también, la mitad de los que superan 85 años.[383,189,278,511]

En las residencias de ancianos, el 50 % es demente.[100] Dentro de pocos años, una de cada tres familias tendrá algún enfermo de Alzheimer a su cargo.[148,614]

---

[i] Cuando Hamlet, príncipe de Dinamarca, se comporta de modo raro, Claudio alerta a Polonio: *"Madness in great ones must not unwatch'd go"* (Hamlet, III, 1).

15.000 PESETAS DIARIAS

Cada paciente de Alzheimer cuesta (a los familiares y al Estado) quince mil pesetas diarias, si sumamos los costes directos e indirectos (medicamentos, cuidadores, etc.).[100,627] Esto representa 400.000 al mes y casi 5 millones de pesetas por año. El gasto estrictamente sanitario[i] (consultas, hospitalización, medicamentos) es mínimo (inferior al 2%). El 98 % son costes sociales: residencias, centros de día, asistentes sociales y, sobre todo, el esfuerzo de la familia.[668]

LA DEMENCIA DE ALZHEIMER ES LA MÁS FRECUENTE

Hay más de 70 enfermedades que pueden producir demencia[779] pero la más frecuente, con mucho, es la de Alzheimer. Demencia es un síndrome (uno o más síntomas asociados), como la fiebre o la tos (se puede toser por gripe, cáncer de pulmón o tuberculosis). Hablamos de demencia[ii] cuando el paciente ha perdido capacidades intelectuales que antes tenía: puede ser por un traumatismo en el cráneo, por un tumor cerebral o por una enfemedad de Alzheimer.

---

[i] En España el coste sanitario es todavía bajo (la mitad que en Estados Unidos)[571] pero el coste familiar y social es tremendo. Hay mucho trabajo informal (no pagado) que desestabiliza a cuidadores y deteriora el ambiente familiar.[100]

[ii] La definición de síndrome de demencia según los criterios actuales (DSM-IV) es más estricta: en un sujeto con capacidad intelectual previa, se afecta la memoria y, al menos, otra función cognitiva (afasia, apraxia, agnosia o trastorno de ejecución), hasta dificultar sus actividades cotidianas, sin obnubilación, delirio ni enfermedad psiquiátrica concomitante.

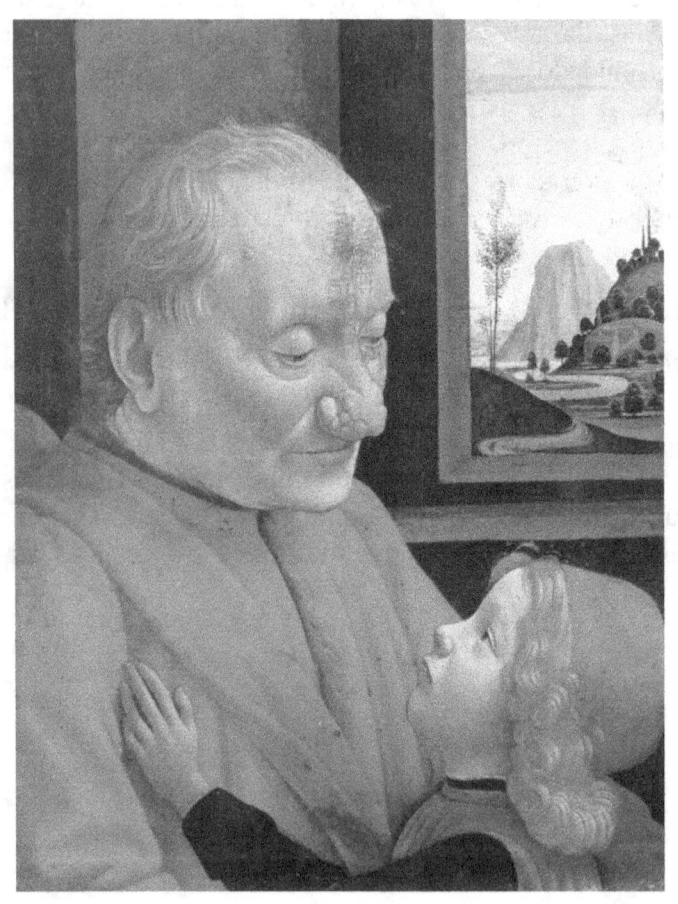

Las edades del hombre

Es la niñez fuente risueña, brota tan clara como sencilla...
Precipítase ya la mocedad en un impetuoso torrente...
Sosiégase ya río en la varonil edad, tan callado cuan profundo...
Mas, ¡ay!, que al cabo viene a parar en el amargo mar de la vejez.

(Baltasar Gracián. El Criticón II, 1)

2. Las edades del hombre

Todo recién nacido es un condenado a muerte.[16] Los animales y plantas atraviesan etapas o edades que, si no se interrumpen por accidente o enfermedad, abocan a un declive progresivo de sus funciones orgánicas que se llama envejecimiento.

LA NATURALEZA TIENDE AL DESORDEN

La naturaleza tiende al desorden molecular (entropía[i] le llaman los científicos) y los organismos vivos intentan compensarlo con reacciones químicas de sus células, que generan y emiten calor. Con el paso del tiempo, aumenta la entropía y el organismo envejece por un deterioro de sus procesos bioquímicos. El ritmo de envejecimiento varía según las especies, pero también entre individuos de la misma especie y entre órganos del mismo individuo.[609] Es un proceso multifactorial determinado por herencia y ambiente.

ENVEJECER ES HUMANO Y *CONTRA NATURA*

En la naturaleza (salvaje) los animales suficientemente viejos simplemente no sobreviven. Sólo el hombre (y los animales domésticos o cautivos) envejecen y es por su ambiente protegido. Por

---

[i] **Entropía** es la medida del desorden de un sistema: una masa de moléculas ordenadas formando un cristal tiene mucho menor entropía que la misma sustancia en forma de gas, con sus moléculas libres y en pleno desorden. Un viejo tiene más entropía que un niño.

tanto, el envejecimiento no es un mecanismo adaptativo.[100] Además, la demencia (y en menor medida el envejecimiento patológico) es típicamente humana porque afecta funciones superiores (abstracción, comunicación) que no poseen otros animales.[579]

LA VEJEZ ES CARICATURA[i] DE LA JUVENTUD

Si entre los jóvenes hay diferencias, éstas crecen, se caricaturizan, cuando envejecen. Entre un deportista y un fumador de 20 años hay pocas diferencias; pero, si mantienen esos hábitos, la distancia será enorme cuando lleguen a viejos. El tiempo también exagerará las variaciones de educación (iletrado o universitario), profesión (ingeniero o albañil), aficiones (fútbol o música) o dietas (el vegetariano y el "bebedor habitual"). Además, los genes han tenido tiempo de expresar sus peculiaridades.

Con 70 años, las diferencias entre una persona y otra son tan grandes que es casi imposible definir lo que es un viejo normal[672]. En el demente se ve con más claridad que su personalidad previa se va exagerando o caricaturizando.[521]

EL CEREBRO A LOS 30 AÑOS

La juventud termina a los 25 años, cuando decaen algunas funciones. La capacidad psicomotriz aumenta desde los 5 a los 20 años y se estabiliza un lustro pero, alrededor de los 27, se aprecia un leve pero inexorable declive (en futbolistas o atletas se nota mucho).

A los 30 años el cerebro humano ya pierde neuronas y sinapsis y ese deterioro se prolonga indefinidamente. Las pruebas de velocidad de respuesta (ante una señal hay que dar una respuesta rápida) también demuestran que las carencias comienzan sobre los 25 años.

---

[i] **Caricatura** es la exageración o "recargo" de los rasgos: significa "cargadura" en el vocablo italiano del que procede. Aquí la empleo en ese sentido primigenio de amplificación o exageración (de unos hábitos), obviando la traslaticia acepción de burla o sátira.

EL CEREBRO A LOS 50 AÑOS

Al cumplir 50 años se han perdido ya ciertas funciones intelectuales. En personas entrenadas intelectualmente se conservan mejor y el rendimiento se mantiene incluso aumenta en determinadas tareas (al escribir un libro por ejemplo). A los 55 años el cerebro ha disminuído claramente en peso y volumen: la corteza cerebral empieza a atrofiarse con aumento del espacio entre las circunvoluciones y los ventrículos (la parte interior rellena de líquido) se dilatan.

El deterioro se aprecia en pruebas de memoria secundaria (recordar algo después de cierto tiempo), pero el cincuentón normal no tiene fallos de memoria primaria (recordar algo enseguida), ni de memoria semántica (la de los significados)[i]. Tampoco se diferencia del joven al intentar recordar datos asociados a un contexto.[905]

EL CEREBRO A LOS 70 AÑOS

A esta edad no sólo se afecta la memoria secundaria sino que comienzan a fallar otras funciones cognitivas. Se demuestra con pruebas de evocación libre verbal o visuoespacial, en la fluidez verbal y en algunos aspectos semánticos.[14] Es cada vez más difícil aprender tareas nuevas, especialmente las que requieren rapidez de ejecución.

Con 70 años se vuelve al nivel psicomotor de la segunda infancia,[266] y la mitad de las personas tiene atrofia cerebral[ii] aunque sólo es grave en un 10 %.[179] El cerebro disminuye su metabolismo y su "plasticidad" celular, pierde neuronas, las membranas se hacen más viscosas, empieza a cubrirse de placas seniles, etc.[100] A pesar de ello, un setentón normal conserva casi todas sus capacidades intelectuales y, en algunos, el declive intelectual es casi inapreciable.[450,144,676]

---

[i] En estrategias organizativas el rendimiento de los adultos mayores mejora mucho y en la memoria de conocimiento general puntúan igual o mejor que los jóvenes. Tienen también *metamemoria*: conocen con seguridad sus propios procesos de memoria.

[ii] La resonancia demuestra que cada año pierde 5,5 centímetros cúbicos (aproximadamente 2.5 cm3 de sustancia gris y 3 cm3 de sustancia blanca).[791]

EL CEREBRO A LOS 90

La mayoría de los nonagenarios y centenarios desarrolla Alzheimer (el 75 %). Pero algunos que pasan de noventa años no tienen síntomas ni lesiones cerebrales de Alzheimer. Qué ocurriría si viviesen diez o veinte años más. ¿Sería inevitable si viven suficiente?

La proporción de demencia en los "muy mayores" es altísima y grave, especialmente en mujeres.[i] Encontramos, sin embargo, algunos personas "privilegiadas" que, con más de ochenta años, muestran una especial resistencia al envejecimiento, y se frena su declinar cognitivo.

INTELIGENCIA FLUÍDA Y CRISTALIZADA

La inteligencia fluída es un capacidad natural, "salvaje", en la línea de lo que proponía Rousseau: la inteligencia del individuo no educado[ii]. Se mide con *tests* que desechan el papel de las adquisiciones culturales y atienden a las peculiares cualidades del pensamiento.

La inteligencia cristalizada es "educada", adquirida. Refleja el grado en que una persona asimiló las claves culturales de su entorno. No sólo no decae sino que mejora con el tiempo por lo que los viejos pueden dar mejor puntuación que los jóvenes en los *tests* que la miden.

Desde la adolescencia a la edad media, la inteligencia fluída (el ingenio) decae tremendamente[iii] mientras que la cristalizada aumenta.

ESTRÉS Y CALORÍAS ENVEJECEN

Todos lo hemos observado en amigos o personajes públicos: cuando su vida se acelera, cuando trabajan mucho, disfrutan poco o, en

---

[i] Son dementes el 42 % de mujeres de 90 años[1006] y más del 60 % a los 95 años.[116]

[ii] Rousseau, el gran pedagogo de la teoría del "buen salvaje", decía que *"el único libro que debe leer un niño es Robinson Crusoe"*, porque la historia del náufrago es la supervivencia de alguien que construye su propio mundo, un canto a la autosuficiencia.

[iii] "Cuando la edad llega, el ingenio se va" (*When the age is in, the wit is out*), dijo Shakespeare en "Mucho ruido y pocas nueces" (*Much ado about nothing*, III, 5).

general, se estresan, "envejecen" muy rápido. No es casualidad la frecuencia de enfermedades degenerativas (tipo Parkinson) en políticos o en personas subyugadas por un jefe exigente o un cónyuge intolerable.

El estrés y la falta de espacio produce en animales el mismo efecto: aumenta el índice oxidativo y las células se deterioran rápidamente.[565] Las calorías también envejecen, mientras que la vida puede prolongarse[457] de un modo simple: comiendo menos.[i]

DE ZEUS AL SALMÓN

Así se titula el libro de un famoso biólogo.[297] El salmón muere cuando deja de reproducirse, mientras Zeus, ese dios todopoderoso sexualmente, que engendra hijos y más hijos, vive eternamente. En muchos organismos vivos (plantas anuales y bianuales), la falta de posibilidades reproductivas lleva a un envejecimiento "catastrófico".

Una situación intermedia entre Zeus y el salmón, es la que se da en los humanos cuando dejan de reproducirse (menopausia, andropausia): la etapa que los biólogos llaman *supervivencia post-reproductiva.*

Todos los organismos empiezan a envejecer cuando acaban su ciclo reproductor.[ii] En cultivos de células, las que se dividen son casi inmortales; las que no lo hacen, degeneran y mueren. La senilidad se retrasa mucho en el bacalao y el esturión que, como Zeus, van aumentando su capacidad reproductiva conforme se hacen mayores.[297]

Reproducirse o envejecer, esa es la cuestión. El mapa mundial de la fecundidad es inverso al de la demencia.

---

[i] Durante las horas de ayuno se produce mucha proteína Sir2 (es equivalente a la proteína que aumenta la longevidad de la levadura), regulada por el coenzima NAD (necesario para las reacciones de oxidación / reducción durante el ayuno) y que participa en mecanismos de desacetilación de proteínas-histonas, lo que prolonga la vida de las células.[457]

[ii] La senescencia está ligada a la finalización del proceso reproductivo y está gobernado por mecanismos enzimáticos relativamente simples, ejemplo de terminacion programada de la vida, genéticamente controlada, y que puede modificarse por selección natural.

VIEJO SALUDABLE O VIEJO NORMAL

El **"viejo saludable"** es lo ideal pero no lo frecuente: llegar a los ochenta sin problemas importantes neurológicos ni de otro tipo, manteniéndose mentalmente bien, incluso creativo, mucho tiempo.

Lo habitual es el **"viejo normal típico"**: sin graves deterioros pero con algunos problemas, "propios de la edad", que se han ido acumulando: hipertensión, glucemia elevada, cierta pérdida de vista y oído, algunos problemas digestivos o renales, etc.

VIEJOS BRILLANTES

Algunos ancianos conservan sorprendentes capacidades intelectuales. Recordemos lo que hicieron y crearon, sobrepasados los 70 años, Goethe, Picasso, Toscanini o Duke Ellington.

Hay personas de 80 y 90 años que dan resultados normales en las pruebas psicométricas[450,985] y en su cerebro no hay estigmas neuropatológicos.[144,676] Si hay humanos de 95 años que mantienen bien la mente, la enfermedad de Alzheimer no es inevitable, al menos hasta esa edad.

En edad provecta, los límites entre lo que es inteligencia normal o patológica es una cuestión de definiciones o incluso de perspectivas filosóficas.[78,827,706]

Los viejos sanos sufren poco deterioro cognitivo. Y, el poco que sufren, lo compensan con sus "trucos" o hábitos, de modo que pueden llevar una vida completamente normal.

Si no tienen demencia de origen genético, ni hábitos tóxicos, ni otras enfermedades (diabetes, hipertensión, insuficiencia renal) sus funciones cognitivas serán relativamente estables, y pueden mantenerse intelectualmente activos hasta edades muy avanzadas.[672]

AMOR ME TUVO ALEGRE EL PENSAMIENTO[i]

La actividad amorosa produce alegría y mejora la creatividad y la inteligencia. Muchos genios seguían ejercitándola cuando ya eran maduros e incluso viejos[ii]. Mantener un buen nivel de hormonas sexuales (testosterona y estrógenos) eleva el ánimo, aumenta la memoria y otras capacidades intelectuales.

Las mujeres actuales pasan un tercio de su vida con bajos niveles de hormonas sexuales y algo parecido, en menor proporción, ocurre en el hombre.[21] Si tratamos con andrógenos a hombres o mujeres mayores, mejora el ánimo, la cognición y la calidad de vida[298,678] y se desarrolla menos Alzheimer.[373]

Los estrógenos en menopáusicas disminuyen el riesgo de depresión, de enfermedades cardiovasculares o de Alzheimer. Además, mejoran la actividad mental, la eficacia de los antidepresivos y de los anticolinesterásicos.[21]

VIVIR ES CAMINAR BREVE JORNADA[iii]

Así dijo Quevedo y así era en sus tiempos. Llegar a viejo era antes muy raro. En sociedades primitivas, sólo un 3 % alcanzaba 65 años.

En el Imperio Romano la vida media era 29 años, un inglés medio del siglo XVIII vivía hasta los 35 y, a mitad del siglo pasado, el promedio moría con 42 años.[593]

Ahora, en el mundo occidental la esperanza de vida es superior a los 75 años, los "sesentones" juegan al tenis, mantienen romances y se les

---

[i] El amor mantiene la alegría del pensamiento, según Quevedo (*Las tres Musas*, 255, a).

[ii] Ulrike, una bella muchacha de 18 primaveras tenía un ilustre y vital pretendiente de 74 años. Goethe, así se llamaba el novio, sacaba fuerzas del amor para nutrir su inteligencia, porque aún tardaría casi una década en terminar su obra maestra, el Fausto.

[iii] Es uno de sus Poemas metafísicos (II, 11), **"Descuido del divertido vivir a quien la muerte llega impensada":** *Vivir es caminar breve jornada,/ y muerte viva es, Lico, nuestra vida, / ayer al frágil cuerpo amanecida, / cada instante en el cuerpo sepultada ...*

considera demasiado "jóvenes" para gobernar China o Estados Unidos.

SI LO QUE QUIERES ES VIVIR CIEN AÑOS...[834]

Conseguir una vida larga tiene sus trucos. En la Enciclopedia Británica[266] (esa ventana al saber, que dijo Borges) viene la **fórmula de la longevidad**:

$$L = 5.5 \, E^{\,0.54} \, S^{\,-0.34} \, M^{\,-0.42}$$

(L= longevidad en meses, E= peso cerebral en gramos, S= peso corporal en gramos, M= tasa metabólica en calorías x gramo x hora).

La duración de la vida viene determinada por el cociente entre el peso del cerebro y el del cuerpo: viven más los que tienen más cerebro en proporción a su masa: el hombre (unos más que otros). Lo contrario es el *síndrome del dinosaurio*: poco cerebro para tanto peso.

En la mosca del vinagre, gusanos y levaduras hay genes que favorecen una vida larga porque mejoran los mecanismos de defensa contra el estrés oxidativo[974] y la adaptación del metabolismo a distintas condiciones ambientales.[194]

En el hombre se conocen ya dos variantes genéticas de longevidad, situadas en los loci de la apolipoproteína E (apoE)[i] y la enzima convertidora de la angiotensina.[850]

LONGEVO SEA EL HIJO QUE AL PADRE SALE

Lo que está claro es que las personas que viven mucho tuvieron padres y abuelos longevos. Eso lo saben las compañías de seguros: los clientes que al contratar un seguro de vida tienen padres vivos vivirán más que los que los tienen muertos.

---

[i] Los que tienen la variante 2 del gen de la ApoE están protegidos (parcialmente) de la enfermedad de Alzheimer, especialmente si son blancos[191]. La angiotensina está relacionada con la presión arterial y algunos de las variantes de estos genes hacen más probable trastornos cardiovasculares.

Hay otra ecuación que se llama **longevidad ancestral inmediata total** (suma la edad a que murieron los padres y los cuatro abuelos). Y puestos a dar fórmulas de vida larga, ¿qué les parece la propuesta del inefable Joaquín Sabina?[i]

RESISTIRSE A ENVEJECER ES UN DERECHO

La vejez, por sí misma, es una enfermedad.[ii]

Pero Cicerón, reclamaba su derecho a combatirla en *De senectute*[171] ("Sobre la vejez"): una vida mental activa podría impedir o retrasar la decrepitud de la vejez:

> *"Tenemos derecho a resistirnos al envejecimiento, a compensar sus trastornos con vigilante cuidado, a combatirlo como a una enfermedad. Es preciso cuidar mucho la mente y el alma que, al igual que las lámparas, se van apagando con el tiempo, salvo que les renovemos el aceite. La actividad intelectual mejora la vejez. Los hombres ancianos pueden retener sus facultades siempre que se mantengan interesados y ocupados.*

Estas ideas de hace 22 siglos están en libros actuales de medicina alternativa y lo demuestra la moderna evidencia: La higiene mental puede prevenir los estragos cerebrales de la vejez.[593]

ENVEJECER SEGÚN OPTIMISTAS Y PESIMISTAS

Los optimistas dicen que el declive cognitivo es consecuencia de factores sociales que se pueden modificar (situación socio-económica, familiar y educacional), de una vulnerabilidad genética (los APOE ε4) y de enfermedades (diabetes, hipertensión arterial, ictus) que se pueden prevenir. Por eso creen que no sería inevitable con la edad.[405]

---

[i] *Si lo que quieres es vivir cien años, no pruebes los licores del placer. Compra una máscara antigás, manténte dentro de la ley, funda un hogar en el que nunca reine más rey que la seguridad. Evita el humo de los puros, reduce la velocidad. Si quieres ser Matusalén vigila tu colesterol, y si en tus noches falta sal, para eso está el televisor. Si lo que quieres es cumplir cien años, no vivas como vivo yo.*

[ii] *Senectus ipsast morbu'* (Terencio, Phormio IV, v. 575).

Otros son pesimistas: los avances de la Medicina sólo sirven para prolongar la esperanza "media" de un grupo, pero ningún sujeto superará ciertos límites (115-120 años).

Antes o después espera la muerte. Si así fuera, contra el pesimismo de nuestro seguro destino, me quedo con Nietzsche, ese escéptico vitalista:

"Venimos del Caos y vamos hacia la Nada, pero en medio hay que vivir".

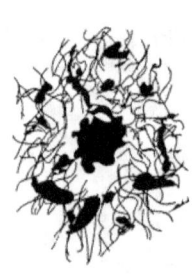

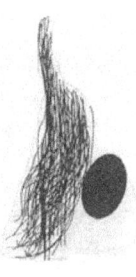

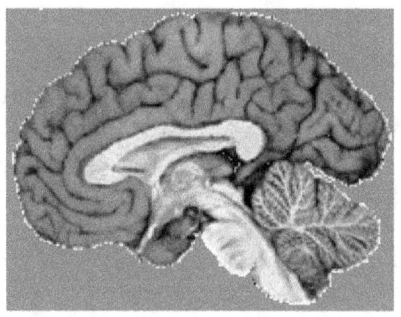

Placas, ovillos y atrofia en
enfermedad de Alzheimer

3. ¿Qué es la demencia de Alzheimer?

La enfermedad de Alzheimer es una degeneración del cerebro (sobre todo de su corteza), que va perdiendo neuronas y sinapsis, acumula una proteína anormal (amiloide) y muestra lesiones características (placas seniles y ovillos neurofibrilares).[964]

ENVEJECER MÁS RÁPIDO QUE LOS DEMÁS

La enfermedad de Alzheimer es distinta al envejecimiento pero se le superpone.[i] En el viejo normal el cerebro pierde peso y volumen, los surcos de la corteza se marcan más y los ventrículos se dilatan. En el Alzheimer ocurre lo mismo, pero el cerebro degenera más rápido.

La atrofia empieza en el hipocampo (una zona "antigua", relacionada con memoria y emociones) y se extiende a la corteza frontal y temporal.[597,961] Van muriendo neuronas, se pierden sinapsis, escasean los neurotransmisores[ii] y aparecen manchas extrañas (de amiloide), en forma de "placas", en los huecos que dejan las neuronas muertas. Las neuronas que quedan están enfermas, sus neurofibrillas degeneran y aparecen como "ovillos".[662]

UNA SOLA ENFERMEDAD PERO MUCHAS VARIANTES

Cuando Alzheimer describió su caso[26] se hablaba de demencia presenil (comenzaba antes de los 65 años) para distinguirla de las demencias seniles (las tardías, más relacionadas con la vejez). Las

---

[i] Las mismas lesiones se ven, aunque menos intensas, en ancianos sin demencia. Por eso algunos creen que la enfermedad de Alzheimer es un envejecimiento acelerado[383,507,975].

[ii] Las sinapsis son contactos entre neuronas. Para intercambiar mensajes usan sustancias químicas llamadas neurotransmisores (acetilcolina, dopamina, noradrenalina, etc.)

autopsias comprobaron luego que eran las mismas lesiones[977] y unificaron criterios. [502] Hay una sola enfermedad (de Alzheimer) con dos picos de presentación: 55-60 años (presenil) y 70-75 años (senil).

Algunos insisten en las diferencias entre las formas presenil y senil, y plantean que lo que llamamos Alzheimer son varias enfermedades distintas. Allá los académicos con sus clasificaciones: el paciente de 50 años no se parece al que enferma con 80, y entre los de la misma edad hay también muchas diferencias.[111]

ALZHEIMER PROBABLE, POSIBLE Y DEFINITIVO

Sin ver el cerebro, vivo o muerto, no se puede afirmar que hay enfermedad de Alzheimer.[602] Por eso, el diagnóstico[i] es **"probable"** hasta en los casos más típicos.

El diagnóstico clínico (sólo por los síntomas) es muy fiable (el 90 % se confirman en autopsia)[212] y coincide entre distintos médicos[53] con los criterios[ii] actuales: *demencia que comienza después de los 40 años y evoluciona de modo gradual, afectando dos o más áreas cognitivas (memoria, lenguaje u otras), sin trastornos de conciencia, y habiendo descartado otras causas cerebrales o generales.*

El diagnóstico es aún más probable si hay deterioro específico de lenguaje (afasia), habilidad motora (apraxia) y percepción (agnosia), incapacidad para tareas cotidianas o alteraciones de conducta, familiares con síntomas parecidos o atrofia cerebral (TAC o resonancia)[iii].

Hablamos de **"posible"** enfermedad de Alzheimer cuando los síntomas son atípicos o aislados (sólo la pérdida de memoria o úni-

---

[i] Excepción son los enfermos a los que se hace una biopsia, que no está indicada.

[ii] Antes se usaban los criterios del DSM-IV[644] y ahora son los de la NINCDS/ADRDA, validados en múltiples ensayos.[93,663,670,1001]

[iii] Dúdese del diagnóstico si el comienzo es rápido (pensar en virus o tumor), si hay síntomas focales (problemas vasculares o tumor) o si hay trastornos de la marcha desde el principio (hidrocefalia, otras enfermedades neurodegenerativas o metabólicas).

camente se trastorna el lenguaje), o bien cuando hay alcoholismo, arterioesclerosis u otros problemas que pueden influir.

EL CEREBRO SE QUEDA PEQUEÑO

No hace falta microscopio para reconocer el cerebro de alguien que padeció enfermedad de Alzheimer: es más pequeño, está "como encogido", atrófico.

Si nos cortan una mano simplemente ya no está, no podemos mover unos dedos que no existen. Pues en el demente faltan 100, 200 o 400 gramos de cerebro[963], y eso son muchas neuronas. No puede realizar ya las funciones que hacía: memorizar, recor-dar, calcular, hablar, reflexionar, decidir correctamente, vestirse, etc.

En el envejecimiento normal (desde los 55 años) también se pierde cerebro, pero menos. Según los cálculos clásicos, una pérdida de 64 gramos es "normal" mientras que en la demencia se pierden 200 ó más.[527] La atrofia cerebral suele ser general pero otras veces predomina en la zona frontal, o en la temporal o en las dos.[i]

MENOS NEURONAS Y MENOS SINAPSIS

Falta cerebro, y el que queda tiene menos neuronas[ii]. Y esas pocas neuronas en los dementes tienen pocas ramificaciones (dendritas) y pocos puntos de contacto (sinapsis), por lo que procesan peor la información que les llega.

La pérdida de sinapsis es muy intensa en zonas básicas para memoria y comportamiento, como el hipocampo y la amígdala cerebral.[410,412,866] A menos sinapsis,[iii] más demencia.[72,964]

---

[i] Las atrofias focales se ven más en otras demencias degenerativas como la enfermedad de Pick (es más frontal o temporal, con lesiones típicas llamadas cuerpos de Pick).

[ii] Las neuronas mueren especialmente en las áreas frontal (pierde un 40 %) y temporal.

[iii] El deterioro mental del enfermo depende sobre todo de las sinapsis que va perdiendo, más que de las lesiones clásicas (placas seniles y ovillos).[72,964]

SEQUÍA DE NEUROTRANSMISORES

Si hay poco cerebro, pocas neuronas y pocas sinapsis es lógico que escaseen los neurotransmisores, esas sustancias que producen las neuronas. Al perder neurotransmisores y sinapsis, las neuronas no pueden comunicarse. Entonces se trastorna su metabolismo, crea productos anormales (como la proteína tau que degenera y forma "ovillos") y al final la célula muere.[212]

Como la acetilcolina es el neurotransmisor más deficitario llaman *demencia colinérgica*[66] a la enfermedad de Alzheimer. Precisamente donde mueren más células es en el núcleo basal de Meynert,[i] origen de la mayoría de neuronas colinérgicas,[1028,1030,222] y se destruyen los axones que las conectaban con la corteza cerebral. Está claro que, a menos acetilcolina, mayor deterioro cognitivo.[744] Esto se ha intentado compensar con medicamentos colinérgicos (que aumentan la acetilcolina). Pero en realidad hay más fallos,[ii] y disminuyen casi todos los neurotransmisores: noradrenalina, serotonina, dopamina, etc.

HAY PLACAS DONDE HABÍA NEURONAS MUERTAS

Las placas[iii] ocupan el sitio de las neuronas muertas. Son como cicatrices formadas por el "cadáver" de la neurona, con restos de glía y acúmulo de amiloide en el centro.

La placa senil clásica o neurítica es esférica y tiene un núcleo central de amiloide rodeado de axones y dendritas degenerados, astroglía y microglía. Hay también unas placas difusas, amorfas, en las que el

---

[i] El **núcleo basal de Meynert** se sitúa en la sustancia innominada, debajo del globus pallidus y proporciona la mayor parte de la inervación colinérgica a la corteza cerebral.[773]

[ii] Las lesiones se extienden a otras zonas de la base cerebral (*locus ceruleus*, núcleo dorsal del rafe,[978,1064] y las neuronas afectadas utilizan muy diversos neurotransmisores: noradrenalina, serotonina, substancia P, somatostatina, GABA, glutamato, etc.[121,845,935]

[iii] Las placas también pueden verse en personas sin deterioro cognitivo, en el envejecimiento normal y en enfermedades como la hidrocefalia.[234] Pero en el Alzheimer son muy abundantes, sobre todo en lóbulo frontal y temporal.[976]

amiloide se deposita sin forma definida y no contiene axones ni otros elementos celulares.[771]

HAY OVILLOS EN LAS NEURONAS SUPERVIVIENTES

Las neuronas supervivientes están enfermas, con alteraciones de sus neurofibrillas, que degeneran y forman ovillos neurofibrilares: unas masas de filamentos anormales en el interior de la neurona que tienen forma de hélices apareadas y están compuestos por proteínas anormales como la tau[i].

Cuando la neurona muere queda el ovillo suelto, libre entre las células supervivientes: se le llama ovillo "fantasma".[293]

PLACAS DE VIEJO Y OVILLOS DE DEMENTE

Los ovillos neurofibrilares son más característicos de la enfermedad de Alzheimer y son rarísimos en los no dementes,[745] a diferencia de las placas seniles que se ven en muchos viejos normales.

Los ovillos en el hipocampo serían la lesión patológica más precoz[119] y son más numerosos en los dementes más graves.[86,358] Sea cual sea la edad en que se ven los primeros ovillos, estamos ante un proceso degenerativo que se prolongará sin remisiones hasta la muerte.[126]

EL AMILOIDE TIENE LA CULPA

Esta pasado de moda discutir sobre placas seniles y ovillos neurofibrilares[ii]. Los histólogos modernos, con ayuda de la biología molecular, se fijan en el amiloide,[383] una proteína anormal que se deposita en exceso en el cerebro de los dementes (entre las neuronas y alrededor de los vasos).[871,769]

---

[i] En el cerebro de los pacientes de Alzheimer abunda la proteína tau (seis veces más de lo normal), una sustancia anormal, hiperfosforilada, que se deposita en la neurona y es la verdadera causa de la degeneración neurofibrilar

[ii] Otras lesiones clásicas son la degeneración vacuolar temporal,[907] los cuerpos de Hirano, unos depósitos (¿restos de ARN?) del hipocampo y alteraciones en la sustancia blanca.[271]

¿Es el amiloide la causa de la enfermedad de Alzheimer o una de sus consecuencias? La primera lesión observable son los depósitos de amiloide[i] en la corteza cerebral,[196] antes que las neuronas distróficas[293,193] y, quizá, se adelanta en años a los síntomas clínicos.[872]

El amiloide es un tóxico[ii] directo para las neuronas pero, además, atrae células gliales que segregan otras sustancias dañinas. Todo esto produce alteraciones del citoesqueleto neuronal, formación de ovillos neurofibrilares y muerte neuronal. Cuando se han perdido suficientes células aparece el déficit cognitivo y luego la demencia.[193]

La acumulación de amiloide en el cerebro es el mecanismo fundamental. Todas las mutaciones conocidas que causan enfermedad de Alzheimer[iii] aumentan la producción de ese péptido beta-amiloide[212]. Aunque el amiloide por sí solo es insuficiente.

DEMENCIA HIPOCÁMPICA DE ALZHEIMER

Tan importante es el hipocampo en la enfermedad de Alzheimer que la llaman demencia hipocámpica[56]. Esta zona del lóbulo temporal (parte interna) tiene forma de caballito de mar (hippus es caballo) y es fundamental para la memoria. Allí empieza realmente la enfermedad y, conforme se va atrofiando el hipocampo[iv] y aumentan sus placas y ovillos, van empeorando los síntomas.[95,106]

---

[i] El beta-amiloide (péptido de 39 a 43 aminoácidos) es un subproducto de la proteína pre-beta-amiloide, codificada por un gen del cromosoma 21, que se expresa en varias células y tejidos, incluídas neuronas, células musculares lisas de la pared vascular y plaquetas.

[ii] El beta-amiloide es un "desperdicio", oxidante, como los radicales libres. Si ponemos beta-amiloide en un cultivo de neuronas, se mueren.[583]

[iii] El beta amiloide es la vía final común de todas los genes implicados en la enfermedad de Alzheimer: el gen de la proteína precursora de amiloide (cromosoma 21), el de la presenilina 1 (cromosoma 14) y el de la presenilina 2 (cromosoma 1).

[iv] La formación hipocámpica es una de las partes más importantes de una corteza filogenéticamente más antigua, el alocortex, parte del rinencéfalo o cerebro olfatorio. La formación hipocámpica está formada por el hipocampo propiamente dicho, el giro dentado, el subiculum y el córtex endorrinal. Algunos creen que incluso antes del propio hipocampo se afecta otra parte de la formación hipocámpica, el córtex endorrinal.[235]

El hipocampo queda aislado, desconectado.[358,454] Una causa importante del deterioro cognitivo es, precisamente, que la corteza cerebral deja de recibir comunicación del hipocampo,[120] y va perdiendo sinapsis y empobreciendo sus interconexiones.[851]

DESANDAR LA ESCALA EVOLUTIVA

Todos destacan la afectación de la corteza en la enfermedad de Alzheimer, pero su origen está en las zonas cerebrales profundas, y así permanece mucho tiempo.[593] Las lesiones desandan la escala evolutiva (teoría de la retrogénesis).[788]

El daño empieza en zonas nerviosas primitivas, las que antes maduraron: el rinencéfalo (cerebro olfatorio)[i] y el sistema límbico. Desde allí se extienden a la corteza asociativa y alcanzan finalmente las regiones más evolucionadas (corteza primaria motora y sensitiva).[255]

La destrucción se produce[126] en tres etapas: rinencefálica (asintomática), límbica (enfermedad leve) y neocortical (enfermedad moderada y avanzada).

CADA CEREBRO CICATRIZA CON ESTILO PROPIO

Lo importante no es lo que a uno le ocurre en la vida sino la forma en que lo siente, dijo un filósofo francés. A todos nos pasan cosas buenas y malas, y varíamos en el modo de reaccionar. El cerebro recibe, a lo largo de la vida, pequeñas lesiones repetidas: falta de oxígeno al nacer, tabaco, colesterol, alcohol, medicamentos, traumatismos pequeños (y a veces grandes), etc. Según como reaccione el cerebro, o sea, según su "estilo de cicatrización" (dependiente de los genes) se depositará más o menos amiloide.

---

[i] El sistema olfatorio (bulbo olfatorio y rinencéfalo) se afecta pronto y mucho en la enfermedad de Alzheimer. En 110 autopsias, las lesiones típicas de Alzheimer se ven en el sistema olfatorio al mismo tiempo que enel cerebro[169]. La biopsia nasal gana fundamento.

¡VAYA BASURA QUE FORMAN ESTOS SOLTEROS!

Un cerebro en malas condiciones produce muchos desperdicios, entre ellos los llamados *radicales libres,*[i] moléculas "solteras", con un número impar de electrones, que, buscando emparejarse,[ii] resultan peligrosas para los tejidos que les rodean.

Tales "criaturas" son *superóxidos*: formas de oxígeno con un solo electrón, y tienen tal gana de activarse que "oxidan" a sustancias o neuronas que encuentran, dañándolas y llevándolas a la muerte.[370,536,559]

Los radicales libres[iii] y otros "desperdicios" metabólicos de las células aceleran el envejecimiento y la "cascada" que conduce a la enfermedad de Alzheimer.

EL ALZHEIMER ES UNA INFLAMACIÓN CRÓNICA

Hace mucho que se conoce la placa, pero ha sido recientemente cuando se insiste en que la rodea una zona inflamatoria crónica. Está formada por un conglomerado de astrocitos y microglía que favorece procesos inflamatorios[642] mediados por el complemento.[586]

Los depósitos de beta-amiloide activan a los astrocitos y a la microglía haciéndolos neurotóxicos (a mayor reacción astrocitaria, más demencia).[997] La mayoría de mediadores pro-inflamatorios aumenta en el cerebro de enfermos de Alzheimer y se asocian con las lesiones típicas como placas seniles. De estos promotores de inflamación unos dependen de la glía y astrocitos y otros de las propias neuronas.

---

[i] En el envejecimiento las células producen "desperdicios" como los radicales libres: moléculas con número impar de electrones, tan oxidantes que dañan las neuronas.

[ii] *"Toda la creación busca pareja"*, cantaba Miguel Hernández. El emparejamiento es una tendencia biológica; aunque la sociedad tiende a perpetuarla: *"Van los asnos suspirando, reciamente por las asnas..."*

[iii] El estrés oxidativo por radicales libres altera las mitocondrias cerebrales[68,246,1004] en enfermos de Alzheimer (cambios en crestas y acúmulos osmiófilos), precisamente en las neuronas más afectadas: las que tenían ovillos y las que pierden más dendritas.[59]

LA CASCADA DE IGNOTAS FUENTES

Los egipcios construyeron su vida alrededor del Nilo, conocían sus colores, predecían las cosechas estudiando las crecidas del inmenso río, pero sus fuentes permanecieron secretas durante milenios. Igual ocurre con la enfermedad de Alzheimer. Cada vez sabemos más sobre los factores que favorecen depósitos de amiloide, y sobre las lesiones en placas y ovillos. Conocemos muchos mecanismos implicados como los radicales libres o las respuestas inflamatorias, y la muerte final de las neuronas. Pero ignoramos las fuentes, el origen, ese algo capaz de desencadenar tan compleja cascada de procesos.

Probablemente, las lesiones "tipo Alzheimer" del cerebro sean la vía patológica final de diversos agentes etiológicos (trauma, isquemia, alcohol, etc).[593] Todos los caminos llevan al Alzheimer.

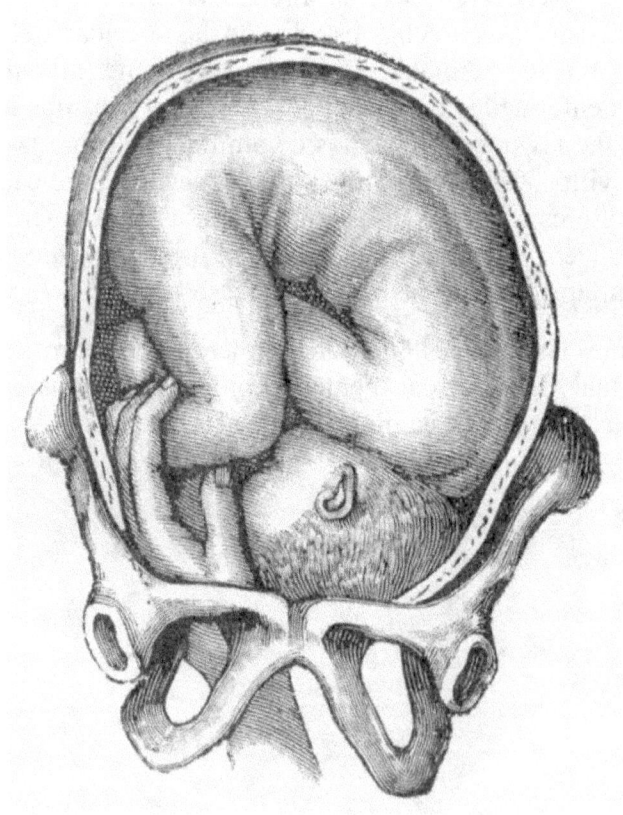

El demente nace predispuesto

4. El demente nace

El destino está en los cromosomas. El recién nacido lleva escrito en su código genético que sufrirá enfermedad de Alzheimer cuando cumpla 70 años. Las mujeres y los negros tienen más riesgo, pero los indios cherokee están "protegidos".

Algunas claves de la demencia están en el cromosoma 19: los que tienen la variante ε4 envejecen rápido y tienden a la demencia, mientras los del tipo ε2 viven más años y conservan mejor sus facultades mentales. Se hereda la tendencia a la enfermedad, pero sólo aparecerá Alzheimer cuando se ha vivido en ambientes determinados.[307,308]

LOS NEGROS AMERICANOS SE DEMENCIAN MUCHO

En Estados Unidos hay tres dementes negros[i] por cada blanco.[949] En medio están los hispanos[ii] y los de origen asiático. Los indios están protegidos,[596] sobre todo los de "pura cepa": cuanto más antepasados *cherokee*, menos posibilidades de demenciarse.[820] Y por cada indio de la tribu *Cree* con Alzheimer hay siete blancos[425,427] y veinte negros.

LOS NEGROS AFRICANOS SE DEMENCIAN POCO

Los negros africanos apenas sufren Alzheimer,[720] muchísimo menos que sus descendientes en América.[427] Hasta las lesiones "normales" del envejecimiento son difíciles de encontrar en nigerianos mayores

---

[i] Los negros americanos se demencian más aunque su cerebro tiene menos lesiones (placas y ovillos).[147,231] Es como si el cerebro del blanco estuviera más predispuesto a la enfermedad pero "se le nota menos", tardan más en aparecer los síntomas.

[ii] Cuando los estudios americanos hablan de hispanos incluyen 5 grandes subgrupos, según la nación de origen; son muy diferentes e incluyen personas de raza blanca, negra, india o mestizos.[596] Por eso es muy relativo el valor científico de esta denominación.

de 65 años.[719] Las zonas rurales de la India también están protegidas: de cada cien viejos, sólo uno se demencia.[162]

EN CASO DE DUDA, LA MUJER ES LA VIUDA

En mayores de 75 años hay el doble de mujeres que hombres y, por cada viudo, hay cuatro viudas.[44] Si comparamos la misma edad, raza, país, dieta o educación, la enfermedad de Alzheimer es más frecuente en mujeres. Esto apoya su predisposición genética.[41, 148,564,723]

PARKINSON, ALZHEIMER Y DEPRESIÓN

Los parientes de un parkinsoniano tiene más posibilidades de padecer enfermedad de Alzheimer,[73,631,991] y en familias con demencia es más frecuente la enfermedad de Parkinson.[445] Y los unos y los otros tienden a deprimirse.

Si hay familias en las que abundan Parkinson, Alzheimer y depresión es porque comparten genes,[i] que son responsables de las tres enfermedades.

LOS MONGÓLICOS ENVEJECEN DEPRISA

En el siglo XIX se dieron cuenta de que los pacientes con síndrome de Down envejecían "precipitadamente".[325]

En 1929 descubrieron que el cerebro de un mongólico tiene lesiones de "placas" y "ovillos" como las que se ven en los enfermos de Alzheimer[936]. Luego repararon[433] en que en las familias con dementes nacen frecuentemente niños con mongolismo[434,438,864,991] aunque la madre sea joven.[ii]

---

[i] Esos genes no llevan la enfermedad en sí, sino predisposiciones comunes o "formas de enfermar"[281] que pueden acabar como temblor, depresión o fallos de memoria.

[ii] El mongolismo es frecuente cuando la madre tiene más de 35 años. Si ocurre en una mujer joven sugiere que ella y su familia tienen más riesgo de Alzheimer.[891]

CROMOSOMA 21 EN MONGOLISMO Y ALZHEIMER

El cromosoma 21 se encarga del metabolismo de la proteína beta-amiloide, y si está alterado, se deposita amiloide en el cerebro. Esta es una causa de enfermedad de Alheimer hereditaria. El mismo cromosoma 21 aparece tres veces (en lugar de dos) en el síndrome de Down (trisomía 21).

Por eso, los mongólicos envejecen rápido, tienen lesiones como los enfermos de Alzheimer[891,1985] y su estado mental, ya retrasado, empeora rápidamente después de los 35 años.[136,279]

LEYENDO LA MANO SE ADIVINAN LOS GENES

Las gitanas que leen la mano no saben que la quiromancia, o al menos la quirología,[i] tiene base científica. Las rayas de la mano y las huellas dactilares se corresponden con ciertas características genéticas.

En el síndrome de Down la palma muestra una línea central muy marcada (la famosa "raya mongólica") y las huellas dactilares tienen características especiales. Un dato curioso: los enfermos de Alzheimer tienen huellas dactilares con rasgos similares a los de los mongólicos.[367,587,875,1021,1022]

HIJOS DE ANCIANOS PROPENSOS A LA MELANCOLÍA[ii]

Los hijos de padres viejos tienen problemas mentales, se decía ya en el siglo XVII.[142] Y no sólo mongólicos, también muchos enfermos de Alzheimer nacieron de madre añosa (mayor de 40 años).[27,422,423,489,991]

La herencia principal es de la madre (el óvulo pone mitocondrias y otras partes del citoplasma) y la edad del padre es menos importante.

---

[i] La quirología estudia las rayas de la mano y huellas dactilares con método científico. La quiromancia mira lo mismo para adivinar (*quiros*= mano, *mancia*=adivinación) el futuro.

[ii] En la famosa **"Anatomía de la melancolía"** (1632) de Robert Burton ya estaban estos hallazgos modernos: *Los hijos de los ancianos raras veces tienen buen temperamento y son propensos a la melancolía.* Y también: *Las mujeres dementes, ebrias o con cerebro de mosquito, en su mayor parte da a luz a hijos como ellas.*

Pero, si sumamos la edad de ambos, queda aún más claro el mayor riesgo de los hijos de padres viejos.[986]

LOS CERRADOS DE *MOLLERA*

Para que el cerebro siga creciendo nacemos con el cráneo sin cerrar.

Entre el frontal y los parietales queda una zona blanda que los médicos llaman fontanela y la gente *mollera*.[i] Ese hueco va disminuyendo conforme la cabeza aumenta en los meses siguientes.

Si la *mollera* se cierra antes de tiempo, el cerebro no puede crecer. Atina pues el pueblo cuando llama *"cerrado de mollera"* a los rudos o incapaces mentalmente. Esas personas de cabeza pequeña (se usó cinta métrica y TAC) de demencian más,[379,863] posiblemente porque el cerebro que pesa poco tiene menos *reserva intelectual*.

LAS GRASAS VIAJAN MONTADAS EN PROTEÍNAS

Las grasas no viajan solas. Para circular por el cuerpo tienen que ir unidas a proteínas formando un compuesto llamado lipoproteína. La apo-lipoproteína E (ApoE) es una proteína del plasma que transporta colesterol y otras grasas.

En ocasiones, la apolipoproteína E no funciona bien, y va depositando en el cerebro (y en vasos sanguíneos) una sustancia anormal (beta-amiloide), dañina para las células que entran en contacto con ella.

No todos metabolizamos igual la ApoE. El modo en que la manejamos depende de las instrucciones de un gen especial (gen APOE)[576] del cromosoma 19, que tiene tres variantes (alelos): ε2, ε3 y ε4.

---

[i] La fontanela se palpa blanda y flexible: *mollera* viene de muelle y éste del latín *mollus* (blando). El mismo origen tienen molusco y mollar.[197]

TRES ESTILOS DE MANEJAR LIPOPROTEÍNAS

La forma en que un individuo metaboliza la apolipoproteína E influye en cómo transporta el colesterol o cómo repara su sistema nervioso. La consecuencia concreta es que, cuando el cerebro reciba estímulos dañinos, se depositará más o menos cantidad de beta-amiloide.

Simplificando mucho, podemos decir que las personas con alelo ε3, que son la mayoría (el 80 % de la raza caucásica) tienen "instrucciones" normales para metabolizar la apolipoproteína E.

Los que nacen con alelo ε4 (el 15 %) tienen una "información mala" por lo que metabolizan mal la apolipoproteína. Eso hace que se deposite más amiloide de la cuenta en el sistema nervioso[i], el cerebro envejece rápido y aumenta el riesgo de demencia.

Al contrario, las pocas personas (5 %) que nacieron con variante ε2 "saben" metabolizar muy bien la apolipoproteína E por lo que apenas si deja residuos en el cerebro, y retrasan su envejecimiento.

LA MITAD DE PERSONAS APOE-ε4 SERÁN DEMENTES

El 15 % de las personas tiene predisposición a la enfermedad de Alzheimer porque su cromosoma 19 tiene genes de la variante ε4,[192] aunque eso no significa que vayan a padecerla. Si la variante ε4 está repetida (homocigotos) porque la ha heredado tanto del padre como de la madre[286,496,822] el riesgo es grande: casi la mitad tendrá demencia.[ii]

PERSONAS APOE-ε4 QUE NO SE HAN DEMENCIADO[iii]

Desarrollen o no demencia más tarde, los adultos con genes APOE- ε4 tienen algunas peculiaridades: su olfato es peor,[688] fueron malos estudiantes,[178] flaquea su memoria, tienen el colesterol alto, y su cerebro

---

[i] Es más evidente si hay algún daño previo (por ejemplo, un traumatismo craneal grave) porque las células encargadas de reparar el tejido lesionado descargan mucho amiloide.

[ii] El riesgo de demencia oscila del 35 al 55 % según los estudios[130,690,878].

[iii] Uso datos de frecuencias estadísticas, por lo que no significa que ocurra siempre.

parece diez años más viejo si lo miramos al microscopio.[709] Cuando se hacen mayores, aunque no se demencien, su nivel intelectual es mediocre.[682,802]

MATUSALÉN[i] TENÍA GENES APOE- ε2

Matusalén vivió muchos años y no se demenció. Así es que podemos deducir que su cromosoma 19 tenía la variante ε2 de la apolipoproteína E.

Y explicamos nuestra deducción. Poco más del 5 % de la población tienen la variante ε2 de la apolipoproteína. Entre los enfermos de Alzheimer hay pocos ε2 y entre los sanos que llegan a centenarios hay muchos que son ε2[948].

El gen ε2 protege de la demencia y favorece la longevidad. Posiblemente influye que ese gen del cromosoma 19 interviene también en el metabolismo del colesterol y en el riesgo de arterioesclerosis e hipertensión (que tanto determinan la expectativa de vida).

EN LOS BANTÚES NO IMPORTA EL APOE-ε4

Lo que hemos dicho del riesgo de demencia en los APOE- ε4 sólo se aplica a los blancos (raza caucásica) y entre ellos hay diferencias: los españoles APOE-ε4 tienen más riesgo de demencia, pero no tanto como un sajón con el mismo gen.[574]

En negros e "hispanos" hay poca relación entre tener gen APOE-ε4 y llegar a demenciarse, luego, si llegan a padecer Alzheimer será por otros genes o por factores externos.[628,286,427,591,632,951,952] Y a quienes no importa en absoluto ser APOE-ε4 es a los nigerianos[708,721] o a los bantúes[ii] de Kenya.[735]

---

[i] Matusalén era un patriarca de antes del diluvio que, según la Biblia, vivió 969 años.

[ii] Bantú es cualquiera de los pueblos negros del centro y sur de África que forman un familia lingüística (hay 500 ramas o dialectos distintos) y culturalmente relacionada.[1020]

360.000 AMERICANOS DESCIENDEN DE UN ALEMÁN

En 1760, un alemán se trasladó a una región de Rusia cercana al Volga, y sus descendientes emigraron a Estados Unidos entre 1879 y 1920. Les llamaban los *germánicos del Volga,*[90,148,764] hoy son alrededor de 360.000 y tristemente famosos porque sufren la demencia de Alzheimer con una frecuencia inusitada, mucho mayor que la "tendencia familiar" de dos o tres casos a que estamos acostumbrados.

La enfermedad de Alzheimer que los *germánicos del Volga* siguen transmitiendo a sus descendientes es la primera demostración de que esta demencia es claramente genética, aunque de un tipo especial, autosómico dominante, con alta penetrancia.

HERENCIA DOMINANTE Y CROMOSOMAS 1, 14 Y 21

Los descendientes del Volga tienen un fallo hereditario del cromosoma 1.[i] En otras familias el problema está en el cromosoma 14 ó 21[ii].

Estas demencias hereditarias son muy raras (uno de cada cien enfermos), se afectan muchas generaciones, la padecen y la transmiten, tanto hombres como mujeres, a la mitad de sus hijos. Aunque los fallos están en diferentes genes[173,212] el resultado es el mismo: que en el cerebro se depositan grandes cantidades de beta-amiloide una sustancia tóxica[iii].

En estos casos, aparecen las mismas lesiones[562,700] y síntomas[610,778] del Alzheimer pero más precoces e intensos: se demencian con 40 años y mueren 4-8 años después. Además del deterioro cognitivo tienen una mayor frecuencia de rigidez, convulsiones motoras y mioclonias.[90,289,693]

---

[i] El cromosoma 1 sufre mutación[202,556,836] en el gen que fabrica la proteína **presenilina 2.**

[ii] El cromosoma 14 tiene alterado[320,539,573] el gen de la **presenilina 1.** El gen mutante del cromosoma 21 es el que fabrica **proteína precursora de amiloide.**

[iii] Alrededor del núcleo de beta-amiloide se van formando las *placas seniles* típicas que vemos en viejos y en enfermos de Alzheimer.[212]

RIESGO EN FAMILIARES DE ENFERMO DE ALZHEIMER

Los familiares de un enfermo de Alzheimer[i] tienen más posibilidades de padecer la enfermedad. Si sólo hay un caso de Alzheimer en la familia, el riesgo de los parientes de primer grado (hijos, hermanos) sería aproximadamente un 13 % (algo mayor del normal).

En las familias que hay 2-3 casos de Alzheimer los hijos tienen ya una probabilidad del 25 % (uno de cada cuatro).[991] Si tanto el padre como la madre padecieron Alzheimer los riesgos aumentan mucho.[91]

LA MOSCA PARKINSONIANA Y EL RATÓN DEMENTE

Manipulando los cromosomas de la mosca del vinagre[ii] conseguimos insectos que vuelan "temblando" y terminan rígidos como los parkinsonianos.[288,406] Y modificando los genes de un ratón conseguimos familias de roedores que pierden la memoria como los enfermos de Alzheimer, y no saben salir de un laberinto.

Estos animales modificados genéticamente[iii] sirven como prueba de que las enfermedades de Parkinson y Alzheimer son genéticas.

Pero tienen una ventaja añadida: en los ratones "dementes" podemos estudiar su cerebro y ver cómo se le deposita el beta-amiloide formando "placas seniles",[452] y contar las neuronas que pierden[452] o

---

[i] Insisto en no confundir la enfermedad de Alzheimer "habitual" con los casos raros de herencia dominante que antes he mencionado (unas pocas familias en todo el mundo).

[ii] ¿Por qué hacen siempre experimentos con la mosca del vinagre? Porque tiene cromosomas grandes (fáciles de ver al microscopio y de manipular), viven sólo dos meses y se reproducen a las tres semanas: en un trimestre podemos estudiar madres, hijas y nietas.

[iii] Hay dos tipos de modelos animales de demencia. En unos dañamos neuronas colinérgicas y sus vías (para estudiar específicamente la memoria: no es un Alzheimer "completo").[712,888,1016] En otros, los ratones mutantes tienen modificados los genes de la proteína precursora del amiloide,[343,452,538] lo que promueve depósitos de amiloide cerebral y se reproducen las placas seniles, con pérdida de sinapsis, muerte de neuronas y casi todas las fases patogénicas de la enfermedad (salvo ovillos que no se encuentran).

medir los neurotransmisores que fallan.[712,888] Luego, dándoles tal o cual medicamento comprobar si mejoran o no.

EL ALZHEIMER ES GENÉTICO PERO ALGO MÁS OCURRE

Cuando varios miembros de la misma familia empiezan a demenciarse a los cuarenta o cincuenta años, nos planteamos si todos los casos de enfermedad de Alzheimer precoz son genéticos. La respuesta es no. Si la causa sólo fuese genética, se vería un patrón determinado (autosómico dominante o recesivo, o ligado al cromosoma X). Otra prueba son los gemelos. Si uno sufre Alzheimer, el otro tiene 50 % de posibilidades de padecerla (si sólo interviniesen genes sería el 100 %). Hay casos en que un gemelo la padece y otro no, lo que significa que algo del ambiente modificó la predisposición genética.[89,350,780]

Y algo más: Un gen susceptible no causa la enfermedad por sí mismo. Tienen que combinarse varios genes entre sí, o con circunstancias ambientales, para que aparezca la enfermedad.[212] Y ahora veremos la influencia del ambiente.

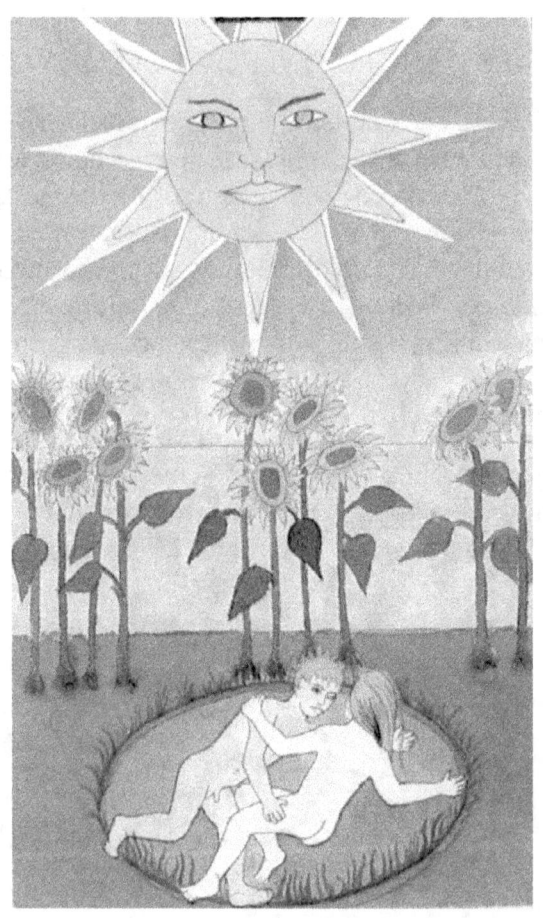

El demente se hace según el ambiente

5. El demente se hace

Se nace predispuesto, pero la demencia llegará antes, después o nunca según la forma en que se viva. Los viejos, los analfabetos y los que se golpearon la cabeza tienen más riesgo de enfermedad de Alzheimer. Están protegidos los intelectuales, los que toman antinflamatorios y las menopáusicas que usan parches de estrógenos[212]

LOS AÑOS NO PERDONAN

La edad es la principal causa de demencia.[40,278] *Los ancianos generalmente deliran por la cólera negra que es superabundante en ellos"*, decía Aristóteles y confirma Burton.[i]

A los 70 años hay el doble de dementes que a los 65, y a los 75 el doble que a los 70. Cada cinco años se duplica[147,509] el número de dementes.[ii] Y como cada vez hay más viejos las demencias son una epidemia: ahora son 14 millones en los países desarrollados, y subirán[509] a 37 millones en el 2050. ¿Cómo se soportará este gasto?

LOS MALOS ESTUDIANTES

Todas las demencias son frecuentes en personas de pocos estudios[679], de cualquier raza[1059,523,124] especialmente si son mujeres[544]. Y los malos estudiantes que no se demencian, pierden más memoria conforme pasan los años[442].

---

[i] La primera causa de la demencia (melancolía), que es natural para todos y que ningún hombre vivo puede evitar, es **la edad avanzada que, al ser fría y seca, y de la misma calidad que la melancolía, necesariamente debe causarla** (*Anatomía de la melancolía*).

[ii] En los más viejos de los viejos las cifras se disparan:[166, 481,899,45] entre las personas de 85, 90, 95 y 100 años, la demencia llega, respectivamente al 20, 40, 50 y 70 %.

LA MEMORIA DISMINUYE SI NO SE EJERCITA[i]

El deporte mejora los músculos y en las aulas se fortalece el cerebro. La memoria es atributo principal de la inteligencia, y bien que la desarrollaban los clásicos.

Cuando aprendíamos la lista de los reyes godos o recitábamos *"La canción del pirata",* [ii] lo importante no era conocer esos temas sino aprender a memorizar. Estábamos ejercitando esos circuítos cerebrales imprescindibles para la inteligencia.[iii]

Si el niño poco estudioso se convierte en un adulto perezoso (con poca actividad física e intelectual) tiene cuatro veces más posibilidades de desarrollar enfermedad de Alzheimer. La activación de neuronas en la vida adulta (entre los 20 y 60 años) disminuye la neurodegeneración.[336] La demencia es hija de la pereza.

RESERVA CEREBRAL NATURAL Y EDUCADA

El que hereda un buen cerebro (factor genético) y le proporciona un ambiente adecuado (nutrición, educación) tendrá una resistencia especial, una mayor "reserva cerebral" para resistir el deterioro intelectual del envejecimiento y de cualquier proceso que dañe el sistema nervioso: Alzheimer, demencias vasculares, tóxicos y otros.

Los buenos colegios son viveros de sinapsis para los niños, sobre todo si empiezan pronto.[100,237] Sus neuronas aumentan conexiones porque se les entrena en habilidades cognitivas básicas (memoria, lenguaje, razonamiento),[524] aprenden a adquirir información y se amplía su

---

[i] *"Memoria minuitur... nist eam exerceas":* lo dijo Cicerón[171] hace muchos siglos.

[ii] Del famoso poema de Espronceda todos recuerdan lo de *"Con diez cañones por banda / viento en popa a toda vela...".* A mí me atraía especialmente la última estrofa, la más difícil de memorizar: *Son mi música mejor Aquilones / el intrépido temblor de los cables sacudidos / del negro mar los bramidos / y el rugir de mis cañones. / Y del trueno al son violento / y del viento al rebramar / yo me duermo sosegado / arrullado por la mar.* (Sólo los pedantes sabíamos que Aquilones aludía al viento del norte: Aquilón.)

[iii] Luego llegaron esos nuevos planes de estudio contrarios a esforzar la memoria y pusieron a los niños en *"talleres para hacer... tonterías".* Así nos va.

repertorio de conductas útiles. La educación[i] proporciona una mayor "reserva cerebral".[924,925]

RETRASA LA DEMENCIA PERO NO LA ENFERMEDAD

La educación no evita la enfermedad de Alzheimer[345] pero la compensa y retrasa 4-6 años la aparición de los síntomas.[28,168,217,505,509] El cerebro de un intelectual sufre las lesiones al mismo tiempo que el analfabeto, pero "encaja" mejor el daño porque está más preparado, tiene "más reservas" para soportar el ataque de las placas seniles y los ovillos. Eso explica la aparente paradoja de que cuando se les diagnostica (más tarde de lo habitual), sobreviven menos tiempo.

ENTRE GEMELOS SE DEMENCIA EL QUE MENOS LEE

El ambiente influye hasta en gemelos univitelinos (del mismo huevo). Aunque tienen los mismos genes, el que menos leyó de niño[349] pierde antes la memoria y se le atrofia el cerebro.[85]

EL MANUSCRITO DE LAS NOVICIAS

Al ingresar en el convento las novicias escriben una autobiografía contando las raíces de su vocación. Esos manuscritos se archivan y, consultarlos medio siglo después, cuando una parte de las monjas se ha demenciado es interesantísimo.

En un ingenioso estudio[ii] colaboraron 678 monjas católicas de edad avanzada.[908,909,910] Se comparó el deterioro cognitivo en ese momento con los manuscritos que hicieron de novicias, añadiendo datos de algunas autopsias.

---

[i] La actividad mental mantenida previene el deterioro cognitivo de cualquier causa[155]. Si educamos bien a la población podríamos retrasar 3-4 años los síntomas de demencia con enormes ventajas sociales y económicas.

[ii] La clausura del convento es ideal para el epidemiólogo que busca un ambito "cerrado" en un tiempo largo: durante décadas las monjas compartieron techo, comida y estilo de vida.

Hubo una conclusión muy significativa: la capacidad lingüística[i] que se tiene a los 22 años predice quién se demenciará a los 80.

Las que, de jóvenes, redactaban con riqueza de ideas y estructura gramatical compleja eran ahora monjas normales. Las novicias de pobre vocabulario y que empleaban frases de construcción simple se demenciaron luego.[909]

DEMENCIA OBRERA Y CAMPESINA

Estudiar en colegios y universidades mejora el cerebro, pero también es importante mantener de adulto una intensa actividad intelectual[ii] (que estimule repetidamente la mente) y tendencias creativas.[335,681]

El tipo de profesión favorece o debilita ciertas actividades cognitivas.[iii] Eso se acumula durante mucho años influyendo en la reserva cerebral y, por tanto, en el riesgo de demencia que es mayor en obreros, campesinos y otros trabajadores manuales, y menor en los que desarrollan más tareas mentales.[217,326,809,188,509,774,1026]

EL AMA DE CASA Y EL PARADO SIN ESTUDIOS

Las amas de casa y los parados tienen mayor riesgo de demencia senil, sobre todo si ni fueron mucho a la escuela.

El riesgo de demencia es mayor entre las personas con menor actividad profesional a lo largo de la vida (más del doble). La peor situación es cuando se une deficiente escolarización y escasa actividad

---

[i] Las pruebas de flujo verbal diagnostican pronto el Alzheimer en diversas edades[568] .

[ii] El intelectual tiene una actitud especial al interpretar la realidad. No tiene que ver con la erudición (acúmulo de conocimientos) o con títulos. El profesor que da siempre las mismas clases y el farmacéutico que se limita a hacer caja no desarrollan estímulos intelectuales.

[iii] Altos ejecutivos o neurocirujanos usan procesos cerebrales complejos que activan circuitos neuronales muy especializados. Trabajando como albañil o campesino se activan los músculos más que la inteligencia. Imagínese la repercusión de ese ejercicio diario en las neuronas del médico o del hortelano después de 20-30 años de vida profesional.

laboral. Las amas de casa con pocos estudios tienen más probabilidad de sufrir Alzheimer.[924]

ASIÁTICOS BAJITOS Y NIÑOS NEGROS DEL CAMPO

Los varones asiáticos muy bajos (menos de 154 cm) sufren el triple de Alzheimer que los altos (más de 175 cm). Tan corta estatura refleja una mala nutrición infantil, que disminuyó la reserva cerebral al rebajar la capacidad global del cuerpo.

Un niño con deficiente desarrollo tendrá de viejo un deterioro intelectual más rápido.[1] Se vio también en negros que pasaron la infancia y adolescencia en el campo.[i]

UN AMOR CIVILIZADO

Casarse [ii] como Dios manda, ser un buen vecino (alguno llega a presidente de comunidad) y miembro de un club social son circunstancias que protegen de la enfermedad de Alzheimer.

Porque la demencia es más frecuente en solteros, divorciados y viudos[419,104,105,482] comparado con los que viven en pareja. También hay más demencia entre marginados, y en otros con escasa inserción social, como los emigrantes.[404]

En el hombre y otros animales, un ambiente social rico estimula las funciones cognitivas y la capacidad plástica del cerebro. Las personas que mantienen buenas relaciones sociales padecen menos demencia.[1033]

---

[i] La culpa no fue de la naturaleza, sino de las condiciones del estudio: niños negros del sur de Estados Unidos, pobres, en ambiente racista y, en aquella época, sequía.[409]

[ii] Joaquín Sabina[833] desdeña las ventajas de casarse para disminuir el riesgo de demencia: *Yo no quiero un amor civilizado, con recibos y escena del sofá. Yo no quiero vecinas con pucheros, yo no quiero domingos por la tarde, yo no quiero catorce de febrero ni cumpleaños feliz. Yo no quiero cargar con tus maletas, yo no quiero que elijas mi champú. Lo que yo quiero, corazón cobarde, es que mueras por mí.*

LA LOCURA AMERICANA

Chinos, japoneses y otros asiáticos sufren más demencia vascular y menos enfermedad de Alzheimer[326,485,1059] pero cuando se "americanizan" aumenta ambas.

La causa es cultural más que geográfica, porque ocurre igual en los que emigraron a Washington[379] o a Hawai.[1027] Ya sabíamos que los negros americanos tienen más Alzheimer que sus ancestros africanos. Otro dato apoya esta "locura americana": en Nueva York la posibilidad de demenciarse es doble que en Londres.[190]

LA MELANCOLÍA DEL JUBILADO

Todos conocemos a personas que, poco después de jubilarse, empiezan a perder facultades mentales de modo preocupante. La jubilación aumenta el riesgo de enfermedad de Alzheimer, sobre todo en los que no asumen bien su nueva situación.[24]

Ya lo contó Burton en su famosa "Anatomía de la melancolía":

> *Las personas ancianas, especialmente las que han vivido en acción toda su vida, las que han tenido mucho trabajo y ocupaciones, mucho poder y muchos siervos que supervisar, y lo dejan repentinamente, como hizo Carlos V al abdicar repentinamente a favor del rey Felipe, les domina la melancolía al instante.*[142]

TRISTES Y ESTRESADOS PIERDEN MEMORIA

El cerebro de una persona triste desarrolla menos actividad mental.

Los que, desde jóvenes, acumulan crisis depresivas[i] van deteriorando su mente,[486,487] y más mientras más tiempo estuvieron deprimidos.[991] En depresivos la demencia es el doble.[486]

---

[i] Aquí planteamos si la depresión "produce" demencia. Otra cosa es que la depresión es muy frecuente en la enfermedad de Alzheimer, puede ser la forma de comienzo, e incluso puede anticiparla (sobre todo si empieza en una persona mayor que nunca había estado triste). [6]

El estrés continuado daña la memoria porque aumenta la secreción de glucocorticoides y va lesionando el hipotálamo[486].

Se ve más demencia en los que sufren una gran presión socio-profesional o sucesos vitales adversos[746]: huérfano antes de la adolescencia, muerte o enfermedad grave de un hijo o del cónyuge, divorcio, pérdida de empleo, etc.

GOLPES EN LA CABEZA EN PERSONAS APOE-E4

La demencia se duplica o triplica en los que han sufrido traumatismos craneales con pérdida de conciencia[381,632,781,951] (puede aparecer treinta años después).[680] En casos con traumatismo grave único, el cerebro tiene placas de amiloide difusas, como en la enfermedad de Alzheimer[509] y en la demencia de los boxeadores.[177,509,807]

El riesgo de Alzheimer es muchísimo mayor si se golpea la cabeza una persona con el gen APOE-ε4[632,629] porque su cerebro reacciona ante las lesiones de forma anormal y aumenta el depósito de beta-amiloide.[632,629] Es el típico caso de interrelación genética y ambiente.

GENTE EDUCADA QUE FUMA Y BEBE, PERO POCO

Las neuronas tienen receptores de nicotina (colinérgicos) que se van perdiendo en los enfermos de Alzheimer. La nicotina[i] estimula estas células[81,132,509] y mejora la memoria de los animales y del hombre.

Muchos pensaron que el tabaco protege contra la demencia,[35,132,380,548,915,990,991] pero los últimos estudios dicen lo contrario: la demencia es más frecuente en fumadores.[544]

El tabaco perjudica mucho los vasos y capilares, favorece la hipertensión, empeora el riego cerebral y se pierde capacidad mental. Algo parecido ocurre con el alcohol.

---

[i] Se dice que la nicotina beneficia porque es antioxidante, y que las personas a las que gusta fumar comparten cierto gen que, por otro lado, les protege de la demencia.

Pero algunos[548,837] ven menos demencia entre personas educadas y estudiosas,[i] que fuman (y beben) pero moderadamente[ii] (1-10 cigarrillos[132] al día, 1-4 vasos de vino).[715]

RATAS GLOTONAS Y EXCESO DE GRASAS

Las ratas viejas también pierden memoria pero mucho más si son glotonas. Basta con disminuirles la dieta para que mejore su cerebro y su cerebelo.[263] Muchas calorías perjudican a las neuronas y hay más demencia en países desarrollados, donde se come en exceso.

Hay más enfermedad de Alzheimer en adolescentes y adultos que abusan de las grasas (más del 40 % de su comida); y si además tienen genes APOE-ε4 la posibilidad de demencia es 10 ó 20 veces mayor.[755]

LA MEMORIA PERDIDA DE LOS HIPERTENSOS

Los hipertensos, diabéticos, fumadores, y los que tienen cardiopatías o colesterol alto[iii] desarrollan arterioesclerosis y, lógicamente, padecen con frecuencia demencia vascular. Pero se ha comprobado que también se duplica o triplica su riesgo de contraer enfermedad de Alzheimer *pura*. [41,133,401,519,544,918,1048]

Y no es sólo porque se sume el perjuicio de lo vascular y lo degenerativo, sino porque la arterioesclerosis produce pequeñas lesiones que son el núcleo alrededor del que se forman las "placas seniles" y ovillos[493,494] (el mismo fenómeno se ve en las zonas dañadas en traumatismos craneales).

---

[i] En ese grupo privilegiado coinciden varios factores beneficiosos: la reserva educacional, fumar poco (no empeora tanto la circulación), y mejores hábitos dietéticos (menos grasas, alcohol y sal con menos riesgo de hipertensión).

[ii] El vino favorece o protege de la demencia según la cantidad.[217] Más de 4 vasos de vino la empeora, pero tomar 2-3 vasos de vino disminuye un 40 % el riesgo de enfermedad de Alzheimer y de demencia vascular.[829]

[iii] Los genes APOE-ε4 que favorecen la demencia de Alzheimer, son los mismos que predisponen a la hipertensión, a la angina de pecho[261] y al colesterol alto.[258] Las personas que viven mucho es porque heredan una mayor resistencia a las enfermedades de la vejez.

Entre los predestinados a la enfermedad de Alzheimer, la demencia aparece cuatro años antes si tienen hipertensión arterial. Aunque la tensión no sea muy alta, controlarlos pronto con dieta y medicamentos retrasa la demencia,[400] y también beneficia prevenir los otros factores de riesgo vascular.[1033]

O sea, volvemos (en parte) al antiguo concepto de que la demencia está "producida" por la arterioesclerosis cerebral.

PESCADO, VERDURAS, ACEITE DE OLIVA

Para evitar la enfermedad de Alzheimer hay que tomar pescado[i], verduras y aceite de oliva.[513,554,613,989] El pescado[ii] es un antinflamatorio natural; contiene ácidos grasos omega-3, que frenan la inflamación que rodean las placas seniles. Los viejos japoneses se demencian poco porque comieron mucho pescado a lo largo de su vida.[635]

El aceite de oliva virgen es mejor que el de girasol. Tiene ácidos grasos mono-insaturados y polifenoles, que bajan la tensión arterial, y disminuye la demencia vascular. Un hipertenso necesita menos medicación si consume aceite de oliva.[264]

La dieta mediterránea elimina varios factores de riesgo de la enfermedad de Alzheimer.[613]

LEPROSOS Y REUMÁTICOS SE DEMENCIAN MENOS

Los leprosos que llegan a viejos se demencian la mitad si tomaron bien sus medicamentos (dapsona o promina): son potentes antinflamatorios[iii] y por eso previenen la enfermedad de Alzheimer.[638]

---

[i] Estudiaron dos años a 5.000 holandeses con 67 años de promedio. El Alzheimer disminuyó un 70 % entre los que comían pescado (al menos una ración a la semana).[269]

[ii] El aceite de pescado (y el ácido gamma linolenico) también es anti-inflamatorio pues disminuye las interleucinas de los monocitos.

[iii] La enfermedad de Alzheimer es autoinmune y autotóxica, mezclándose factores neurotóxicos y neuro-inflamatorios, en los que intervienen la placa y las células.[586] Los antinflamatorios previenen el factor autoinmune[479,639,640] y frenan la activación de la microglía.[509,643] Y más cuantos más años vengan tomándolos[927,462].

Los reumatólogos creerán que la demencia es rara porque su pacientes viejos conservan "buena cabeza", como si fuesen algo más jóvenes.[828]

La causa está en que llevan años recetándoles antinflamatorios para la artrosis y eso hace que su riesgo de enfermedad de Alzheimer sea menor que en la población normal (siete veces menor que en los de su misma edad).[919] Y, si llegan a padecerla, empieza más tarde y la evolución es más benigna.[797,131]

ZURDOS: O GENIOS O DEMENTES

Entre los zurdos hay más genios pero también más dementes[147]. El deterioro senil empieza antes en los zurdos aunque luego evoluciona más lento[248].

Exactamente al revés de lo que ocurre en intelectuales diestros: habitualmente, se mantienen lúcidos más años, pero luego empeoran rápidamente.

EL SUEÑO ES EL ALIMENTO DEL CEREBRO

Dormir bien alimenta el cerebro. Cuando hemos pasado una mala noche, no damos pie con bola en el trabajo, estamos malhumorados y nuestro rendimiento intelectual está por los suelos. Imaginen lo que puede perjudicar dormir mal durante años.

Los insomnes y los de sueño agitado (trastornos de conducta ligados al sueño REM) tienen más riesgo de Alzheimer y de otras enfermedades neurodegenerativas.[108]

En las personas que roncan habitualmente (porque tienen bronquitis crónica o apnea del sueño) se produce una falta de oxígeno que daña las células del hipocampo, muy sensibles a la anoxia y fundamentales en la memoria.[655]

LA HEMBRA EN CELO ESTÁ ALEGRE Y DESPABILADA

Si le funcionan los estrógenos, la mujer está alegre, sexualmente predispuesta[i] y mentalmente activa.

Las que mantienen niveles de estrógenos[ii] bajos tienen más probabilidades de depresión, de demencia y de esquizofrenia.[298] Si le bajan los estrógenos de pronto (menstruación) suele aparecer jaqueca, malhumor o aturdimiento.

Cuando los estrógenos bajan para siempre (en la menopausia), empeora progresivamente la memoria[886] y aumenta el riesgo de enfermedad de Alzheimer.[659,886,1044] A la inversa, las mujeres postmenopáusicas que usan estrógenos padecen menos enfermedad de Alzheimer,[iii] y hay relación con la dosis utilizada.[510,727,1046,1047]

SEXO Y SESO

Las hormonas sexuales (estrógenos en la mujer y testosterona en el hombre) son fundamentales para mantener el ánimo, la memoria y otros aspectos de la cognición.[iv]

Los aficionados al fútbol reconocemos esa sensación de bienestar y potencia (en todos los sentidos) que nos embarga cuando nuestro equipo gana. En aficionados brasileños varones se ha demostrado que horas después de la victoria de su equipo favorito les sube la testosterona y esa noche son más potentes sexualmente.

---

[i] Estrógeno significa *"que provoca el estro"*. **Estro** es el periodo de celo de los animales, especialmente de la hembra[244] y viene del griego *ôistros*: tábano, delirio profético o poético (comparado al estado del animal picado por un tábano)[197] .

[ii] Los estrógenos son antioxidantes[849], frenan las placas amiloides[344], aumentan la transmisión colinérgica[659] y serotoninérgica, y las dendritas de las neuronas[509]. Por todo ello mejoran algunas funciones cerebrales como se demuestra con neuroimagen[256].

[iii] Con parches de estrógenos el riesgo disminuye un tercio, y hay relación con la dosis. Decían[46] que mejoran las ya dementes, pero parece que los parches sólo previenen.[684,685]

[iv] Las hormonas sexuales estimulan los receptores de serotonina (suben mucho en la rata en celo y bajan en el macho castrado), actúan como antinflamatorios (frenan las leucinas de astrocitos y glía en la placa[635] y aumentan la vasopresina en la *estria terminalis*, que está relacionada con la memoria olfativa.

En la mujer, la histerectomía[i] perjudica psicológica y mentalmente y debe evitarse en lo posible. Sexo y seso están muy relacionados.

ALUMINO Y OTROS TÓXICOS ¿CULPABLES O NO?

El aluminio es una neurotoxina.[ii] Se acumula en pacientes con hemodiálisis y produce alteraciones mentales.[109] En regiones con aguas ricas en aluminio se ve más enfermedad de Alzheimer[619] y otras demencias.[928,302]

No se ha considerado peligroso cocinar con cacerolas de aluminio[509] o tomar antiácidos que lo contengan. En este momento no se piensa que el aluminio sea un factor de riesgo para la demencia.[3]

El mercurio de los empastes antiguos no influye,[847] como tampoco los disolventes orgánicos, calcio y cinc. El hierro podría estar algo implicado y los pesticidas sí que empeoran el deterioro cognitivo.[117]

TRANQUILIZANTES Y ANALGÉSICOS

En personas que consumieron fenacetina (un analgésico antiguo) muchos años había más demencia senil.[689] Aún perjudican más los clásicos neurolépticos (tranquilizantes mayores): en el cerebro de psicóticos que los toman habitualmente se ven síntomas de neuro-degeneración cerebral y alteraciones del citoesqueleto neuronal similares a los de las enfermedades de Alzheimer y de Parkinson).

A la larga, las benzodiacepinas pueden disminuir la reserva cognitiva, aunque curiosamente algunos dicen que tienen menos riesgo de Alzheimer los que las usan,[287] quizá porque disminuyen el estrés, que es un factor de riesgo.

---

[i] Se hacen demasiadas histerectomías, con el pensamiento caduco de que, el útero es sólo una incubadura de hijos y después de los 40 años, sólo sangra o se infecta. Y suelen llevarse también los ovarios. Hay una página web contra la histerectomía.[1067]

[ii] En cerebros de enfermos de Alzheimer unos ven mucho aluminio[200,1045] (en placas y ovillos)[743,152], pero otros no. Además, puede ser efecto y no causa de la enfermedad.[602]

OTRAS CAUSAS DE ENFERMEDAD DE ALZHEIMER

Se han citado priones (por la interacción ambiente-genoma), clamidias (unas bacterias que producen sinusitis)[i], el herpes[ii] simple,[5,464] alteraciones de la microcirculación,[233] anomalias de fosfolípidos[205] y trastornos del sistema immune.[492]

---

[i] La clamidia se ha encontrado en el cerebro del 90 % de pacientes de Alzheimer[54] y restos de su ADN en los ovillos neurofibrilares[594]. Aunque otros no lo encuentran[355,699].

[ii] El herpes permanece latente en los nervios periféricos (en el 90 % de los mayores de 60 años) y quizá también en el cerebro[465]. Es conocido que el herpes labial se activa con el estrés, radiaciones ultravioleta, menstruación y otros factores desconocidos.

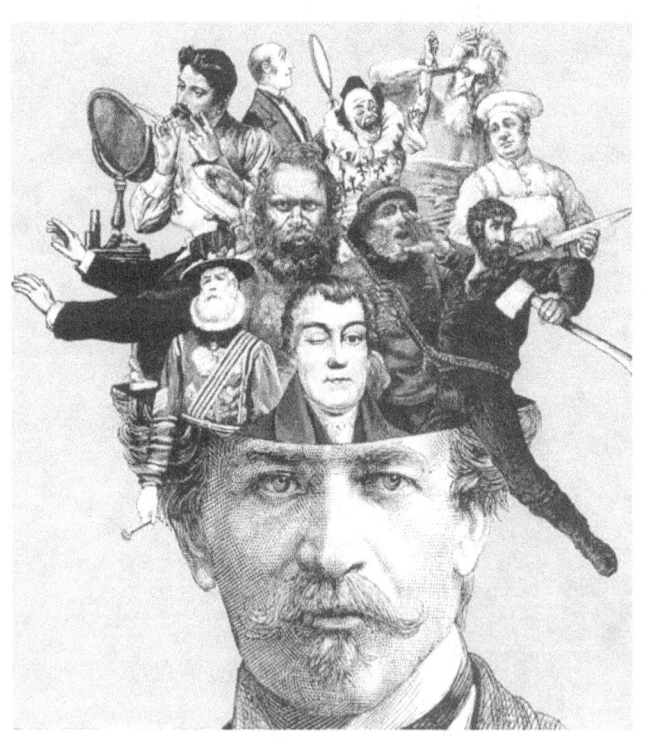

La memoria hace aguas

6. El naufragio de la memoria

Antes confundían a los locos con los amnésicos[i]. Y no iban descarriados: los que pierden mucha memoria no pueden razonar y su personalidad se desmorona. Con fallos de memoria empiezan los enfermos de Alzheimer[751,1023] y olvidan más conforme pierden sinapsis y neuronas.

SOMOS LO QUE RECORDAMOS HABER SIDO

El que no recuerda no es. [276] Somos memoria, sólo memoria, y sabemos quiénes somos porque lo recordamos[686]. La persona, el sujeto, "consiste" en su memoria[603]: no tiene que ir a buscar nada en su memoria porque es en la memoria donde está. Si pierde la memoria, se pierde la persona. *Ser es perseverar* [ii], y para eso se necesita memoria.

LA ANTIGUA CASA, AQUEL VERSO Y EL GOL DE RAÚL

Memoria es recordar la casa de nuestra infancia y saber montar en bicicleta. Se necesita memoria para escribir el número de teléfono que acaban de darnos.

Se activan circuitos de memoria cuando nos agrada (o entristece) recordar un verso, una melodía o un olor. Y de la memoria de Raúl fluían exquisitos circuítos motores, almacenados y seleccionados

---

[i] En el siglo XVI empieza a diferenciarse locura y falta de memoria; si se dan juntas en el mismo individuo, la enfermedad se llama *Stultitia* o *Fatuitas*[65].

[ii] "Ser es perseverar", decía Spinoza en su **"Ethica more geometrico demonstrata"**: *Unaquaeque res, quotenus in se est, in suo esse perseverare conatur* [920].

durante años de entrenamiento[i], ese día en que corrió medio campo en solitario, regateó al portero y marcó el gol que aseguraba al Real Madrid la Copa de Europa.

MEMORIA, AMNESIA, AMNISTÍA

Memoria viene del latín *memor* ("el que se acuerda de algo") y de *memorare* (recordar algo a alguno). **Amnesia** (*a- mnesia* : sin memoria) es la falta de memoria. Del anticuado **amnestía** (que en 1544 significaba "olvido") deriva **amnistía** (cuando lo olvidado es alguna falta o delito)[197].

Los griegos sabían que la memoria es "madre" de la creatividad y de la inspiración artística: las siete **Musas** eran hijas de **Mnemosine**, diosa de la memoria. Hay otras palabras con la misma raíz: *memento*, mnemotécnico[ii].

MEMORIA DE EPISODIOS Y DE SIGNIFICADOS

Los episodios de nuestra vida (el colegio, un viaje, aquella cópula loca) forman la memoria episódica, el recuerdo de un tiempo, de un lugar, como describe Pedro Salinas:[838]

> Ha sido, ocurrió, es verdad / Fue en un día, fue una fecha
> que le marca tiempo al tiempo / Fue en un lugar que yo veo.

La memoria semántica guarda los significados de cosas y palabras. Cuando vemos una ardilla, un tigre y un escorpión nos recuerda que tienen un significado o concepto común: los tres son animales.

---

[i] El futbolista continuamente tiene "memoria" de su esquema corporal y de las variaciones de situación de sus articulaciones o músculos. Más complejo es el mapa cognitivo/operativo global del individuo, en el que su modelo de realidad aparece "memorizado", siempre presente (activado aunque en penumbra).[603]

[ii] ***Memento*** comparte raíz con mente y es imperativo latino de *meminisse* (acordarse). Es muy conocida la jaculatoria del Miércoles de ceniza: *Memento hominis qui a pulvis est et qui a pulvis reverteris*. **Mnemotécnico**, que viene del griego: *mnemon* (el que se acuerda) y *téchne* (técnica o arte), designa los trucos para recordar cosas.

Al nombrar un animal o una flor, abstraemos lo que representan y lo que les conecta. Lo intuía[115] Borges:

> *En el nombre de la rosa están todas las rosas*
> *y todo el Nilo en la palabra Nilo.*

La memoria semántica[i] está más allá del tiempo y del espacio, como el mensaje de las obras de Shakespeare.[ii]

MEMORIA ANTIGUA O RECIENTE

Hay memorias a largo plazo (guarda recuerdos antiguos, como los de la infancia), a corto plazo (para sucesos recientes: lo que comió ayer), y otra intermedia.

La *ley de regresión de la memoria*[iii] de Ribot[795] dice que se olvida antes lo último que se ha aprendido. Cuando no puede memorizarse el presente y el futuro ya no motiva, queda libre un territorio invadido por recuerdos antiguos: el abuelo cuenta batallitas.

SE RECUERDA LO QUE EMOCIONA[86]

Ya dijo Giordano Bruno[137] que la memoria de las emociones dura mucho tiempo.

El hipocampo (tan relacionado con las emociones) es el que "decide" si procede archivar la variada información que recibe de áreas muy

---

[i] En la memoria semántica, conocimientos y conceptos se organizan en una red compleja de asociaciones: un automóvil y un camión entran en la categoría de vehículos (se mueven, tienen ruedas, sirven para el transporte) pero se diferencian en tamaño, forma y uso.

[ii] La ambición de Macbeth o los celos de Otelo sobrepasan Escocia, Venecia y el siglo XVI porque son de aplicación universal y eterna.

[iii] *La biología enseña que las estructuras que se forman tarde son las primeras en degenerar: cuando falla la memoria, se afecta antes lo más reciente e "intelectualizado", todavía inestable. Se conservan mejor recuerdos antiguos y ligados a emociones y, aún más, la memoria para ejecutar movimientos automatizados (coser, andar). Lo que es nuevo muere antes que lo antiguo, lo que es complejo desaparece antes que lo simple. Es una ley de la vida que hemos aplicado a la memoria*[795].

diversas. Si la almacena en la corteza lo hace mediante reverberación o resonancia (entre hipocampo y corteza). [359]

Lo emocionante se recuerda siempre. Cuando falla la memoria, pronto se olvida lo "intelectual" o artificial (una lista de números), pero sigue recordándose lo que nos emocionó de niños. Lo describía bien una demente de 79 años:

"Memoria sí tengo, pero es toda para mi madre"[i].

EL SABOR DE LA MAGDALENA[ii] DE PROUST

Los recuerdos de sabores y olores son intensos y duraderos porque el cerebro olfativo (rinencéfalo) es la base biológica de la memoria y está ligado a las emociones.

Un olor y un sabor arrastran consigo un sinfín de recuerdos asociados, como describió Marcel Proust.[772]

"En cuanto reconocí el sabor del pedazo de magdalena mojado en tila que mi tía me daba, se me apareció la vieja casa gris con fachada a la calle (...), y con la casa vino el pueblo, la plaza adonde me mandaban antes de almorzar, y las calles por donde iba a hacer recados, y los caminos que seguíamos cuando hacía buen tiempo, (...) todas las flores de nuestro jardín y las del parque del señor Swann, y las buenas gentes del pueblo, y sus viviendas chiquitas y la iglesia ... Todo eso, pueblo y jardines, que va tomando forma y consistencia, sale de mi taza de té". [772]

Cuando Proust ya es adulto, su madre le ofrece (con té) la famosa magdalena. Y al comerla reconoce el sabor de las que de niño le daba su tía Leoncia (con tila). Ese sabor reaviva de golpe todos los recuerdos de la infancia que parecían borrados.[iii]

---

[i] La cita mi amigo José María López Sánchez[581] que llegó a ser famoso y erudito psiquiatra después de traicionar al teatro, al cuento, a la poesía...

[ii] La magdalena es una especie de bizcocho llamado así porque se emplea para mojar, y entonces gotea "llorando como una Magdalena" (la santa arrepentida).[197]

[iii] Proust sabía que olores y memoria antigua están unidos. *"Y de pronto el recuerdo surge (...) Cuando nada subsiste de un pasado antiguo, cuando han muerto los seres y se han derrumbado las cosas, el olor y el sabor perduran mucho más , y recuerdan, y aguardan, y esperan sobre las ruinas de todo, y soportan el edificio enorme del recuerdo".*[772]

MEMORIA DE LO PASADO Y DE LO NUEVO

La memoria está entre el pasado y el futuro. Para recordar el pasado (antiguo o reciente) usamos la memoria retrógrada. Para fijar nueva información (lo que nos está ocurriendo, lo que sucederá) usamos la memoria anterógrada[i] que reside fundamentalmente en el hipocampo.

El primer paciente con amnesia anterógrada se llamaba HM. Tenía una epilepsia que no respondía a fármacos y el cirujano le extirpó el hipocampo y zonas del lóbulo temporal, en ambos lados. Se le quitó la epilepsia pero también la memoria anterógrada: desde la operación nunca más pudo adquirir recuerdos nuevos.[867]

Era como un ordenador que conserva el "disco duro", pero sin que se le pueda ya grabar nada.

NAUFRAGIO DE LA MEMORIA EN EL ALZHEIMER

Empiezan perdiendo memoria episódica[127] para sucesos recientes: olvida dónde acaba de poner el lápiz, pero todavía recuerda lo antiguo,[ii] y más cuanto más distante: retiene recuerdos infantiles y juveniles mejor que los de hace dos años. Se le olvida más lo que ocurrió hace una semana o ayer mismo.

Resulta típica su dificultad para almacenar y consolidar información nueva. Es una amnesia anterógrada parcial: los datos nuevos sólo se retienen unos segundos, y los olvidan fácilmente, aunque se les intente repetir o dar claves mnemotécnicas.[iii] Estas carencias aparecen pronto y empeoran rápidamente.[iv]

---

[i] En la amnesia retrógrada se olvida lo que ya estaba memorizado (antiguo o reciente) y en la amnesia anterógrada ya no se puede volver a memorizar.

[ii] Es sólo parcialmente cierta la creencia común de que mantienen bien la memoria antigua; hay dificultad en recordar sucesos públicos, tanto de hace 10 como 30 años[383].

[iii] En el viejo sano la memoria flaquea pero mejora con reglas mnemotécnicas o claves semánticas, pero los enfermos de Alzheimer no obtienen beneficio de estos "trucos"[143,390,751] porque les falla el procesamiento entre hipocampo y lóbulo temporal medial[42,43].

[iv] Este déficit se confirma la prueba de "recuerdo demorado": se le cuenta una historia o se le da una lista de palabras que debe repetir minutos después[112,567,676,839].

Pronto fallan otras memorias como la semántica[692,839] y, más adelante, olvidan sucesos antiguos (memoria remota o a largo plazo) y tareas que realizaban (memoria ejecutiva).

OLVIDAN LOS RECADOS, LOS ROSTROS Y LAS CALLES

Al comenzar la enfermedad es típico que olviden dar un recado y que no lleguen a las citas.

El fallo de la memoria episódica también impide recordar estímulos visuales como los de los rostros de las personas[i] (las saludan sin saber quiénes son) o los edificios de las calles que antes recorrían (se pierden cuando salen a pasear).

LO TENGO EN LA PUNTA DE LA LENGUA

Es frecuente "tener en la punta de la lengua" el nombre de algo que no termina de decirse.

Es el fallo de la memoria episódica que no puede acceder a la información verbal. Por ejemplo, dice: "Sé que empieza por R" (sin poder recordar que la palabra es reloj) o cambia la palabra por otra fonéticamente relacionada (dice "cansado" por "cantado").

LOS DEMENTES HABLAN SIN DECIR NADA

Cuando se afecta la memoria semántica[ii] no identifican bien el significado de las palabras y su lenguaje se hace vago, vacío de contenido y lleno de frases indefinidas y circunloquios.[695]

---

[i] La dificultad para reconocer a una persona por su rostro se llama prosopagnosia.

[ii] Los fallos semánticos se ven en pruebas de fluidez verbal: nombran mejor cosas que empiecen por una letra (A, B, C) que las de categorías (animales, plantas, herramientas).[667] Y si usan categorías escogen las más elementales: les es más fácil nombrar animales pequeños o grandes que los agrupaciones complejas (salvajes o domésticos, peces o aves).[839]

DECLARE CUÁNTOS AÑOS TIENE USTED

Es una pregunta simple y muy práctica para conocer el estado mental. Acordarse de la edad (*aetagnosis*) o haberla olvidado (*aetamnesia*)[i] es un dato muy importante porque informa sobre los dos componentes (semántico y episódico) de la memoria declarativa.

En los enfermos de Alzheimer se pierde antes el recuerdo de la edad actual (memoria episódica) mientras mantienen más tiempo el de la fecha de cumpleaños (memoria semántica).[734]

PIERDEN EL OLFATO ANTES QUE LA MEMORIA

A los dementes les falla el olfato[ii] (anosmia) antes que la memoria pero lo curioso es que no se dan cuenta.[243] Empiezan por no diferenciar olores y, luego, simplemente no huelen.[526,876]

Esto se ve desde el principio si se les hacen pruebas de olfato[iii] que sirven también para diferenciar los grupos de riesgo: las personas APOE-ε4 huelen peor aunque no tengan ningún deterioro mental.[688]

---

[i] Hago propaganda de los términos acuñados por el grupo de Zaragoza[734]: la persona con **aetagnosis** (de *aetas* -edad- y *gnosis* -conocimiento) sabe la edad que tiene, mientras que olvidarse de ello se llama **aetamnesia** (de *aetas* -edad- y *amnesia* -olvido-).

[ii] Tanto se afecta el olfato que se pensó en virus que entraban por la nariz[294] . Pero el origen es central porque las neuronas periféricas se afectan menos[220] que las del cerebro olfatorio, donde las lesiones tipo Alzheimer son claras y precoces.

[iii] En personas con pérdida de memoria leve se pasó una prueba de olfato con 4 olores y se les revisó a los 20 meses. De los que olían bien, ninguno había desarrollado demencia. Pero casi la mitad de los que olían poco, había desarrollado Alzheimer[243].

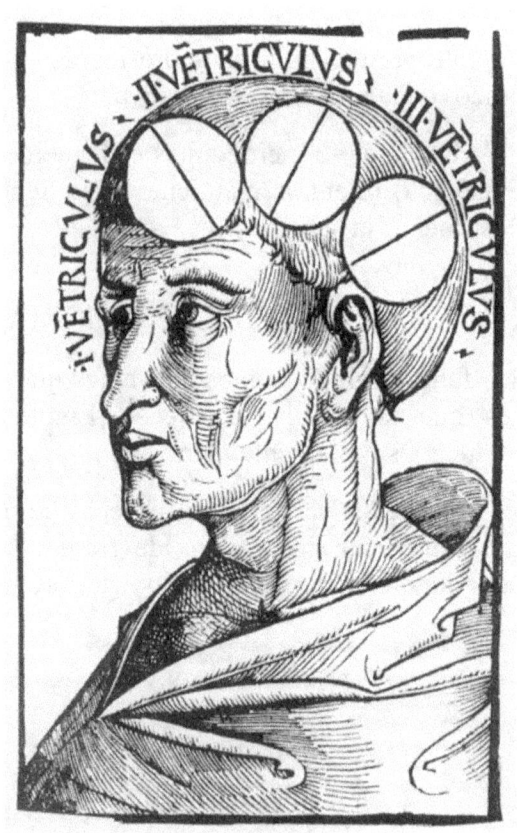

Las funciones mentales

7. La mente en ruinas

La mente humana es un mosaico de capacidades intelectuales y de conducta relacionadas entre sí. Podemos atender (o ignorar) selectivamente una parte de lo que nos rodea; con los sentidos recibimos datos y los memorizamos; integramos conceptos, manipulamos informaciones y comunicamos ideas.[383]

Del estado cerebral depende también nuestro comportamiento, nuestros afectos y estados de ánimo. En el demente falla el cerebro y esto produce síntomas de deterioro intelectual (cognitivos) y trastornos de conducta (no cognitivos).

INSUFICIENCIA CEREBRAL[i]

En la enfermedad de Alzheimer mueren neuronas de la corteza y las que quedan están enfermas, llegando a una insuficiencia cerebral.[371]

El cerebro es incapaz de cumplir sus funciones: se pierde memoria y lenguaje, se razona mal, las decisiones y los movimientos son torpes, cambia inexplicablemente el estado de ánimo, aparecen alucinaciones y termina desintegrándose la personalidad.[148]

DEJA LOS GRIFOS ABIERTOS Y REPITE PREGUNTAS

Además de fallarle la memoria, no puede mantener la atención[ii] en lo que hace: deja abiertos los grifos o encendida la hornilla.[473] Cada vez tarda más en las tareas domésticas o las realiza mal. Como no retiene

---

[i] En la insuficiencia cardiaca el corazón es incapaz de realizar bien sus funciones: la sangre no se oxigena bien y aparece disnea ("ahogos") al menor esfuerzo. De modo similar, hablamos de insuficiencia renal, pulmonar o pancreática cuando el riñón filtra mal la orina, el pulmón no ventila lo que debiera o el páncreas produce pocos enzimas digestivos.

[ii] El nombre técnico es **hipoprosexia**: disminución de la atención o atención deficiente.

informaciones nuevas, se le olvida lo que ha preguntado un rato antes, y vuelve a hacer la misma pregunta.

POR LA CIUDAD CAMINA, NO PREGUNTÉIS ADÓNDE[832]

Se pierden por las calles porque no controlan los espacios que ven, falla su capacidad de integración visuoespacial.[76,653,676] No saben ordenar un armario y su equipaje no cabe en el maletero del coche porque no aprovechan el espacio disponible. Los síntomas precoces pasan inadvertidos si no se hacen pruebas neuropsicológicas (encajar cubos u otras figuras geométricas). Al valorarlas en mujeres hay que tener en cuenta su menor capacidad visuoespacial.[i]

También se mueven mucho, sin objetivo aparente, como persiguiendo algo indefinido. Esto causa problemas sociales: se van a la calle sin decir nada, se pierden y se colocan en situaciones peligrosas.[11]

GUARDAN LA PLANCHA EN EL FRIGORÍFICO

No es sólo que pierdan memoria, es que ya no pueden cocinar, equivocan palabras al hablar, no saben volver a casa, se ponen el abrigo en verano, cambian de humor sin motivo y guardan la plancha de la ropa en el frigorífico.

Como también se confunden con el dinero y olvidan los recados ya no pueden salir de compras.

EN VERANO CON ABRIGO

La capacidad de juicio se altera. No sabe escoger la ropa adecuada para la ocasión, ni siquiera para la estación en que está. Se pone un abrigo en agosto o zapatillas para salir. En fases avanzadas, los calzoncillos aparecen encima del pantalón y llega a no vestirse solo.

---

[i] En pruebas visuo-espaciales la mujer normal tarda más que el hombre (un tercio más). Hay que tenerlo presente para diagnosticar si estamos ante una demencia.[796]

DE NO RECORDAR NOMBRES A DEJAR DE HABLAR

La familia se preocupa cuando ve sus dificultades para nombrar objetos, personas o lugares[892] (*disnomia*). Como no encuentra la palabra adecuada interrumpe las frases (*aposiopesis*)[541] o da respuestas perseverativas[338].

El lenguaje es impreciso, pobre en matices y significados, y es incapaz de abstraer conceptos, aunque la sintaxis se conserva[516].

A veces hay trastornos característicos[i]: *parafasia, ecolalia, palilalia, logoclonias* o variantes de *afasia sensorial*.[209] Palabras obscenas y malsonantes (*coprolalia*), se unen a los problemas de conducta. El lenguaje empeora hasta que no se le entiende. Al final, enmudece[383].

LENTOS Y TORPES, Y FINALMENTE INCAPACES

Los reflejos mentales son "lentos" (bradipsiquia y bradifrenia) y sus movimientos perezosos.

Si no asocian parkinsonismo, las capacidades motoras se conservan mucho tiempo,[ii] salvo cierta lentitud al caminar y dificultad para evitar obstáculos[17].

Ejecutan mal las tareas que requieren destreza (las *praxias*),[779,980] lo que, combinado con su mala integración visuo-espacial, dificulta actividades cotidianas elementales (caminar, vestirse, comer).

Al final, pueden tener *dispraxia oral* [448] y ya no pueden comer ellos sólos. Terminan sin poder moverse.[383]

---

[i] Sustituyen una palabra por otra que suena parecido (*parafasia*) o repiten el final de las que oyen (*ecolalia*). *Palilalia* es decir cada vez más rápido una palabra o frase corta. *Logoclonia* es la repetición distónica, escándida (entrecortada) de una palabra. En la *afasia transcortical sensorial*[209] no entiende órdenes complejas pero sabe repetir frases.

[ii] Haciendo pruebas motoras sutiles (tiempo de reacción por ordenador) sí se ven alteraciones, dependientes de sexo, edad y evolución. La lentitud en respuestas motoras es más clara en las mujeres, en los más viejos y en los que se deterioran rápido. [660,717]

EL LOCUTOR DEL TELEDIARIO ENTRÓ EN LA CASA

Confunden el telediario con lo que ocurre en su vida cotidiana[11] y, a veces, creen que el locutor o el personaje de una película ha entrado en la casa.

El pronóstico es peor cuando empiezan con alucinaciones (visuales o auditivas) o con ilusiones[i] falsas: significa que se va a acelerar el deterioro intelectual.[1032]

ISLAS Y OASIS DE CONOCIMIENTO

Hay pacientes en que se afecta principalmente una función pero también se da el caso inverso, a veces sorprendente: un demente, en fase media, que conserva "islas" de funciones especialmente destacadas, como la habilidad para la música o para un juego concreto[70].

EL AÑO QUE LE DIO POR LOS PASTELES

Los dementes trastocan sus hábitos alimenticios: unos comen poco (los deprimidos) y otros demasiado (toman hasta lo no comestible). En algunos aparece una tardía afición por las golosinas o dulces[204].

Ese apetito excesivo se ve en uno de cada cinco dementes, pero no al principio, sino en fases intermedias. Dura poco más de un año ("el año del hambre"), y luego desaparece.

LOS DEMENTES SON DELGADOS

Los enfermos de Alzheimer son delgados desde el comienzo de la enfermedad y más conforme avanza la demencia.[724,783] La desnutrición viene por el declive mental (no saben alimentarse).[790,970]

Pero algunos opinan que la delgadez o desnutrición es un síntoma más de la enfermedad, quizá porque se desajustan las funciones vitales[938] y

---

[i] En las alucinaciones se ven cosas que no existen (*percepciones sin objeto*)[56]. Las ilusiones modifican o tergiversan lo que están viendo u oyendo (*percepciones engañosas*)[581].

aumentan las necesidades energéticas;[698] incluso creen que se relacionan con la atrofia de la parte interna del lóbulo temporal.[393]

DEL POCO DORMIR... SE LE SECÓ EL CELEBRO

"Celebro" por cerebro escribía Cervantes, para decir que Don Quijote se volvió loco del poco dormir. El enfermo de Alzheimer tiene trastornos de sueño[783] porque degeneran los centros nerviosos que lo controlan[785]. Mientras más avanza la demencia, más se fragmenta el sueño[i], con "siestas" diurnas y despertares nocturnos.[770,569,1002]

Las noches se hacen insoportables en la casa donde vive un demente. El 70 % se levanta de noche[777] y se pone a dar paseos. Éste es uno de los motivos para ingresarlos[356,843] porque el cuidador y la familia quieren "por lo menos descansar de noche".

También se trastornan otros ritmos circadianos, como la regulación de la temperatura corporal[151,710] y el ritmo reposo/actividad.[1040]

AFECTOS, CONDUCTA Y PSICOSIS

Los trastornos neuropsiquiátricos (no cognitivos) forman parte de la enfermedad de Alzheimer[242], generalmente desde el principio[ii]. Son los síntomas que más repercuten en la vida diaria y pueden mejorar mucho si se identifican y tratan adecuadamente.

Hay tres categorías principales: trastornos afectivos (depresión, ansiedad), de conducta (irritabilidad, vagabundeo) o psicóticos (alucinaciones, delirio)[817].

Lo más frecuente es que empiecen como depresión (20 %) y que terminen en delirio (casi la mitad de enfermos tardíos)[310]. En el intermedio, destacarán los problemas de conducta.

---

[i] Se reduce mucho tanto el sueño REM como el NREM[770,19,569,794]. El demente ingresado no duerme una hora seguida ni pasa una hora entera completamente despierto[31,471].

[ii] En los blancos hay más deprimidos y en los negros más psicóticos (sean afro-americanos o afro-caribeños, por lo que no es un factor cultural sino racial, biológico)[180]

DEPRESIÓN Y DEMENCIA, HIJAS DE LA MISMA MADRE

La base neurobiológica de la demencia y de la depresión[i] es similar.[77]

De cada cuatro enfermos de Alzheimer, uno tiene depresión,[57,211,384,784] y es más grave en las formas precoces y en mujeres.[582,824] Empieza pronto (hasta tres años antes del diagnóstico),[582] como una falta de motivación y de interés por lo que les rodea. [ii]

No se deprimen porque estén enfermos. Es la depresion la que anticipa que vendrá la demencia, sobre todo si empieza en una persona mayor que nunca antes la había sufrido.

La depresión, por sí misma, provoca trastornos importantes,[922,265,301] y, con los nuevos antidepresivos, pueden mejorar espectacularmente, tanto la tristeza como la memoria. Los dementes depresivos[iii] se ingresan antes y viven menos.[825]

LA ANSIEDAD VIENE DESPUÉS

La mayoría de enfermos de Alzheimer se vuelven ansiosos más tarde, cuando aumenta el déficit cognitivo, con irritabilidad, hiperactividad o agitación, especialmente en fases avanzadas[590].

Esa ansiedad-irritabilidad tardía es diferente a la *reacción catastrófica* descrita[363] en demencias leves: cuando ven que fallan en tareas que antes hacían bien, reaccionan con una gran descarga emocional y autonómica.[iv]

---

[i] Los depresivos con historia familiar de demencia tienen riesgo siete veces mayor de desarrollar enfermedad de Alzheimer[982].

[ii] La falta de motivación se corresponde con las precoces lesiones de zonas límbicas o corticales necesarias para dirigir (enfocar) y mantener la atención.[80]

[iii] La autopsia demuestra que faltan neuronas noradrenérgicas en el locus ceruleus, serotoninérgicas en los núcleos dorsales del rafe[1064] y dopaminérgicas en la *substantia nigra*.[318,1063] También falta noradrenalina en la corteza.[1062]

[iv] Hay que evitar poner al paciente ante la "evidencia de sus fallos" (lo que a veces, consciente o inconscientemente, busca la familia) evitándole tareas que no pueden hacer.

CRONOLOGÍA DEL MAL COMPORTAMIENTO

Los trastornos de conducta "se ven": el enfermo grita, se escapa, vagabundea, insulta o golpea.[i] Aparecen en todas las demencias, y más cuanto más graves,[945] variando poco los síntomas de unas a otras. Son algo más frecuentes en mujeres.[182,360]

Las conductas sociales aprendidas (hablar, escribir, comportarse en público) se deterioran entre 2 y 3 años del comienzo de los síntomas conforme avanza la disfasia y dispraxia.

Las conductas complejas (conducir, cocinar, asearse) también se pierden conforme se vuelve dispráxico.

Las conductas estereotipadas (rítmicas o cíclicas) como sueño, apetito, sexo y motoras repetitivas se rompen en pacientes de Alzheimer. En fases avanzadas es característico que haya agitación, agresividad y conductas motoras aberrrantes.[590]

LAS COSTUMBRES SE VUELVEN TIRANÍAS[ii]

Al llegar a viejos, las costumbres se vuelven tiranías, decía Flaubert.

Son las manías, o caricaturas de la personalidad, que dependen del terreno previo. El que fue joven ahorrativo se hará viejo tacaño, el que vigilaba a su novia entrará en delirio de celos, el aficionado a los libros se volverá pedante insoportable, el que insultaba se volverá agresivo.[iii]

Ya advertía Cicerón[593] sobre el mal carácter de la vejez.

Los viejos se vuelven recelosos de todo, enrevesados, codiciosos, duros.

---

[i] Toda conducta se origina en estímulos externos (del ambiente) o en procesos mentales internos (delirio, ideas fijas). Esa influencia del ambiente en producir un tipo de conducta ha de tenerse en cuenta para evitar los desencadenantes de los actos no deseables. Los estímulos que provocan conductas pueden iniciarlas o mantenerlas.

[ii] *Quand on devient vieux, les habitudes sont une tyrannie* (Flauvert, *Pensées*)[303].

[iii] Incluso los que fueron niños buenos, se convierten en viejos malos: *Angelicus juvenis senibus satanizat in annis*, frase que Erasmo *(Adagia)* atribuye al mismo Satán.

EL DESVÁN, LA URRACA Y DIÓGENES

El enfermo rebusca entre cosas viejas en el *síndrome del desván,* [207] esconde objetos en lugares insospechados (*síndrome de la urraca*)[i] o muestra un afán desmedido al acaparamiento. Otros tienen el *síndrome de Diógenes*: se encierran en su mundo, se comportan de modo raro y coleccionan porquerías.[821] Estas conductas anormales reflejan senilidad patológica o una verdadera demencia.

MIEDO A LAVARSE Y ORINAR EN LA CALLE

La ducha y el baño son algunas de las fobias más frecuentes de los dementes[311] : no hay quien les convenza de que tienen que lavarse. Se orinan o defecan en cualquier sitio aunque no tengan incontinencia, porque han perdido el hábito de ir al aseo.[219]

La verdadera incontinencia suele aparecer más tarde.[141,817] Al principio mejora entrenándolos a evacuar rutinariamente,[227] pero luego no tiene arreglo y es uno de los motivos para enviarlo a una residencia.

AMANTES DEMENTES[ii]

La sexualidad de los dementes es un problema en las residencias. Las necesidades sexuales (o amorosas) se manifiestan, con variaciones, en cualquier edad o estado mental. Las tendencias suelen ser heterosexuales y varían desde suaves caricias a idilios peculiares e incluso a intentos de coito.[259]

---

[i] De 100 pacientes geriátricos, 5 tenían el síndrome de la urraca. Todos eran dementes.[923]

[ii] Parafraseo el famoso verso de Plauto[762] que equipara **amantes** y **amentes** (no tiene mente y está enamorado: *Amens amansque*). La **amencia** (falta absoluta de mente) excede la **demencia** (defectuosa mente). El amor y la demencia son estados cerebrales alterados que comparten tergiversación de la realidad (ilusión) y desviación de la atención (hipoprosexia). Ortega y Gasset[716] lo dijo: *El enamoramiento es un estado anómalo de la atención. El ama de casa conoce que su criada se ha enamorado cuando empieza a notarla distraída.*

Intentar impedirlas o permitirlas es un dilema ético para el personal de enfermería, los cuidadores y la familia. Hay un conflicto entre respetar las decisiones y dignidad del enfermo y "protegerle" supuestamente frenando sus pulsiones[260].

La prohibición sin más suele provocar catastróficas reacciones de ansiedad y violencia. El personal de residencias tiende a evitar grandes conflictos y mostrar cierta tolerancia en el resto de casos.[446]

NO SÉ SI LO RECUERDO O LO IMAGINO[i]

Confunde los recuerdos con lo que les ocurre o lo que pasa por su imaginación. Tergiversan la realidad (ilusiones) o la inventan (alucinaciones).

Una alucinación [ii] es una falsa percepción: el paciente ve, oye, huele o siente cosas que no están presentes. Aunque menos que las ideas ilusorias son bastante frecuentes: uno de cada cuatro enfermos de Alzheimer alucina.

Las alucinaciones suelen ser visuales o auditivas aunque pueden ser también olfatorias o táctiles[141,240]. Son elementales (menos ricas que las de los psicóticos).

Alucinan más los pacientes con defectos en la vista o el oído. Los dementes que alucinan tienen más trastornos de conducta, mayor déficit cognitivo y se deterioran más rápido. Son más frecuentes en el segundo estadio de la enfermedad, después de las ideas ilusorias.[240]

Si las alucinaciones son precoces, hay que pensar en una enfermedad de cuerpos de Lewy (sobre todo si asocian parkinsonismo).

---

[i] Es un verso del "Libro de las alucinaciones" (coincidencia curiosa) de José Hierro[441].

[ii] En la **ilusión** (*illusio* = engaño) hay un objeto externo que se percibe equivocadamente, mientras que en la **alucinación** se percibe algo que no existe, no hay estímulo externo. Algunos usan **delusión**, anglicismo de raiz latina (*deludo* es "burlarse de, engañar") que equivale a falsa ilusión o creencia errónea mantenida tenazmente[773].

ÉSA NO ES MI ESPOSA, ME ROBAN

Esa mujer no es mi esposa, es mi madre, me están robando, y ésta no es mi casa. Son las ilusiones más frecuentes que se ven en la mitad de los enfermos de Alzheimer[240].

No son alucinaciones sino ideas falsas que se les meten en la cabeza, peculiares y no son transitorias (como las confabulaciones de los alcohólicos[311]) sino que persisten, resultan impermeables a la persuasión y afectan la conducta.

Las ilusiones del demente son elementales (*"alguien me roba"*) y las describen con un lenguaje pobre. Por el contrario las de los esquizofrénicos son más elaboradas: *"Hay un espía ruso que conoce mis planos secretos, ha hablado con los vecinos para introducirse en mi habitación y robármelos".*

HAY ALGUIEN AHÍ (SÍNDROME DE CAPGRAS)

El síndrome de Capgras[i] es la ilusión crónica de un doble. El paciente se queja de que alguien que ve (un familiar habitualmente) es un doble, o bien otra persona a la que está ligado afectivamente (el cónyuge, el padre o la madre o un hijo).

Se observa en uno de cada diez enfermos de Alzheimer, asociado con otras ilusiones o síntomas psicóticos, Mini-Mental más bajo y mayores índices de escala de demencia de Blessed. Es más frecuente en estadios tardíos y cuando hay más deterioro funcional. [415]

DELIRIO AGUDO, DEMENCIA CRÓNICA

El delirio es un estado confusional agudo (la demencia sería un delirio crónico). Ideas delirantes se ven en el 16 % de enfermos de

---

[i] La supuesta base anatómica de los enfermos de Alzheimer con síndrome de Capgras y otros de falsa identificación (*paramnesia reduplicativa*) es una intensa degeneración del lóbulo frontal derecho mientras el izquierdo está relativamente conservado.[315]

Alzheimer.[141,817] Hay muchos casos en que el delirio ha sido desencadenado por fármacos,[595] como anticolinérgicos o indometacina.[i]

Otras veces, un delirio paranoide intenta compensar la pérdida de memoria. Por ejemplo, un individuo puede estar convencido de que le robaron objetos porque no recuerda haberse desprendido de ellos[895].

LA AGRESIVIDAD QUE DEL DELIRIO PROCEDE

El buenazo de Don Quijote atacaba a los molinos porque creía que eran gigantes. Un paciente de carácter afable puede comportarse de modo violento simplemente porque está delirando y confunde a su cuidador con un personaje ficticio que forma parte del contenido de sus alucinaciones.[240,311]

La agresividad, a veces con franca violencia, es un problema en uno de cada cuatro enfermos.[141,817]

Los delirantes tienen menos atrofia cerebral que los depresivos. Las manías, delirios, alucinaciones y agresividad vienen por un incremento relativo monoaminérgico (dopamina y noradrenalina) por disminución de acetilcolina.[306]

LA PERSONALIDAD SE DESVANECE

La personalidad se desmorona en el enfermo de Alzheimer. Su conducta cambia en pocos meses.[932] No está claro el modo en que la personalidad premórbida predispone a los cambios psiquiátricos.[125,164]

Las alteraciones psiquiátricas son paralelas a las lesiones cerebrales por lo que los trastornos de conducta son "orgánicos", de base biológica[317]. Los que hacen preguntas continuas tienen más daño en zonas de memoria; los que tienen dificultades para vestirse y comer suelen tener dispraxia; y los desinhibidos, lesiones de lóbulo frontal.[383]

---

[i] La molécula de indomentacina se parece mucho a la serotonina. Quizá sea ése el mecanismo por el que provoca psicosis.[595]

Hay fantasmas del pasado: hablan con su madre muerta o de un amigo antiguo. Y, aunque esto sea locura, tiene su método[i], cierta base o "explicación". El deterioro cognitivo suele exagerar los rasgos de personalidad: si era cariñoso posiblemente siga así pero si era irritable, celoso o avaro estas características aumentan hasta la caricatura.[ii]

La corteza órbito-frontal es inhibidora del cerebro inconsciente con el que tiene muchas conexiones. Cuando éstas fallan, el inconsciente reconquista el cuerpo.

HOMICIDIO, SUICIDIO Y ABUSO DE MAYORES

Algunos pacientes de Alzheimer cometen actos violentos que les llevan a condenas judiciales que deciden ingresarlos en una institución vigilada. En las residencias es frecuente que un varón golpee a otro. En el 20 % de los suicidios u homicidios entre cónyuges hay un marido depresivo que cuida a su esposa (más joven) con Alzheimer. Es raro que los enfermos se suiciden o se maten entre ellos.[181]

Más frecuente es que terceras personas (familiares o no) se aprovechen de viejos y dementes.[181] Este sí que es un problema forense en aumento: el abuso financiero, psicológico o físico de personas de edad, especialmente cuando el deterioro cognitivo empieza a ser evidente. Están en una posición muy vulnerable.

---

[i] Así califica Polonio la anómala conducta de Hamlet (Shakespeare, Hamlet II, 2): *Though this be mandes, yet there is method in't* (Aunque sea locura, aún hay método en ella).

[ii] En una caricatura se exageran los rasgos físicos, psíquicos o de atuendo de una persona para evocar más fácilmente su figura.

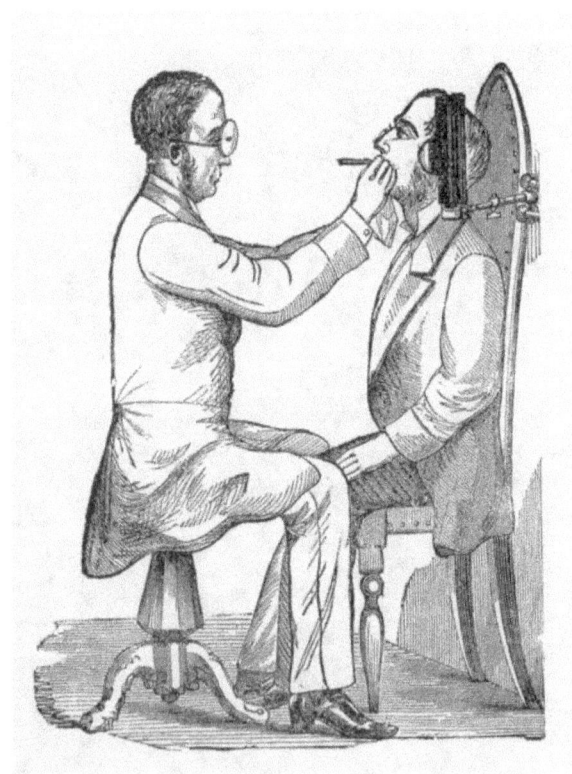

¿Cómo diagnostica el médico?

8. ¿Cómo diagnostica el médico?

El diagnóstico de una demencia es como el de cualquier otra enfermedad[63] del cerebro: primero se pregunta al paciente y familiares (la historia o anamnesis), luego se explora al enfermo (neurológica y psicológicamente) y, finalmente, pedimos pruebas complementarias (análisis, escáner u otros).

Antes, no había prisa porque no había remedios. Ahora los tenemos, y el diagnóstico de las demencias es prioritario porque podemos retrasar su evolución varios años.[280]

Hay que responder dos cuestiones básicas: ¿Es o no una demencia? Y, si lo es, ¿estamos ante la enfermedad de Alzheimer u otra?

¿ES UNA DEMENCIA O NO?

La familia y el médico general son los que detectan a personas sospechosas de demencia. Confirmarlo, o no, depende del especialista (neurólogo, psiquiatra o internista) que debe precisar el diagnóstico y la estrategia de tratamiento[82].

Si el paciente viene con un familiar que sea "buen informador", un neurólogo experto (con martillo de reflejos, papel y lápiz) hace el diagnóstico, sin salir de la consulta,[79, 341,1001] con un 90 % de seguridad. Luego tendrá que confirmarlo con análisis y neuroimagen.

Hay cuatro situaciones diferentes: los fallos de memoria aislados, la depresión con trastornos cognitivos (mal llamada pseudodemencia), el deterioro cognitivo propio de la edad y el deterioro cognitivo leve (que es diferente y suele anunciar una verdadera demencia).

AL PACIENTE "LO TRAEN"

El médico avezado empieza a diagnosticar demencia al entrar en la consulta un paciente "traído" por sus acompañantes.

Un enfermo de Alzheimer no va solo al médico, porque no es consciente de su incapacidad[1008] y es la familia la que se confabula para convencerle (con diversos engaños).

EL PACIENTE CAMUFLA LOS SÍNTOMAS

Muchas personas con dificultades para recordar aprenden a disimularlo. Son expertos en camuflar sus deficiencias y pueden ocultarlas durante meses o incluso años. Otros lo niegan rotundamente y se enfadan si se les hace alguna alusión. No nos podemos fiar de lo que cuenta el paciente, pero sí sacar conclusiones de la forma en que habla, razona y se comporta.

Algunos comienzan con cambios de conducta: se hacen callados o huraños. Lo achacan a estrés o a problemas de trabajo (y suele haberlos también, porque su rendimiento laboral ha bajado, y los compañeros le relegan). A veces, el derrumbe demencial comienza con una *máscara depresiva.*[581]

LA MALA NUERA Y EL HIJO PROTECTOR

Un buen testigo es el que conoce bien al paciente (el cónyuge o un hijo) y nos informa con claridad de que tiene dificultades para sus tareas cotidianas.[677] Ese relato es mucho más fiable, casi tanto como las pruebas psicométricas[488].

Pero: atención a informaciones sesgadas o interesadas[435]. Un hijo que sobreprotege a su madre minimiza los síntomas y confía en que mejore con tratamiento. Una nuera harta de soportar al enfermo tiende a exagerar los trastornos, no cree en remedios y tratará de mandarle a una residencia[138].

EL DEMENTE TÍPICO, SEGÚN ROMÁN ALBERCA

Un buen clínico ve más que cualquier máquina, y sabe contarlo. Así describe el Dr. Alberca un caso típico de enfermedad de Alzheimer:

Una mujer de 67 años viene a consulta traída por sus familiares por una pérdida de memoria para los hechos recientes, de comienzo impreciso. El enfermo tiene dificultad para retener nueva información y el familiar advierte que pregunta una y otra vez lo mismo. No recuerda dónde dejó las cosas, las citas, los recados; deja de vez en cuando los fuegos encendidos o los grifos abiertos, y le resulta imposible aprender a usar los nuevos aparatos domésticos.

Hasta ese momento, los familiares habían pensado que se trataba de olvidos relacionados con el envejecimiento, pero el carácter patológico es evidente cuando el enfermo olvida cosas realmente importantes, como bodas y otros acontecimientos familiares, citas de negocios o se equivoca con cuestiones económicas. Por entonces ya no sabe el día de la semana, la fecha y, dudosamente, el año o la estación.

Tiene dificultad para encontrar palabras y pide un objeto de forma imprecisa: "dame.. eso..., eso". Vuelve una y otra vez de la compra porque siempre olvidó algo y deja de hacerla cuando no reconoce bien las monedas y billetes. Tarda mucho en hacer las faenas caseras y las realiza con menor pulcritud, condimenta mal la comida. Si se le mete prisa no puede llevarlas a cabo. Deja de buscar teléfonos en la guía y sólo llama a los conocidos. Necesita ayuda para llevar adelante su trabajo, que acaba por abandonar de forma más o menos completa[13] .

CÓMO ERA, CÓMO EMPEZÓ Y CÓMO EVOLUCIONA

Es imprescindible saber cómo era antes. Si estamos ante un campesino o un brillante profesor universitario el deterioro se mide de forma diferente. Un paciente culto con enfermedad de Alzheimer incipiente tiene buena puntuación en pruebas neuropsicológicas como el mini-Mental[312] mientras que viejos sanos de "pocas letras" sacan peor nota.

Hay que saber si el inicio fue agudo o progresivo, y el ritmo de evolución; si hay oscilaciones o si se empeora lenta y paulatinamente.

Eso diferencia las causas: un tumor empezará lento pero progresivamente, una demencia vascular tiene inicio o escalones "agudos" con fases de leve mejoría, etc. Es imprescindible preguntar por todas las medicaciones que toman, especialmente las que pueden provocar deterioro mental: psicotropos, digoxina, la mayoría de los anti-H2.[383]

FALLOS DE MEMORIA Y NADA MÁS

Muchas personas consultan por fallos de memoria aislados y en realidad sólo están preocupados porque tienen un familiar demente o demasiado estresados en su trabajo.

Esta queja es más habitual en depresivos que en dementes.[941,110,413] El depresivo es lento al recordar (pero lo hace). Al ansioso le falla la atención ("ocupada en problemas rumiados") más que la memoria propiamente dicha.[995]

Entre los que consultan por falta de memoria menos de la mitad padecen Alzheimer.[1012] Muchos tienen procesos reversibles, espontáneamente o con el tratamiento adecuado. En una clínica de memoria, de 785 pacientes sucesivos, menos de la mitad tenían Alzheimer u otra demencia.[1012] Uno de cada cuatro no tenían en realidad ningún problema serio.[i]

¿DEPRIMIDO O DEMENTE?

El depresivo se queja de mala memoria, pero da una historia clara de lo que le pasa (ahí falla el verdadero demente). El verdadero demente no da importancia a su mala memoria.[707] La memoria del depresivo mejora con trucos mnemotécnicos y la del demente, no.[535]

Curiosamente el insomnio, que empeora mentalmente a sanos y dementes, mejora al depresivo (le activa). Para el diagnóstico, lo más práctico es un *test* de depresión que se hace en media hora (el de Hamilton u otros),[165] y dejar para la investigación las pruebas de supresión de dexametasona,[58,477] o estudios del sueño REM.[51, 145]

---

[i] Uno de cada tres tenían procesos tratables: depresión, hipertensión, problemas de tiroides, hidrocefalia o dependencia del alcohol. El resultado depende del diagnóstico precoz.

LA MAL LLAMADA PSEUDODEMENCIA

Muchos depresivos tienen fallos de memoria o de otras funciones mentales y algunos le llaman, equívocamente, *pseudodemencia*[i].

Es preferible hablar de *disfunción cognitiva de la depresión.*[135,313, 383,877,930] Al resolverse la depresión puede revertir el tratorno cognitivo. Pero incluso en los que se recuperan de la depresión y de la "pseudodemencia"[ii] hay luego más posibilidades de que desarrollen una verdadera enfermedad de Alzheimer.[18,528]

LAS BORROSAS FRONTERAS DEL DETERIORO

La disminución cognitiva "normal" del envejecimiento[iii] se solapa con los comienzos del deterioro cognitivo leve (que es más intenso, que no es "normal" y que tiene riesgo de convertirse en demencia).

Cuando el deterioro cognitivo leve avanza, aparece otra zona fronteriza "borrosa" en que los síntomas se solapan con el inicio de una "probable" demencia de Alzheimer.[748] El deterioro es un *"continuum"* y los límites (clínicos, radiológicos, neuropatológicos o de otra índole) que pongamos son arbitrarios, pero algunos hemos de poner para entendernos.

DETERIORO COGNITIVO LEVE

El deterioro cognitivo leve se diferencia tanto del envejecimiento normal como de la enfermedad de Alzheimer. Hay fallos de memoria

---

[i] No se puede hablar de pseudodemencia porque no es pseudo, no es falsa. Y el deterioro cognitivo es real (aunque a veces reversible).

[ii] La "pseudodemencia" es diferente al síndrome de Ganser: el paciente no está demente pero cree que sí, y simula de modo involuntario e inconsciente una alteración mental (confusión o demencia); y no intenta engañar, es que se cree sus propios síntomas.

[iii] Hay una *afectación de memoria asociada a la edad*[748] que otros llaman *olvido benigno del viejo*[529, 201] o síndrome DECAE (*declinar cognitivo asociado a la edad*)[616]. Si, por causas patológicas, declinan otras funciones intelectuales, se habla de *deterioro mental relacionado con la edad*[274], de *demencia ligera*[16,63] o de *trastorno cognitivo límite*. Estos términos, entre envejecimiento "normal" y deterioro cognitivo leve, están en desuso.

corroborados por otra persona, objetivables, y más intensos de los que cabe esperar de su edad y educación. No hay demencia real pues conserva las funciones cognitivas globales y no interfiere aún en sus actividades cotidianas.[748]

Este tipo de paciente lo vemos mucho en consulta: tiene un deterioro mental leve pero claro,[i] que no es suficiente para diagnosticar demencia. Puede haber un déficit de memoria al que siguen otras anomalías; en otros falla mucho una sola función cognitiva, o aparecen leves carencias en varios procesos intelectuales. Diríamos que son enfermos que tienen "un poco o un comienzo de demencia", pero se mantienen estables o progresan muy lentamente (por lo menos al principio).

EL DETERIORO COGNITIVO LEVE PASA A DEMENCIA

El deterioro cognitivo leve es un estado anormal, con un riesgo confirmado de convertirse en demencia, y muchos lo consideran un escalón intermedio entre el envejecimiento normal y la fase inicial de una demencia.[383] En 2 años, uno de cada cuatro[753,972] desarrolla una verdadera enfermedad de Alzheimer.[ii]

Hay un *continuum*, más o menos rápido, entre el deterioro cognitivo leve y la demencia, y se comprueba midiendo cómo se va atrofiando el hipocampo de año en año[468]. Y entre los que mueren en el intermedio se ven las lesiones típicas: el deterioro cognitivo leve es en realidad el comienzo de una enfermedad de Alzheimer[676].

Ahora se usan los medicamentos nuevos (anticolinesterásicos)[750] en la etapa de deterioro cognitivo leve,[iii] de modo "preventivo". Si

---

[i] Se parecen a los controles en el Minimental y en el Cociente intelectual global, pero caen claramente, como el Alzheimer, en *test* de memoria lógica y reproducción visual.[348] También bajan en flexibilidad cognitiva y rapidez de ejecución[369].

[ii] El 40 % se ha demenciado en 3 años[393] y la mitad a los 4 años[123, 305,472,561,622]. En enfermos con deterioro leve se puede predecir los que acabarán en demencia, con pruebas de memoria y PET (los que tienen disminuído más del 20 % el metabolismo de hipocampo).[235]

[iii] En este estudio[750] de 720 pacientes con deterioro cognitivo leve, se administra, durante 3 años, placebo o una una mezca de vitamina E y donepezilo.

conseguimos retrasar o prevenir este paso, serían enormes los beneficios sociales, económicos y de otro tipo.

LAS DEMENCIAS TRATABLES NO SE PUEDEN ESCAPAR

Diferenciar entre Alzheimer y otras demencias degenerativas resulta interesante para el médico, pero cambia poco el tratamiento. Lo realmente importante (para el paciente y el médico) es que no queden sin diagnosticar las demencia no degenerativas, sobre todo las que tienen causas "tratables" (sean más o menos graves).

Hay que incluir aquí: las producidas por alcohol y otros tóxicos (plomo, mercurio), nutricionales o por deficiencias de vitaminas (B12, B1, B6, pelagra), trastornos endocrinos (tiroides o paratiroides, glándulas suprarrenales), problemas metabólicos crónicos (insuficiencia renal o hepática, hiponatremia, hipercalcemia), vasculopatías cerebrales, masas intracraneales (tumor, hidrocefalia, hematoma crónico) o infecciones (neurolúes, SIDA, meningitis).

PRUEBAS COMPLEMENTARIAS

Un protocolo "de rutina" para todas las demencias sería largo y costoso. El Grupo de Estudio de Demencias (Sociedad Española de Neurología)[342] propone como necesarias: hemograma, velocidad de sedimentación, bioquímica sérica básica, hormonas tiroideas, folatos y B12, serología luética, electrocardiograma, escáner o resonancia.

Serían optativas: orina, proteinograma, punción lumbar, pruebas de SIDA, electromiograma, arteriografía, electroencefalograma, potenciales evocados, SPECT (tomografía por emisión de fotón único), PET (tomografía por emisión de positrones), estudios genéticos, biopsia cerebral y otras.

¿ES NECESARIA LA PUNCIÓN LUMBAR?

Es necesaria (y urgente) cuando los síntomas son de corta duración (menos de seis meses) o hay hallazgos atípicos como una progresión rápida o confusión intensa.[815]   También si las pruebas de laboratorio sugieren neurolúes, meningitis o vasculitis cerebral.

Actualmente no es necesario hacer punción a todos los dementes. En el futuro, conforme avance el conocimiento de cambios en el líquido céfalo-raquídeo, será posiblemente más frecuente. Por ahora, la mayoría de estos parámetros se usan con fines de investigación[i].

BIOPSIA NASAL

Vimos que el la enfermedad de Alzheimer, incluso en sus estadios iniciales se afecta el sistema olfativo, tanto las vías periféricas como las centrales[793]. Con biopsia de mucosa nasal podemos saber en qué situación están las neuronas olfativas y orientar el diagnóstico.[947,946]

LOS DEPRIMIDOS HUELEN MÁS QUE LOS DEMENTES

La prueba de los olores puede emplearse como diagnóstico. A los dementes les abandona el olfato junto con la memoria (o antes), mientras que los deprimidos siguen apreciando los olores. La disfunción olfatoria es un método simple de medir la neurodegeneración. Cuando el sistema nervioso degenera, empieza por lo más antiguo y sirve para diferenciar entre la depresión y el Alzheimer[916].

EL COLIRIO REVELADOR

Una sola gota de colirio puede distinguir al viejo del demente (y del mongólico). Los enfermos de Alzheimer y los de síndrome de Down son muy sensibles al efecto midriático de la tropicamida (un antagonista colinérgico). Esa prueba simple fue capaz de diferenciar el 95 % de pacientes con enfermedad de Alzheimer "probable". Hubo una paciente que se quejaba de pérdida de memoria, las pruebas neuropsicológicas lo negaban pero el colirio daba positivo: a los nueve meses

---

[i] Hay sustancias del LCR que varían en enfermos de Alzheimer: beta-amiloide 1-42[649,731], proteína tau (aumenta)[340,1003], proteína de filamento neuronal (aumenta)[230], alanil-aminopeptidasas (disminuye).[463]

desarrolló una demencia[358,865]. Otros sólo le dan valor negativo al colirio: si se dilata poco, sería muy raro que fuese Alzheimer[731].

PRUEBAS NEUROPSICOLÓGICAS Y ESCALAS

Las pruebas neuropsicológicas complicadas no son necesarias para el diagnóstico,[672] pero ayudan a precisar las áreas afectadas y la evolución, sobre todo en estudios de investigación.

En la práctica, se usan pruebas neuropsicológicas breves, capaces de aclarar si hay o no un deterioro significativo. Por ejemplo, la escala de demencia de Blessed o el muy extendido Mini-Mental (30 puntos), que debe adecuarse al contexto cultural (la versión española tiene 35 puntos)[i]. Aún así da falsos positivos (entre enfermos depresivos) y falsos negativos (dementes precoces que tienen cultura amplia).

Hoy se presta especial atención a las escalas que miden la repercusión en las actividades de la vida diaria. Algunos insisten en que la escala evolutiva más exacta es la opinión del cuidador.[525]

NEUROPSICOLOGÍA INFORMATIZADA

Usar ordenadores y ciertos accesorios en las pruebas neuropsicológicas tiene grandes ventajas.[540,497] Con ellos son más fáciles de realizar (exigen menos del entrevistador) y proporcionan datos más completos, complejos y objetivos, que, además, resultan más fáciles de interpretar y de valorar estadísticamente. Las pruebas[ii] suelen ser de memoria, pero también pueden valorar el ritmo de ejecución de tareas. Se impondrán en las Unidades de Demencia.

---

[i] Más complejas son las pruebas destinadas a graduar el déficit intelectual global o a valorar específicamente determinadas áreas cognitivas. Estos se utilizan para investigación y seguimiento de protocolos.

[ii] Citaremos el CalCAP[658] y el CANTAB.[806] Las pruebas de aprendizaje asociado y apareamiento demorado son más eficaces para el diagnóstico de los problemas de memoria en pacientes con demencia cuestionable y leve[86], y permiten clasificar al 85 % de pacientes[321]

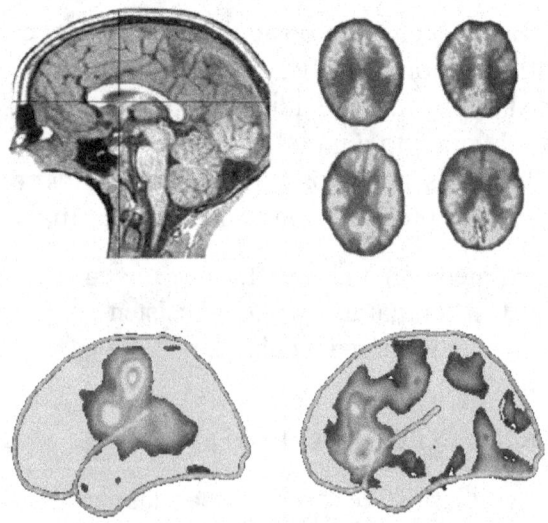

Resonancia, Resonancia funcional, PET y SPECT "ven" la enfermedad de Alzheimer

9. Neuroimagen: las máquinas ven todo

Hay ya máquinas que ven el cerebro vivo (neuroimagen), como cuando lo examinamos en la sala de autopsias y, a veces, mejor.

Conocemos su forma y estructura con escáner y resonancia magnética. Obtenemos mapas de su funcionamiento eléctrico (electroencefalograma, potenciales evocados), de su metabolismo (tomografía por emisión de fotón único o SPECT) y de la distribución de neurotransmisores (tomografía por emisión de positrones o PET).

Y lo último: ahora podemos fotografiar las "placas" de amiloide y hasta reconocer las células que tienen un determinado gen (sólo en animales, de momento). En la práctica normal, usamos neuroimagen estructural (mejor resonancia que escáner) y metabólica (SPECT).

POR LO MENOS UN ESCÁNER

El escáner es el mínimo irrenunciable al diagnosticar una demencia, por muy claro que el médico crea tenerlo.[383] Sería irresponsable no hacerlo al sospechar una afectación cerebral focal o difusa, o ante cualquier trastorno cognitivo, mucho más si hay delirio o demencia.[95]

Con escáner vemos la atrofia del cerebro, tanto cortical (aumento de surcos) como subcortical (dilatación de los ventrículos). El diagnóstico de Alzheimer es más claro si en vez de la atrofia general medimos la de zonas concretas: el hipocampo y lóbulo temporal.[337]

Pero eso se ve mucho mejor en la resonancia. El escáner, más que para diagnosticar Alzheimer, sirve para descartar, con rapidez y seguridad, otros procesos: tumores, hidrocefalia, abscesos, hematomas, etc.

SI NO HACEN RESONANCIA ES POR DINERO

Comparado con la resonancia, el escáner ve el cerebro como un miope. Sólo se justifica en personas con marcapaso o implantes metálicos (les perjudica el campo magnético) o porque es más barato.

La resonancia ve todo lo que pueda ver el escáner (mucho mejor) y otras cosas que se le escapan, con imágenes de gran resolución. Diferencia el líquido cefalo-raquídeo, la sustancia blanca[i] y la gris.

Define con precisión la atrofia total o de partes especiales como hipocampo y lóbulos temporales.[95,816,958,1011] Hasta permite diferenciar los enfermos de Alzheimer utilizando sustracción.[322] Como no da radiaciones se puede repetir cada año para ver evolucionar la atrofia[ii] .

HIPOCAMPOMANCIA

Así se llamaría el arte de adivinar mirando el hipocampo quién tendrá demencia luego. Se puede saber quién será demente con una resonancia magnética,[467,469,512] simplemente determinando el volumen de hipocampo,[iii] sobre todo con dos o más estudios sucesivos.

También se detectan casos de enfermedad de Alzheimer leve o asintomático, familiares con riesgo de padecer la demencia, y el pronóstico de los que tienen un deterioro cognitivo leve[iv]. Servirán además para objetivar los resultados de diversos tratamientos.[95]

---

[i] En la sustancia blanca distingue pequeños infartos lo que identifica la demencia vascular.[1011] En el Alzheimer la sustancia blanca se ve más intensa (leucoaraiosis) alrededor de ventrículos, pero no es exclusivo: algunos viejos sanos tienen imágenes parecidas.

[ii] Los pacientes de Alzheimer muestran una atrofia anual de 2.5 %, mientras que los sanos de esa edad un 0.3 % . Cada año, una persona normal mayor, pierde 4 gramos y un enfermo de Alzheimer entre 35 y 40 gramos.[478]

[iii] En el Alzheimer hay poca relación entre pérdida de memoria y atrofia global, pero hay mucha con la atrofia del hipocampo (volumen medido por RMN).[284] Aún es más eficaz la relación entre la atrofia del hipocampo y la global del cerebro.[848]

[iv] Con resonancia, el volumen perdido por la amígdala y el hipocampo,[411] y el aumento correspondiente del asta temporal del ventrículo lateral se correlacionan con el deterioro cognitivo;[1057] y lo mismo se dice de la atrofia del cuerpo calloso.[411]

LA SANGRE QUE LLEGA AL CEREBRO: SPECT

Podemos saber cómo funciona el cerebro según su consumo de sangre. El flujo sanguíneo disminuye en el cerebro del viejo. Y más en la enfermedad de Alzheimer. Y todavía más (globalmente) en las demencias vasculares (esto se demuestra en el SPECT antes de que aparezcan los síntomas) .

Con el SPECT (tomografía computerizada por emisión de fotón único) podemos medir el flujo de sangre de todo el cerebro y de zonas concretas. En la enfermedad de Alzheimer es característico encontrar una hipoperfusión (poco riego) o hipometabolismo (poco consumo de glucosa y oxígeno) en ambas regiones témporo-parietales.[96,95,357]

El SPECT es el pariente pobre de la PET (mucho más cara) pero en la práctica diaria resulta muy útil, y debería ser habitual en el estudio de demencias.[i] Un SPECT positivo es muy indicativo de enfermedad de Alzheimer (multiplica por 5 las posibilidades).[474]

LO QUE CONSUME CADA ZONA DEL CEREBRO: PET

Si sabemos cuánta glucosa, oxígeno o dopamina consume cada zona del cerebro, deducimos las que están más o menos activas. Y eso nos lo dice la PET (tomografía por emisión de positrones).

Obtenemos un mapa de cómo funciona el cerebro en reposo, cuando habla, memoriza una lista de números, o ejecuta una tarea. Y podemos distinguir lo que ocurre en la corteza frontal, la temporal o el hipotálamo. En cada zona, La PET nos informa del gasto de oxígeno o glucosa, o de cuánta dopamina o acetilcolina se acumula.[95]

Todavía es raro usar la PET en clínica (hay pocas en España), pero es muy útil para comprobar la evolución progresiva y respuesta a tratamientos. Algunos predicen disfunciones cerebrales (y el ritmo con que progresarán) incluso antes de los cambios neuropsicológicos.

---

[i] Incluso podemos reconocer el grado de inflamación del cerebro vivo si hacemos SPECT con un marcador especial que reconoce la presencia de migroglía. Esto puede además objetivar la eficacia de fármacos destinados a disminuirla[999].

EL PET DESCUBRE MUCHOS TIPOS DE DEMENTES

En la demencia de Alzheimer aparecen varios tipos de PET lo que sugiere que hay distintas formas de la enfermedad. El metabolismo de la glucosa cambia de unas zonas a otras según el enfermo, y orienta sobre las distinas formas clínico-evolutivas.[759]

En pacientes menores de 60 años se consume menos glucosa en las áreas asociativas del cerebro, mientras que, cuando la demencia empieza tarde, el metabolismo baja en el sistema límbico.[1051] La evolución más rápida se ve en personas con déficit es frontal desde el comienzo[319]. En el mismo enfermo cambia la PET cuando la hacemos meses o años después, porque áreas previamente sanas muestran disfunciones cuando van perdiendo las conexiones que tenían.[99]

Con PET se ve la evolución de la enfermedad de Alzheimer[i]: empieza en la corteza endorrinal y en sus fibras eferentes, y se extiende al hipocampo y resto del sistema límbico y luego más allá.[499,500]

CÓMO CAMBIA EL CEREBRO: RESONANCIA FUNCIONAL

La Resonancia funcional es mejor que la PET. Se ven con gran nitidez, en tres dimensiones, regiones grandes o pequeñas del cerebro. La imagen es dinámica: vemos cómo se activa y cambia la parte que nos interesa mientras el individuo realiza una prueba de fluidez verbal, hace cálculos, memoriza palabras o ejecuta cualquier tarea. La resonancia magnética funcional muestra "en tiempo real" lo que ocurre en el cerebro.[760]

El modo de activarse el cerebro es diferente en personas normales, en las que tienen deterioro leve[ii], y en los diversos grados de demencia.

---

[i] Incluso adelanta el futuro: en los familiares de dementes y otras personas con riesgo de demencia (los que tienen genes APOE-ε4) el cerebro consume menos glucosa incluso antes de que empiecen los fallos de memoria.[787,901] Algunos distinguen hasta la genética con el PET: los de la variante APOE-ε4 del cromosoma 19 tienen más atrofia en la amígdala cerebral (tan importante para la memoria).[992]

[ii] Podemos hacer resonancia funcional con cierto intervalo a un paciente con deterioro cognitivo leve. Si su rinencéfalo ha variado, desarrollará la enfermedad de Alzheimer.[903]

Incluso varía según el riesgo genético del sujeto (hay diferencias entre personas con genes APOE ε4 y e3).[114]

Otra prueba reservada a la investigación es la espectroscopia de resonancia magnética de protones. Permite conocer la concentración de una sustancia en el área cerebral que nos interesa. Así, podemos fijarnos en el hipocampo y valorar su estado metabólico, si las neuronas se conservan bien, o cómo está reaccionando la neuroglía.[269]

VER EN VIVO LAS PLACAS Y EL AMILOIDE

Sólo se puede asegurar que una persona tiene enfermedad de Alzheimer si se toma un trozo de cerebro y se ven las típicas placas.
Hasta ahora eso era posible en la autopsia o con una intervención quirúrgica. Pero ya disponemos de una forma de verlo: un marcador[i] que identifica las placas seniles con la suficiente especificidad y sensibilidad en animales vivos.

Ademas del diagnóstico, nos permite observar cómo con el tiempo van aumentando las lesiones (o si disminuyen con algún tratamiento).[900] Otras técnicas, con microscopía multifotón, sirven para ver cómo se distribuye el amiloide en los animales.[ii]

VER RECEPTORES MUSCARÍNICOS

En la enfermedad de Alzheimer hay pérdida de inervación colinérgica en algunas áreas corticales, principalmente alrededor del sistema límbico. Con SPECT se ha demostrado en el vivo la pérdida de los receptores muscarínicos en esas zonas (*gyrus* cingulado, unión parieto-temporal y lóbulo medial temporal; empezando por el lado izquierdo en los pacientes leves, y bilateral en los moderados.[118]

---

[i] La molécula denominada "BSB" (bromo-estiril-benzeno) puede traspasar la barrera sanguínea del cerebro, y permite seguir los cambios en las formaciones de placas amiloides.

[ii] Es una variante de microscopía fluorescente que utiliza infra-rojos y requiere adelgazar quirúrgicamente el cráneo para aumentar su transparencia. Permite ver de modo dinámico, en el tiempo, los cambios en la distribución de amiloide.[50]

VER LOS GENES EN VIVO

Lo último de lo último. Ya podemos ver y diferenciar las células que tienen un determinado gen. Se usa un marcador[i] que se activa sólo en presencia de un gen diana, y con la Resonancia magnética, permite estudiar los genes de tejidos profundos sin destruirlos, y en animales vivos. Este nuevo método permitirá estudiar los modelos de expresión genética en muchos sistemas vivos, desde embriones en desarrollo a modelos animales de distintas enfermedades.[646]

ELECTROENCEFALOGRAMA: THETA POR ALFA

El electroencefalograma de los jóvenes tiene ritmo alfa (8-12 ciclos/segundo). Las personas mayores tienden a un ligero enlentecimiento (ciertas fases de ritmo theta, entre 4 y 7 ciclos/segundo) que algunos consideran "normal para la edad". Ese ritmo es más lento si hay fallos cognitivos,[ii] aunque no siempre, y lo mismo puede verse en otros procesos generales.[501,704,722]

En la práctica[iii] el electroencefalograma sólo sirve para reconocer las demencias por problemas metabólicos (un fallo del hígado o del riñón). Técnicas sofisticadas como el *mapping* o electroencefalografía computerizada son más adecuados para la investigación.

LOS "REFLEJOS MENTALES" SE MIDEN CON LA P300

El viejo tiene menos "reflejos mentales": su conversación pierde "chispa" y se muestra más lento al concebir y ejecutar un plan motor. Los potenciales evocados son ondas cerebrales relacionadas con

---

[i] Es un derivado del gadolinio, el galactopiranosilosi-propil-tetra-azaciclodecano-gadolinio: abreviadamente "EgadMe").

[ii] La proporción alfa/theta se usó para el diagnóstico precoz de enfermedad de Alzheimer.[914] Los dementes con alteraciones mayores en EEG evolucionan más rápido y mueren antes[100].

[iii] Encontrar un "foco" en el EEG orienta a patologías vasculares (o tumorales) pero es muy impreciso comparado con el escáner o la resonancia. En situaciones raras (enfermedad de Creutzfeld-Jacob, status de crisis parciales complejas) hay trazados muy típicos.

estímulos sensoriales (auditivos, visuales o somatosensoriales). Los potenciales endógenos o cognitivos, como la P300, se piensa que reflejan la velocidad de procesamiento de la información cognitiva[i] pues no están unidos a los estímulos.

La latencia de la P300 aumenta con la edad, pero mucho más en la demencia, en que llega a incrementarse un 50-80 % (respecto a los de su edad): se prolonga el tiempo necesario para procesar información y dar una respuesta después de recibir el estímulo correspondiente.

EL CONSEJERO GENÉTICO

Las mutaciones de algunos genes (proteína precursora del amiloide, presenilinas) producen formas precoces y heredables de enfermedad de Alzheimer, pero son muy raras (menos del 2 %). Por ello no es una prueba imprescindible.

Determinar si una persona tiene el alelo ε4 del apoE nos dice que tiene un mayor riesgo[ii] de padecer la enfermedad (siempre que sea blanco), pero de un modo aproximado. La mayoría de ellos no la tendrán nunca y, a la inversa, los que no tienen este factor de riesgo pueden padecer Alzheimer. Por ello no es una prueba aconsejable para el diagnóstico.[30,766] Sí resulta útil para estudios de evolución y respuesta a diversos tratamientos.

---

[i] La latencia aumentada de la P300 indica que el cerebro "va lento". Por eso aumenta en todas las demencias, pero es normal en la depresión (sirve para diferenciarla).

[ii] El alelo ε4 de la ApoE se asocia con mayor riesgo de enfermedad de Alzheimer que es del 20 % (una de cada 5 personas) para heterozigotos y del 30 % para homozigotos.[130]

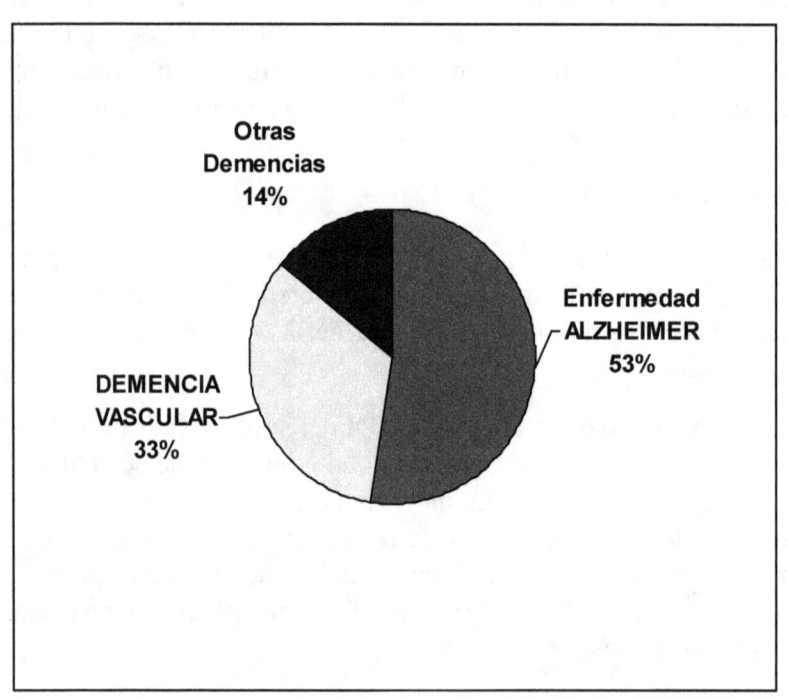

No todas las demencias son de Alzheimer

10. Demencias que no son de Alzheimer

De cada 100 dementes, 80 lo son por la triple A (Alzheimer[i], Arterioesclerosis, Alcoholismo).[399] Los otros 20 se reparten 70 causas de demencia.

BEBER PARA OLVIDAR

Qué razón tiene la gente cuando dice que bebe "para olvidar"[ii]. Tomarse una botella de güisqui cuesta dos mil pesetas y doscientas mil neuronas (todas esas células se pierden en una borrachera).

El alcoholismo debilita la memoria y provoca una demencia característica, distinta de la de Alzheimer, en la que, junto el efecto tóxico del alcohol hay otros problemas[1000]: mala nutrición, cirrosis o déficit de vitaminas. Al faltarle vitamina B1 puede presentar un tipo especial de amnesia que parece una psicosis: el síndrome de Korsakoff.

KORSAKOFF NO RECUERDA QUE HA OLVIDADO

Tanta es la amnesia en el síndrome de Korsakoff que el enfermo no lo reconoce: no se acuerda ni de que tiene mala memoria[iii].

Parece un psicótico pero lo que tiene es una intensa amnesia anteró-grada que le impide fijar nuevos recuerdos, sobre todo si hay interfe-

---

[i] Simplifico y, dentro de Alzheimer, englobo las otras demencias degenerativas (como la enfermedad de cuerpos de Lewy). Para las relacionadas con arterioesclerosis es más apropiado el término "demencias vasculares", más amplio y preciso.

[ii] El dios del vino (Dioniso o Baco) es hijo la diosa del "olvido" (Lete)[382] . Los que bebían en la fuente de Lete perdían la memoria.

[iii] Para conocer que la memoria está afectada es preciso *recordar que uno mismo ha olvidado*, lo que no es posible por el mismo trastorno de la memoria.

rencias que le distraigan. Hay también amnesia retrógrada, con recuerdos remotos alterados, y no saben ordenar en el tiempo su experiencia personal.[63]

LAS DEMENCIAS VASCULARES SON OCHO

La demencia vascular tiene ocho variantes[i], según los mecanismos que la provocan.[522] Unos dicen que su frecuencia es baja[417,566] y otros la consideran tan extendida como la de Alzheimer.[809,899]

DEMENCIA MULTI-INFARTO Y MICRO-INFARTO

Pueden producirla varios infartos cerebrales grandes, manifestados como ictus sucesivos. El flujo sanguíneo interrumpido provoca un núcleo de *"muerte celular inmediata"* rodeado de una zona de *"penumbra isquémica aguda"* en la que, al menos durante cierto tiempo, es posible la recuperación celular (*"ventana terapéutica"*).

La demencia también se produce por *"penumbra isquémica crónica"*, causada por micro-infartos múltiples (casi siempre desapercibidos),[611] o episodios repetidos de isquemia transitoria.[ii] Y también en pacientes con *"hipoperfusión crónica"*: el flujo sanguíneo disminuye porque la tensión está casi siempre baja (cuidado con los hipotensores) y esto produce isquemia en las zonas fronterizas de territorios vasculares.[942]

LA DEMENCIA TRAS ICTUS O INFARTO ESTRATÉGICO

La demencia puede aparecer tras un accidente cerebrovascular aislado (aparentemente). Es más frecuente en personas de más de 55 años (un

---

[i] 1) Demencia multi-infarto por émbolos grandes. 2) Infarto estratégico. 3) Demencia por micro-infartos múltiples. 4)Leucoencefalopatía arterioesclerótica subcortical (Binswanger). 5) Formas mixtas de 1, 2 y 3. 6) Demencia por lesiones de tipo hemorrágico. 7) Demencia subcortical vascular hereditaria. 8) Forma mixta de 6 y 7.

[ii] Creen que la demencia se debe a infartos incompletos en los que mueren neuronas pero sobrevive la glía,[600,1007] como cuando repiten episodios de isquemia transitoria.[420,447,894]

30 % de casos), poco educadas, cuando afecta al hemisferio dominante (izquierdo), con disfasia, o si se asocian problemas de marcha o incontinencia urinaria.[763]

En ocasiones, un solo infarto, pequeño o mediano, pero *"estratégicamente situado"*,[429,957] produce un cuadro agudo con gran deterioro de memoria y lenguaje, que parece una demencia.

HAY DEMENCIAS QUE NO EMPEORAN

Algunas demencias que empiezan rápido luego no progresan (lo que no significa que se curen, simplemente se estancan).

Es muy frecuente la "demencia" que aparece en una persona mayor tras operación quirúrgica: se une el efecto de la anestesia, del estrés y de estar en ambiente desconocido. Suele mejorar en pocos días.

El pronóstico es peor, si durante la operación hubo caídas de tensión arterial y se produjo una falta de oxígeno al cerebro. También puede coincidir con un ictus (quizá favorecido por la inmovilidad). En estos casos, la mejoría es más lenta pero nunca empeora.[i]

ESTÁ ASÍ DESDE EL GOLPE EN LA CABEZA

En los días o meses que siguen a un traumatismo craneal pueden aparecer trastornos mentales que van desde leve sensación de fatiga o falta de atención a evidente disminución de memoria, trastornos de lenguaje o de comportamiento.[555]

En los boxeadores (demencia pugilística), y en otros que sufren frecuentes traumatismos en la cabeza (no necesariamente graves pero sí repetidos), se terminan desarrollando lesiones típicas de Alzheimer: ovillos neurofibrilares y, algo menos, placas seniles.[198]

---

[i] Otras demencias que no suelen empeorar son las debidas a traumatismo, meningitis, encefalitis, hemorragia subaracnoidea, anoxia y otras lesiones cerebrales que pueden ser graves pero no se prolongan. Cuando desaparece el daño, mejoran los pacientes, al menos en los dos años siguientes.

SE CURÓ CON UNA INYECCIÓN DE VITAMINAS

Es un caso raro pero real. La demencia aparece porque falta una vitamina (la B12)[213] y basta con administrarla en inyección retardada (por boca no sirve) para que mejore espectacularmente. Hace mucho que se sabe que la falta de B12 y fólico puede producir confusión y pérdida de memoria[i].

Lo que algunos sugieren es que estas carencias favorecen el desarrollo del Alzheimer (el riesgo aumenta al doble en personas con niveles bajos de B12 y fólico).[911,1009] Muchos viejos, dementes o no, tienen disminuída esta vitamina,[ii] y dársela de vez en cuando mejora su capacidad mental y física. Se hará análisis[383] de B12 a toda persona con trastornos mentales.[iii]

Hay otras demencias reversibles o que mejoran con tratamiento, como la producida por una mal funcionamiento del tiroides o porque hay un coágulo de sangre crónico (hematoma subdural crónico). Uno de cada cinco pacientes diagnosticados de demencia mejoran[273,328,542,606] aunque algunos son menos optimistas.[174,329]

LA CABEZA LLENA DE LÍQUIDO

El aumento de líquido cefalorraquídeo de modo crónico, sin que llegue a producir una presión excesiva se llama hidrocefalia normopresiva. Produce una demencia insidiosa, en la que destacan desde el inicio los problemas de la marcha y la incontinencia urinaria.

---

[i] La deficiencia grave se da en pacientes operados de estómago (la absorción de B12 requiere un factor de la mucosa gástrica) o en los que toman pocas proteínas. Además de demencia (confusión, depresión) se produce una anemia (que se llama perniciosa, con pocos hematíes pero muy grandes), y síntomas medulares y de los nervios periféricos: hormigueos en plantas de los pies, debilidad e incoordinación en las piernas.

[ii] La mitad de enfermos institucionalizados tiene proteínas bajas[842] y en el 25 % están disminuídos ciertos nutrientes esenciales[213] como la B12

[iii] Se ven niveles bajos de B12 en casos de demencia familiar precoz (por mutación del cromosoma 21).[634] Hay un caso especial de demencia con diarrea y dermatitis (síndrome de la triple D), por faltar ácido nicotínico.[599]

Es necesario diagnosticarla a tiempo, porque tiene tratamiento (un drenaje ventricular que se realiza con anestesia local),[993] y los resultados son mejores cuanto más precoz es el diagnóstico.

TANTAS PASTILLAS LE TENÍAN "ATONTADO"

Algunos médicos prescriben demasiados medicamentos y algunos pacientes se los toman por su cuenta. Una persona mayor que abusa de tranquilizantes, analgésicos, hipotensores puede comportarse coom si estuviera demente.

Lo primero es comprobar si ha habido un nuevo fármaco en las semanas previas e investigar si no toma por su cuenta otras cosas. La polifarmacia es una causa frecuente de "demencia".[542]

LAS PRIMAS HERMANAS DEL ALZHEIMER

En estas enfermedades el cerebro también degenera o envejece antes de tiempo. Los síntomas se parecen tanto al Alzheimer que hasta los especialistas las confunden; incluso no se ponen de acuerdo si se trata de variantes de aquélla o son enfermedades distintas.

Aparte de la demencia, hay algunos datos que orientan: síntomas que también se ven en el Alzheimer en fases tardías pero que aquí aparecen antes: hay que estar atentos cuando, desde el principio, se ven trastornos motores, alucinaciones, problemas de conducta graves. Puede ser una enfermedad de Parkinson o de cuerpos de Lewy, una degeneración córtico-basal u otra rara neurodegeneración.

PARKINSON Y ALZHEIMER SE PARECEN AL FINAL

La enfermedad de Parkinson empieza por síntomas motores (temblor, rigidez) porque envejecen las neuronas de zonas profundas del cerebro (la *substantia nigra*). En el Alzheimer destacan trastornos cognitivos (memoria, lenguaje, comprensión) que indican la degeneración de la superficie o corteza cerebral.

Es al principio, cuando se pueden diferenciar bien las enfermedades. Porque, con el paso del tiempo, algunos parkinsonianos[i] se van demenciando (además de temblar, pierden memoria), y muchos dementes se "parkinsonizan": se vuelven rígidos o tienen movimientos anormales. Esto, y el hecho de que las dos enfermedades se ven más en las mismas familias, apoya un origen común. Incluso hay una enfermedad (la de Lewy) en que coinciden desde el principio.

DEMENCIA CON PARKINSON ES ENFERMEDAD DE LEWY

Cuando una demencia se asocia a parkinsonismo (simultáneamente, o uno antes o después), hay que pensar en enfermedad de cuerpos de Lewy. La demencia con cuerpos de Lewy sería 1 de cada 6 pacientes con demencia degenerativa primaria,[146,808] y sería un intermedio entre la enfermedad de Parkinson y la de Alzheimer (o su suma).

La enfermedad de Parkinson afecta al tronco del encéfalo y la de Alzheimer a la corteza cerebral. En la enfermedad de cuerpos de Lewy[ii] los síntomas dependen de que esas lesiones aparezcan sólo (o preferentemente) en el tronco del encéfalo (produce parkinsonismo), en la corteza (que origina demencia) o en ambas zonas (hay parkinsonismo asociado a demencia).

La fluctuación también es característica en los síntomas de los dementes de Lewy. En algunos casos el paciente pasa de una situación de movilidad y conversación relativamente fluida a un estado transitorio de confusión, de falta de atención (hipoprosexia) y torpeza; incluso queda quieto y en mutismo, casi desconectado del entorno.[8,804] Un demente que fluctúa, alucina y tiene parkinsonismo es enfermedad de cuerpos de Lewy si no se demuestra lo contrario.

---

[i] En la enfermedad de Parkinson "pura" la autopsia muestra pocas lesiones de Alzheimer (4 %), pero en la enfermedad de Lewy y otros parkinsonismos degenerativos con demencia aparecen en más de la mitad de los casos (serían formas intermedias).[476]

[ii] La lesión son los cuerpos de Lewy que pueden estar sólo en el tronco (Parkinson clásico, sin demencia), predominando en el tronco pero algunos en la corteza (parkinsonismo y algo de demencia) y tanto en tronco y como en corteza (hay parkinsonismo y demencia importantes: la enfermedad con cuerpos de Lewy difusos).[1052]

LA MANO DESOBEDIENTE DEL DEMENTE

La mano *"desobediente"* suele ser la derecha. Se trata del signo típico de la degeneración córtico-basal que es uno más de los parkinsonismos degenerativos. Hay una apraxia ideomotora (aunque no está presente en todos los pacientes en el momento del diagnóstico) y es difícil explorarla por el parkinsonismo asociado.

En el signo de la mano *alienígena* o *desobediente*, la mano se comporta de modo extraño para el paciente, que no comprende la "falta de colaboración" de ese miembro. A veces, si está distraído o cierra los ojos, su mano hace posturas raras espontáneas. Suele lesionarse la región frontomedial y el área motora suplementaria.

Hay otras demencias neurodegenerativas que mezclan demencia, parkinsonismo u otros trastornos motores[352] desde el principio: degeneración córtico-basal, parálisis supranuclear progresiva, enfermedad de Huntington, y las llamadas demencias tau.[i]

DEMENCIAS FOCALES

En las demencias focales degenera sólo (o preferentemente) una zona de la corteza, y el síntoma principal afecta la función correspondiente: afasia, amusia, asemántica, prosopagnosia, atrofia cortical posterior, apraxia primaria progresiva.

Las degeneraciones frontotemporales (algunos les llaman complejo Pick) son las focales más frecuentes. Como la atrofia predomina en lóbulo frontal y temporal, da síntomas psíquicos, "desinhibidores", y muchas veces llegan antes al psiquiatra. Arnol Pick fue el primero es

---

[i] La tau es una proteína anormal, depositada en forma de hélice, base de los ovillos neurofibrilares. Estas lesiones, típicas de Alzheimer y mongolismo, se ven en otras neurodegeneraciones (enfermedad de Pick, demencia frontotemporal, parálisis supranuclear progresiva, degeneración córtico-basal). Se habla de demencias tau o taupatías.[672,534,981]

describir el síndrome y unas lesiones típicas (células y cuerpos de Pick) pero que no se ven en todos los enfermos.[i]

DEMENCIA ARTÍSTICA

En la demencia frontotemporal se afectan el lóbulo frontal y la región anterior del temporal pero se conservan las porciones posteriores del cerebro. En algunas personas la variante temporal de una demencia frontotemporal cursa con la pérdida de función de la porción anterior temporal, pero se conserva la región dorsolateral frontal. Se produce una "facilitación" de capacidades artísticas (visuales).

El incremento relativo de capacidades visuales contrasta con el gran deterioro verbal y social. Entre 69 casos de demencia frontotemporal Miller encuentra 5 que se volvieron artistas en las fases iniciales, 4 confirmados con SPECT como variante temporal.[657]

LA DEMENCIA RÁPIDA DE LOS VIRUS LENTOS

Se les llama virus lentos porque desde que infectan hasta que producen síntomas pasan años. Algunas personas que tuvieron el sarampión antes del primer año de edad se demencian cuando son adolescentes, pero en un mes se encuentran en coma (es la panencefalitis esclerosante subaguda de van Bogaert).

Si la hamburguesa que el año pasado tomamos en Picadilly Circus procedía de una "vaca loca" no tendremos demencia hasta el 2007 ó 2010. Pero cuando empiece a fallar la memoria, todo irá muy rápido: la demencia es cuestión de días, a las pocas semanas tendremos sacudidas musculares, el electroencefalograma mostrará ondas raras y moriremos sin darnos cuenta.[ii]

---

[i] En las demencias frontotemporales sin células de Pick se ve la llamada *degeneración de lóbulo frontal*.[805] Hay también una *demencia frontotemporal hereditaria*[543], ligada al cromosoma 17, con mutaciones en las regiones de la tau.

[ii] Un virus o un prión demencia rápidamente. Si la demencia es de inicio agudo y progresa rápidamente, sobre todo si asocia mioclonias, hay que considerar una encefalitis viral o la enfermedad de Creutzfeld-Jakob (algo parecido a la de "las vacas locas").

SU MARIDO TRABAJA EN UNA GASOLINERA

Pueden aparecer demencia o diferentes trastornos mentales en pacientes que trabajan con disolventes orgánicos (más si también toman alcohol). Pero donde se ha visto una relación más clara es en el plomo, incluso a dosis mínimas.[543] Las personas que han sido sometidas a altos niveles tienen más del triple de riesgo de enfermedad de Alzheimer.

Algunos piensan que, incluso a niveles mínimos, el plomo es dañino: en las esposas de los trabajadores de gasolina, porque éstos transportan a sus hogares partículas de plomo cuyo nivel sube en el polvo doméstico y en superficies de la casa. Los familiares inhalan e ingieren plomo que se acumula en sus huesos actuando como una fuente de exposición interna.[187]

CAUSAS RARAS DE DEMENCIA

Hay muchos factores que producen o favorecen demencia, pero por la edad, la evolución y otros datos, no suelen confundirse con enfermedad de Alzheimer.[383] Citaremos: esclerosis múltiple, esquizo-frenia en fases tardías, borreliosis o enfermedad de Lyme (por picadura de garrapatas infectadas), complicaciones inflamatorias del sistema nervioso central (síndrome de Sjögren) que pueden responder a corticoides, las relacionadas con SIDA y tras radioterapia tumoral, que aparecen entre 5 y 36 meses después.

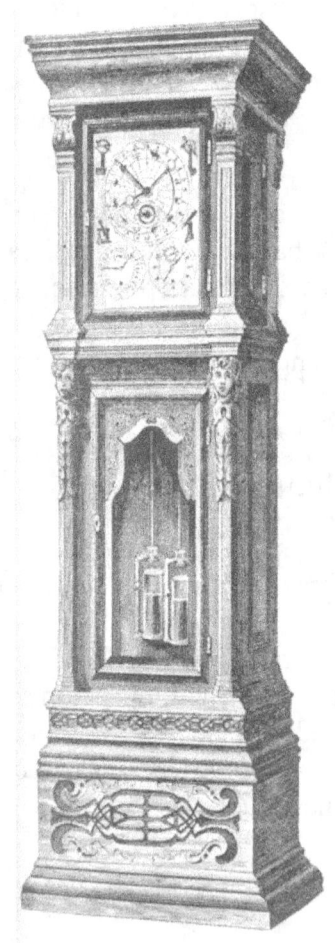

¿Cómo evoluciona en el tiempo?

11. ¿Cómo serán los próximos años?

Alrededor de los 65 años (entre 50 y 75) se diagnostica la enfermedad de Alzheimer, aunque los síntomas sutiles, comienzan antes. La demencia evoluciona en tres etapas: leve, moderada y grave.[208,383]

ALZHEIMER LEVE, LOS DOS PRIMEROS AÑOS[i]

Esta primera fase dura uno, dos o tres años. El enfermo pierde olfato y se olvida de hechos recientes; se hace lento para ejecutar tareas, tiene dificultades para resolver problemas y se distrae fácilmente.[714] El deterioro va progresando y llega a interferir con sus actividades cotidianas (esto le diferencia del viejo normal).

Suele cambiar su personalidad, se hace pasivo, menos espontáneo, y se deprime (por la propia enfermedad o porque al principio se da cuenta de su declive). En algunos hay irritabilidad. Las pruebas rutinarias suelen ser normales, aunque ya hay cambios en el SPECT.

ALZHEIMER MODERADO, TERCER AL SÉPTIMO AÑO

La segunda etapa es de duración muy variable (entre dos y 10 años). La memoria está muy afectada, tanto la reciente como la remota. Las funciones ejecutivas muy deterioradas, con "torpeza" (apraxia) para vestirse o bañarse. La percepción visuo-espacial se altera y se desorienta fácilmente.

El lenguaje se trastorna: hay dificultad para nombrar objetos o una afasia fluente. No sabe ya hacer cálculos simples y pueden aparecer

---

[i] Las cifras son promedios estadísticos, meramente orientativos: pueden cambiar mucho.

ilusiones o alucinaciones. Las ondas del electroencefalograma son más lentas. El escáner y la resonancia pueden mostrar ya la atrofia cerebral, y el SPECT y PET son francamente patológicos.

ALZHEIMER GRAVE,[i] 8 AÑOS TRAS DIAGNÓSTICO

La última etapa se extiende de 8 a 12 años después del diagnóstico. Todas las funciones intelectuales están gravemente deterioradas. Los trastornos motores se hacen más evidentes, con rigidez de miembros y tiende a la postura en flexión. No retienen la orina ni las heces.

El electroencefalograma sigue lento y, en escáner y resonancia, la atrofia es importante: surcos corticales amplios, ventrículos dilatados. SPECT y PET son claramente patológicos.[208,383] En un momento dado, el paciente queda inerme, incapaz de hablar, comer o moverse.

ANTES DE LOS 60 O DESPUÉS DE LOS 70

Consideramos que la demencia comienza cuando la familia dice que el enfermo se comporta de modo raro, o que los fallos de memoria le impiden llevar su vida normal.

La enfermedad de Alzheimer precoz[ii] empieza antes de los 60 años (forma presenil), y la tardía (o senil)[89] después de los 70.

Se discute desde hace años si los enfermos de Alzheimer de inicio presenil (antes de los 60 años) se diferencian en las lesiones[iii] o en los síntomas de los que empiezan más tarde.

---

[i] Todavía veo clasificar la enfermedad de Alzheimer en leve, moderada y "severa" ¿Por qué los médicos emplean "severo" para decir que un síntoma es intenso o una enfermedad grave? En esos casos severo es anglicismo que no aporta nada.[870]

[ii] ¿Cuándo es precoz una demencia? Se barajan múltiples edades arbitrarias. La más conocida es la frontera de Bismark: 65 años, con un margen de cinco años arriba o abajo.

[iii] Algunos creen que la afectación límbica predomina en las formas tardías (después de los 70 años), mientras que en las precoces se afecta antes el neocórtex.[664]

Las demencias de adultos jóvenes[i] (menores de 50 años) son pocas, pero generan gran inquietud. Hay un tiempo para cada edad, y lo que se acepta de mejor o peor gana en el viejo, resulta inaceptable en el adulto joven, y la alarma invade a los que le rodean. El deterioro es también más veloz. La evolución es más rápida según médicos y familiares, aunque algunos creen que no, que símplemente llama más la atención cuando las expectativas personales y sociales declinan en personas todavía jóvenes.

OLFATO, MEMORIA, LENGUAJE, MOVIMIENTOS

En ese orden se pierden funciones. Empiezan por perder olfato (*anosmia*) aunque no se dan cuenta. Muy pronto les falla la memoria (*amnesia*). Siguen los trastornos del lenguaje (*disfasia*) y de las habilidades motoras (*dispraxia*). En etapas finales aparece la dificultad de marcha y la incontinencia[308]. Los problemas de conducta empiezan en el intermedio.

CRONOLOGÍA DE LAS CONDUCTAS ANORMALES

Los problemas de conducta aparecen en cualquier momento, generalmente en etapas intermedias. Influyen mucho en el rumbo que toma la enfermedad porque afectan a la familia y a los cuidadores.[308]

Desde que falla la memoria, los meses que tardan en aparecer otros trastornos[310] son: cálculo (25 meses), lenguaje (31), irritabilidad (39), marcha (47), gritos (48), vagabundeo (50), trastorno del sueño (51), violencia (64), incontinencia (67).

DEMENCIA DERECHA Y DEMENCIA IZQUIERDA

El comienzo del deterioro cognitivo depende del hemisferio cerebral dañado: cuando el deterioro comienza en el hemisferio izquierdo

---

[i] Las demencias muy precoces tienen una base genética más fuerte y clara, con frecuente acúmulo familiar. Los síntomas muestran algunas diferencias con las formas tardías y esporádicas.[439,873,874] Algunos han descrito casos rarísimos que empiezan a los 20 años.[308]

predominan los problemas lingüísticos, sobre todo, en el campo semántico (*anomia*) y el enfermo siente ansiedad y depresión por la imposibilidad que tienen de expresarse.

Si se afecta antes el hemisferio derecho, hay trastornos de percepción y de la capacidad de construcción, el enfermo delira más y tiene síntomas psicóticos. Y cuando se afectan ambos hemisferios, se suman las consecuencias de los dos casos anteriores.[480]

DEMENCIAS QUE EMPIEZAN POR UN SÍNTOMA

La enfermedad de Alzheimer no siempre sigue el curso típico. Puede empezar con defectos aislados de lenguaje, de la visión o de la integración visuo-espacial[i] o de las funciones ejecutivas; y hay casos en que destaca una hemiparesia inicial.

El diagnóstico es menos seguro. Por ejemplo, en el síndrome de afasia progresiva primaria sólo se trastorna el lenguaje, y casi no hay fallos de memoria. Unos evolucionarán clínica y anatomo-patológicamente hacia Alzheimer y otros hacia diferentes procesos neurodegenerativos

SIGNOS EXTRAPIRAMIDALES EN DEMENTES

Cuando se asocian desde el principio, hay que pensar en enfermedad de cuerpos de Lewy. Los enfermos de Alzheimer, de por sí, son muy sensibles a desarrollar parkinsonismo con neurolépticos. Pero aunque no se les haya dado esa medicación, un tercio de ellos presentará, antes o después, signos extrapiramidales, generalmente rigidez o hipocinesia (el temblor es raro), incluso sin neurolépticos.

En dementes con signos extrapiramidales el deterioro cognitivo es más rápido, hay más depresión, más problemas de conducta y mueren

---

[i] En las demencias que comienzan con problemas visuales (alucinaciones o mala integración visuo-espacial) las alteraciones de la PET son coherentes: el metabolismo cerebral de la glucosa es deficitario en las zonas parieto-occipitales.[758]

antes. Parece que las personas mayores con cierta rigidez o hipo-cinesia tienen más riesgo de desarrollar enfermedad de Alzheimer.

SÍNTOMAS ESPECIALES

Puede haber convulsiones y mioclono en estadios finales.[652] Si aparecen pronto, el pronóstico es malo. Esta variedad clínica se ve en formas de inicio precoz, familiares, y con rápido deterioro intelectual.[633] La autopsia demuestra que las neuronas disminuyen más de lo habitual en nucleo dorsal del rafe y *locus ceruleus.*[316]

EN ZURDOS EMPIEZA PRONTO Y EMPEORA LENTO

La enfermedad de Alzheimer sigue patrones diferentes en los zurdos. En estas personas aparecen con anterioridad los déficits cognitivos, si bien después la progresión es más lenta.

Los síntomas cognitivos de la enfermedad de Alzheimer aparecen antes en personas zurdas. Sin embargo, al contrario de lo que cabría esperar, se apreciaron tasas más bajas en el declive cognitivo inicial. Y sus resultados de pruebas lingüísticas son como los diestros.[248]

Eso mismo ocurre en mujeres, negros y analfabetos: tienen más frecuencia de demencia que varones, blancos e intelectuales, y sus síntomas comienzan antes, pero el deterioro posterior es más lento.[296]

EVOLUCIONES RÁPIDAS Y CATASTRÓFICAS

La evolución parece más lenta al comienzo y se acelera en las últimas etapas. El mejor indicador de cómo progresa la enfermedad es el nivel de deterioro cognitivo y motor. Lo que opina el cuidador sobre cómo va el paciente es la escala más fiable.

La evolución se acelera cuando hay signos extrapiramidales, psicosis, agitación y trastornos del sueño. También en enfermos que presentan pronto afasia, apraxia y agnosia.

Unos pocos pacientes que con leve déficit de memoria que empeoraba lentamente pasan súbitamente a una evolución maligna con deterioro muy grave en un año[158]. La mortalidad es más alta en los mayores y en los muy demenciados.[436]

LOS DEMENTES DE PEOR PRONÓSTICO

Van peor y mueren antes: los varones, los muy jóvenes o muy ancianos,[436,1017] los que tienen alucinaciones, depresión[141] o EEG anormal; los que se comunican mal (afásicos o apáticos), los que tienen problemas de conducta,[440,1015] torpeza motora,[669] signos extrapiramidales, caídas frecuentes y mioclonías.[100,128,170,175]

La progresión se relaciona con el grado de demencia: a más demencia, más rápido el declinar general.[252,673] Un demente grave muere antes de que pasen 5 años.[696]

MUEREN 9 AÑOS DESPUÉS DEL DIAGNÓSTICO

Es una cifra con grandes variaciones. Desde el diagnóstico hasta la muerte pasan 8-10 años[308,437,608,1015] pero hay grandes variaciones: unos mueren ese año y otros viven veinte más.[89] Los primeros 4-7 años serán llevaderos,[437] y luego viene el rápido declive.

Los dementes viven menos[i] que los cuerdos.[608,1015] Si el diagnóstico de enfemedad de Alzheimer fue correcto, a los catorce años han muerto casi todos.[ii] En países no desarrollados hay menos demencia pero mueren mucho antes: a los tres años y medio.[1059]

En el mundo occidental la supervivencia aumenta por la prevención de complicaciones. La mitad de los pacientes de Alzheimer mueren por infección pulmonar[531], la mayoría porque, al tragar comida, les pasó a vías respiratorias. Los dementes vasculares mueren con frecuencia por infarto de miocardio o ictus.[69,531]

---

[i] En los mayores de 65 años, la mortalidad de la demencia de Alzheimer es alta (5.4), como la del cancer, pero más baja que otras demencias (7.2: incluye sobre todo vasculares).[506]

[ii] Siguiendo durante 14 años a 218 pacientes con Alzheimer,[666] sólo 6 estaban vivos y el promedio de vida fue 7.3 años; de 115 vasculares sólo vivían 2.

No se sabe con certeza cómo la enfermedad de Alzheimer acorta la expectativa de vida[i]. La demencia directamente no mata pero contribuye a provocar causas de muerte o agravamiento.

Los dementes se caen y sufren traumatismos craneales o fracturas de cadera. Como no se alimentan bien presentan desnutrición, deshidratación u otros problemas metabólicos y como no toman sus medicamentos empeoran otras enfermedades.

Mueren[ii] tras complicaciones por inanición, debilitamiento crónico, embolismo pulmonar, infección urinaria o neumonía (al aspirar la comida o por no abrigarse bien). [672]

---

[i] No se sabe si la mortalidad aumenta porque se afectan los centros cardio-respiratorios del hipotálamo o del tronco del encéfalo o porque se altera la respuesta inmune (también por daño hipotalámico) o por los propios cambios cognitivos.[509]

[ii] Cuando un paciente de Alzheimer muere tiene otras enfermedades, siendo las más frecuentes: infecciones, traumatismos, déficit nutricional, úlceras cutáneas crónicas, asfixia por cuerpos extraños en vías respiratorias, cataratas, glaucoma, ceguera, sordera, parkinsonismo, epilepsia, diabetes e insuficiencia cardiaca.[148]

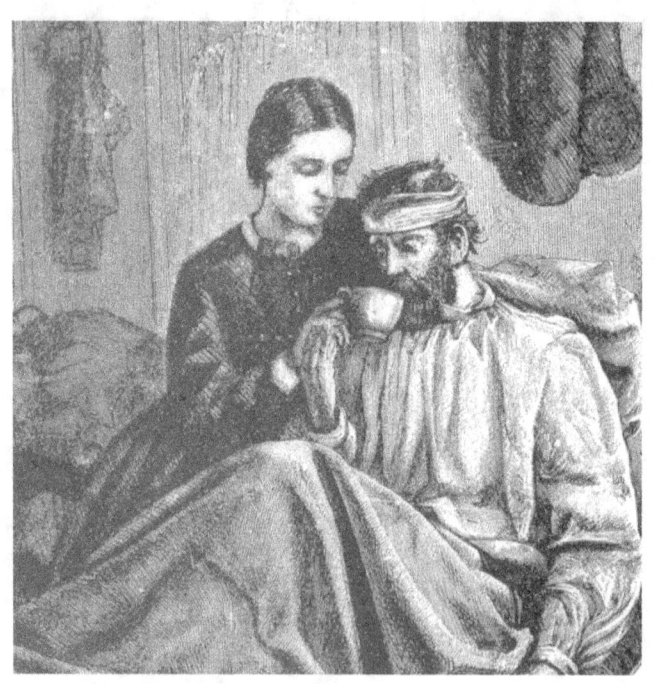

El cuidador es cómplice
del médico general

12. El médico general y el cuidador

El que termina tratando las demencias es el médico general. Es también el que las detecta entre sus pacientes habituales y el que decide cuándo tiene que mandarlos al hospital. El especialista (neurólogo, internista, psiquiatra, geriatra[i]) confirma el diagnóstico de enfermedad de Alzheimer y da estrategias terapéuticas globales.

Pero los problemas cotidianos los resuelve el médico general, en contacto con el cuidador (la persona encargada del enfermo) y con las revisiones del especialista. Esta triple alianza: médico general, cuidador, especialista, es la clave del tratamiento.

UN TRATAMIENTO DIFERENTE PARA CADA ETAPA

La enfermedad de Alzheimer evoluciona. Conforme aumentan las lesiones del cerebro, empeoran los síntomas. Al principio, con leves fallos de memoria, las tareas cotidianas se hacen con dificultad. Cuando la demencia es moderada, destacan los trastornos de conducta. El demente grave resulta insoportable para la familia y se plantea ingresarlo en una residencia[10]. El tratamiento se adaptará a este esquema, que varía según los pacientes.

LA GRAN RESPONSABILIDAD DEL MÉDICO GENERAL

La mejor inversión para el enfermo y su familia es un buen médico general. Él hace el primer diagnóstico y, si lo manda pronto al especialista, en pocas semanas se puede confirmar la enfermedad de Alzheimer y empezar un tratamiento.

---

[i] Algunos geriatras conocen la enfermedad de Alzheimer mejor que los especialistas. Pero, en nuestro medio, el geriatra suele situarse entre el médico general (los hay que conocen bien la geriatría) y los especialistas (algunos se dedican especialmente a pacientes geriátricos).

Ganar unos meses es mucho, porque es cuando más eficaces resultan los medicamentos. El deterioro mental puede retrasarse uno, dos o tres años y eso beneficia al enfermo, alivia a la familia y evita gastos a la sociedad.

El médico general supervisa y controla el tratamiento que puso el especialista, revisa con frecuencia al paciente, y resuelve los problemas cotidianos. Si aparecen complicaciones, tomará medidas provisionales hasta que le revisen en el hospital. Trata también los trastornos asociados: diabetes, hipertensión, depresión, infecciones, polifarmacia, carencias vitamínicas o nutricionales, etc.

Si un demente empeora de pronto suele ser por algo que no tiene que ver con el Alzheimer: se ha descompensado la diabetes, ha contraído una infección respiratoria[i] o ha empeorado la insuficiencia renal. Y un diagnóstico y tratamiento rápidos les mejoraría.

EL CEREBRO VIEJO Y DEMENTE REACCIONA MAL

En personas de edad, el hígado no metaboliza bien y el riñón elimina con lentitud. Suelen estar desnutridos (más los dementes) por lo que su sangre tiene menos proteínas.[ii] Por eso, los fármacos les hacen mucho efecto a dosis bajas y, si se les aumentan, resultan tóxicos.

El cerebro demente es insuficiente, está "cogido con alfileres", ha perdido neuronas y reacciona desproporcionadamente a cualquier medicamento (sobre todo sedantes o anticolinérgicos).

Con la "reserva intelectual" al mínimo[846] resulta muy vulnerable a enfermedades, a trastornos metabólicos, a medicamentos, a la falta de estímulos sensitivos, a las operaciones quirúrgicas y a los cambios de ambiente.

Todo esto le empeora, desorienta y confunde.

---

[i] La gripe pasa desapercibida al comienzo en los dementes, y causa muchas muertes en las residencias, a veces por "brotes".[129]

[ii] La albúmina y otras proteínas de la sangre se unen a los fármacos retrasando su actividad. Como faltan en los desnutridos, los medicamentos les hacen mucho efecto aun a baja dosis.

LO PRIMERO, ELIMINAR LO DAÑINO

El médico insistirá en que los pacientes dejen el alcohol y el tabaco. Retirará los medicamentos anticolinérgicos. Si hay depresión, dará fármacos serotoninérgicos, pero evitará en lo posible tranquilizantes y sedantes. Si ven u oyen mal empeora su capacidad cognitiva por lo que les mandará al oftalmólogo u otorrino.

Seguirá tratando las enfermedades sistémicas evitando medicamentos que pueden trastornar la mente (corticoides, teofilina, digitálicos).[83] Los nuevos fármacos se empiezan a dosis muy bajas, y se suben lentamente. Se suprimirá todo medicamento no imprescindible.

OJOS QUE NO VEN, CEREBRO QUE ALUCINA

Gafas, audífono y unas buenas lámparas disminuyen las alucinaciones y la paranoia. El cerebro inventa lo que no le llega por los sentidos.

Para volver loco a alguien sólo hay que encerrarle en una habitación aislada: sin luz, sin sonido, sin olores, una persona normal sufre alucinaciones a los pocos días. Mucho más si el cerebro ya está dañado. Los dementes alucinan más al caer la noche, en habitaciones mal iluminadas y si tienen cataratas o miopía sin corregir.

CEREBRO QUE AYUNA SE ATROFIA

Los enfermos de Alzheimer tienen problemas de apetito. Desde el principio comen poco y se mueven mucho, paseando continuamente por la casa lo que hace que pierdan peso.[670,1988]

En fases tardías no saben escoger los alimentos y les resulta difícil comer, lo que les lleva a la malnutrición.[i] Si el cuidador mejora la nutrición, el paciente tarda más en ir a la residencia.[134]

---

[i] Una malnutrición crónica favorece la enfermedad de Alzheimer. En personas que ayunan mucho tiempo se atrofia el cerebro. En sujetos delgados (índice de masa corporal menor de 22 kg/m2) se encontró más demencia, al valorarlos 8 años después.[238]

LOS POTITOS DEL ABUELO

La falta de peso es un problema en la mitad de ancianos hospitalizados y en el 60 % de los dementes de residencias.

Ahora hay alimentos especiales para que se nutran bien. Son preparados comestibles con las calorías necesarias, enriquecidos con vitaminas, minerales y antioxidantes, y bajos en colesterol, sal y azúcares. Parecen "potitos" pero con sabores al gusto de los adultos.

EL MÉDICO DEBE CONVENCER AL CUIDADOR

El médico debe "convencer" al cuidador de lo que ordena y prescribe. Si el cuidador no acepta de buena gana una tarea, no la hace; y si tiene dudas sobre un medicamento, no se lo da al enfermo.

El cuidador familiar habitual venía siendo una hija o nuera de 55 años que, empieza dedicando 6 horas diarias, y pasa a 8 horas y media un año después. Se ve cada vez más sobrecargado, y acumula sensación de vergüenza y frustración conforme pasa el tiempo.[1055]

EL CUIDADOR PROFESIONAL

El cuidador familiar es una especie en extinción, desde que la mujer se incorporó al trabajo y se produjeron otros cambios sociales y éticos.

Ahora se tiende a buscar cuidadores profesionales. Cada vez están más solicitados ante la epidemia de demencia. La sociedad tendrá que crear nuevos sistemas asistenciales porque muchos familiares no pueden o no quieren hacerse cargo de sus enfermos. Estamos muy por debajo de los requisitos del propio Plan Gerontológico[397] en lo que se refiere a teleasistencia, atención domiciliaria, etc.

¿QUIÉN CUIDA A LOS CUIDADORES?

Cuidemos al cuidador, sea familiar o profesional, porque si se desmorona o se va, nuestro paciente se hunde. Los cuidadores acusan el cansancio y se deprimen. Hay más depresión, deterioro cognitivo y anímico en los cuidadores de dementes.

En España, un 35 por ciento de los cuidadores sufre un nivel de estrés[i] que precisaría atención psiquiátrica.[668] Casi la mitad de familiares que cuidan a un Alzheimer caen en depresión.[902]

EL TENIENTE[ii] DEL CUIDADOR

El cuidador necesita vacaciones. Hay que dar un respiro al cuidador de vez en cuando y buscar quien le sustituya (sea un amigo o una residencia): en cada día, algunas horas; en cada semana algún día; en cada año algunas semanas. Y para esos días hay que encontrar el "teniente del cuidador", su sustituto.

NUEVO MUNDO ENTRE PACIENTE Y CUIDADOR

Entre un demente avanzado y su cuidador se crea una relación peculiar, un mundo interpersonal de mutua dependencia: sus vidas se entrelazan de algún modo. Para atender bien a un paciente hay que conocer la personalidad previa y actual, su vida pasada y cómo ha progresado la enfermedad. Si le ocurre algo, hay que preguntar al cuidador para saber realmente lo que está pasando.[79]

REHABILITAR EL CUERPO Y LA CASA

Deben hacer ejercicio físico: les sirve y les mantiene ocupados. Pero además del cuerpo se puede rehabilitar la casa, adecuarla a las necesidades del paciente. Se mueven y orientan mejor en una casa

---

[i] La escala de Zarit[1056] mide la sobrecarga moral y material del cuidador principal y de la familia. Los cuidadores americanos blancos sufren más depresión y estrés que los negros.[186]

[ii] Teniente es *"el que hace las veces de otro durante su ausencia".*[870] En vacaciones los Ayuntamientos están regidos por el "teniente de alcalde". Y así se explica que coronel sea más que teniente coronel (*"el que sustituye al coronel"*) mientras que un general es menos que un capitán general (*"el que está en cabeza de los generales"*).

ordenada y con pocos adornos. Se instalarán asideros, y los grifos e interruptores serán especiales.

Hay que vigilar que no se escapen de la casa y se pierdan. Se les pone una placa identificadora colgada al cuello, pero hay otros procedimientos que todavía suenan extraños en nuestro medio pero que se impondrán, como el brazalete electrónico.[i]

REHABILITAR LA MENTE: ESTIMULACIÓN COGNITIVA

Igual que el cuerpo, la mente puede rehabilitarse con estimulación cognitiva. Los fallos de memoria en el Alzheimer se deben a causas orgánicas, pero también a que no se ejercitan esas funciones. La estimulación cognitiva[ii] retrasa los síntomas de demencia.[102] Se usan programas específicos para cada paciente en cada etapa,[iii] empezando por los retrasos moderados,[102] y se insiste más si el deterioro es grave.

TRUCOS PARA COMUNICARSE CON UN DEMENTE

El lenguaje y las formas de comunicarse del demente están alteradas por lo que para conextar con él hay que aprender a reconocer los mecanismos que le quedan. Las personas con Alzheimer retienen muchos elementos de su personalidad que hay que descubrir (y que eran antes menos aparentes).

Se enseñará a los familiares a ver, oir y relacionarse eficazmente con los enfermos, con lo que se obtienen experiencias muy positivas.[418]

---

[i] El Ayuntamiento de Barcelona tiene en proyecto un sistema para encontrar a dementes perdidos. En la ropa llevan un sensor que se activa cuando abandonan un radio preestablecido y se les localiza rápidamente con un margen de error de 10 metros.[263]

[ii] *"Volver a empezar: ejercicios prácticos de estimulación cognitiva para enfermos de Alzheimer"* (Fundación ACE) es un manual para profesionales de la salud que ven dementes. Enseña más de 100 ejercicios prácticos de orientación, cálculo, lenguaje o memoria.

[iii] El programa de entrenamiento es individual. Antes se hacen pruebas neuropsicológicas que informan sobre qué áreas deben activarse. Con este entrenamiento cognitivo específico (rehabilitación cognitiva, *"braining"*) se mejora mucho la atención y la memoria.[84]

La comunicación mejora si seguimos un ritual para tomar café o si suena esa antigua canción que le gustaba.

RECONSTRUIR LA BIOGRAFÍA Y ENTORNO CONOCIDO

Los dementes responden mucho a lo que ocurre en su entorno. Los síntomas empeoran con estrés o en sitios extraños y mejoran en un medio estable: la casa conocida, fotos antiguas, sus canciones y objetos de siempre. Se puede reconstruir su biografía, con álbumes de recuerdos, que se refuerzan entre sí y con la memoria del paciente.

EL RITUAL DE LA COMIDA Y AL ACOSTARSE

Las religiones usan ritos en sus ceremonias porque saben que el orden y la rutina favorecen conductas.[i] Repetir secuencias idénticas, una y otra vez, a la misma hora, hasta ritualizarlas hace más fácil al paciente sus tareas, porque las "comprende". Es fundamental "ritualizar" el aseo, la comida o el momento de acostarse. Rezar el rosario es otro hábito que alivia mucho a los que son religiosos.

CENTROS DE DÍA

Son fundamentales en cierta etapa. El cuidador familiar descansa y el paciente está entretenido muchas horas. Allí hacen estimulación cognitiva que mejora su reorganización neuronal (las neuronas sanas asumen el papel de las lesionadas). Al principio les ayuda coser o cuidar el jardín.

Pero depende[480] de la fase, del paciente y del medio familiar: el demente leve, que aún funciona independientemente, estará mejor en su vida cotidiana, y llevarlo a un sitio extraño para hacerle pruebas cognitivas les puede provocar ansiedad. En los centros de día mejoran más los que no tienen el entorno familiar adecuado.[480]

---

[i] La religión es un proceso cultural muy interesante. Religión viene de "ligar" (*re- ligare*), en su caso, conductas, para favorecer las más adecuadas a la sociedad.

NO DEBE "ROTAR" CON DISTINTOS FAMILIARES

Muchos familiares implicados (hijas o nueras tienen ahí la palabra) se distribuyen la "carga" por meses. Hasta planifican sus vacaciones y actividades para periodos en que están "libres". Esto no es aconsejable porque los cambios trastocan a los pacientes.

El cerebro enfermo puede, a duras penas, reconocer las cosas cotidianas, y siente miedo a cualquier cambio. Verse en una casa nueva con personas diferentes descompone esas rutinas que tenía y a las que se agarraba aunque estuvieran "cogidas con hilos". Es frecuente que se desencadene un episodio delirante o una confusión aguda.[i]

ACABAN EN UNA RESIDENCIA

Hay algunos familiares con un amor y paciencia infinitas y ciertas dosis de ilusión sobre la capacidad del enfermo de entender lo que le ocurre. Y se empeñan en tenerlo en casa a toda costa. No siempre es lo mejor en realidad. Antes o después, el paciente irá a un hospital de crónicos, residencia u otro tipo de institución. Y la familia descansa. Los motivos habituales para ingresarlos son agitación, incontinencia, trastornos del sueño y otros problemas de conducta.

EL AHORRO DE GASTAR EN MEDICAMENTOS

Un enfermo de Alzheimer cuesta mucho a la familia y a la sociedad. El médico general influye en las decisiones sobre estos enfermos. Si el especialista prescribe un tratamiento nuevo, basta un comentario suyo pesimista para convencer a la familia de que no hay nada que hacer.

El coste principal es asistencial. Los nuevos medicamentos, aunque sean caros, terminan produciendo un gran ahorro. Los gastos de la enfermedad de Alzheimer bajarían a la mitad si su aparición se retrasara cinco años.[517,518] Ahorra la sociedad y se beneficia el

---

[i] No es que la enfermedad empeora sino que se hace más evidente el déficit al poner al paciente en situaciones nuevas, que no conoce o que no recuerda. Un viaje o ingresarle en hospital por otra enfermedad son otros desencadenantes habituales de confusión.

cuidador: no es lo mismo atender a una persona con síntomas leves que graves. Usar los nuevos anticolinesterásicos en fases tempranas supone ahorro.[1034] Los antipsicóticos atípicos son más caros que los clásicos pero evitan parkinsonismo, inmovilidad y deterioro cognitivo.

¿SE DEBE DAR EL DIAGNÓSTICO AL PACIENTE?

Antes, cuando se confirmaba el diagnóstico, al paciente le daba igual. Hace dos años, sólo un tercio de los médicos se lo decía al enfermo. Con las técnicas actuales el diagnóstico se adelanta a una etapa en que el déficit es leve y el paciente todavía puede tomar decisiones para sí y su familia.[1031] Si el diagnóstico es seguro y el paciente quiere saberlo, que lo sepa. El momento y modo de decirlo a la familia se adaptará a cada caso y al entorno sociocultural.[937]

ASESORÍA MÉDICO-FAMILIAR

El médico general se ve asaltado por las preguntas que no tuvieron tiempo de hacer al especialista. Le piden opinión sobre lo que leen en la prensa o ven en la televisión, generalmente deformado: el periodista suele exagerar el dato el familiar mezcla su ignorancia y sus deseos. Algunas cuestiones tienen fundamento, por ejemplo: ¿deben los familiares hacerse una resonancia o un estudio genético para prevenir la demencia? Muchas respuestas están en este libro.

ASESORÍA MÉDICO-LEGAL

El especialista puede certificar el tipo de demencia. Pero el médico general, ve con frecuencia al paciente y conoce mejor su entorno socio-familiar, y si hay posibilidades de que continúe en su casa.

También asesora sobre el momento adecuado para solicitar al juez que lo declare incapacitado. Familiares y abogados piden la opinión del médico general para nombrar un tutor, un curador o un administrador del patrimonio. Si hay conflicto entre partes, el médico tiene dos compromisos: la verdad y el interés de su paciente.

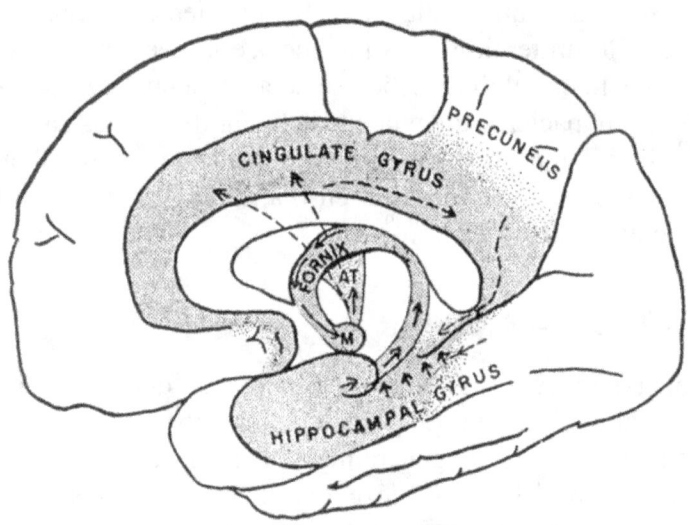

Los circuitos de acetilcolina
son básicos en la memoria

13. Tratar el deterioro de la inteligencia

Fuera los pesimistas: la enfermedad de Alzheimer tiene tratamiento aunque aún no podemos curarla.

Ya disponemos de medicamentos que retrasan los síntomas uno o dos años, y eso es mucho para el paciente, la familia y la sociedad. Se investiga mucho y cada vez hay fármacos más eficaces que tratan ya la etiología, las causas directas de la enfermedad, y hasta hay vacunas. Aquí vemos cómo tratar el deterioro de la memoria y la inteligencia.

LA MEMORIA FUNCIONA CON ACETILCOLINA

Para comunicarse, las neuronas usan neurotransmisores, y uno de los más importantes es la acetilcolina[i]. Hay medicamentos (como la escopolamina) que bloquean la acetilcolina, y otros que la aumentan (fisiostigmina[ii]).

Si inyectamos escopolamina a un joven sano, pierde la memoria durante cierto tiempo.[251] El antídoto es la fisiostigmina: se la damos y empieza a recordar cosas.[239,250,572,749] Luego está claro que la memoria funciona con acetilcolina.

En la enfermedad de Alzheimer se pierde memoria porque enferman las neuronas que trabajan con acetilcolina (colinérgicas).[122,223] Para recuperarla bastaría con dar acetilcolina. Esto es cierto sólo a medias.

---

[i] Las neuronas que utilizan acetilcolina como neurotransmisor se llaman colinérgicas y son importantes en la memoria. Otras células usan como neurotransmisor la dopamina (disminuída en el Parkinson), la serotonina (importante en depresión), la noradrenalina, etc.

[ii] Escopolamina y fisostigmina son alcaloides (sustancias orgánicas de origen vegetal con propiedades de álcali o base). La escopolamina (de la raíz del *Scopolia atropoides*, una solanácea) es hipnótica y dilata la pupila (como la atropina, que bloquea el parasimpático). La fisostigmina (del haba del Calabar o *Physostigma venenosum*) aumenta la disponibilidad de acetilcolina en el cerebro (mejora memoria) y fuera de él (estimula el parasimpático).

EN EL ALZHEIMER FALTA ACETILCOLINA

Igual que falta insulina en los diabéticos y dopamina en los parkinsonianos, a los dementes les falla la acetilcolina y por eso pierden memoria.

Es la teoría colinérgica[i], una idea atractiva y que parece lógica aunque incompleta, porque en la enfermedad de Alzheimer hay muchas más cosas que fallan.

AUMENTAR ACETILCOLINA MEJORA LA MEMORIA

La teoría colinérgica provocó optimismo porque abría un nuevo campo de investigación en demencias: buscar medicamentos que aumenten la acetilcolina o que favorezcan su uso en las neuronas. Las sustancias que potencian la acetilcolina se llaman colinérgicos.[ii]

Según su mecanismo, hay tres tipos de colinérgicos: los que aumentan la producción de acetilcolina por la primera neurona, los que impiden que se destruya acetilcolina en la sinapsis (el espacio entre las neuronas) y los que imitan a la acetilcolina, actuando como ella en el receptor de la segunda neurona.

Los primeros (como la lecitina) tienen un efecto débil y no resultan prácticos.

Los medicamentos que revolucionaron el tratamiento del Alzheimer emplean el segundo mecanismo: impedir que se destruya acetilcolina bloqueando la colinesterasa (por eso se les llama anti-colinesterásicos).

---

[i] El Alzheimer es una enfermedad del sistema colinérgico (circuitos de neuronas que funcionan con acetilcolina) igual que el Parkinson lo es del dopaminérgico.[199] Las fibras nerviosas colinérgicas[768] nacen de un núcleo de la base del cerebro (basal de Meynert); si lo lesionamos en ratas, las fibras no llegan ya a la corteza, que, al no ser "alimentada"; acumula placas y pierde neuronas.[37]

[ii] Colin-érgico es término compuesto de **"colin"** (acetil-*colina*) y **"érgico"** (*ergos*=dar fuerza): que potencia la acetilcolina.

LA COLINESTERASA DESTRUYE ACETILCOLINA

Una neurona se comunica con otra envíando cierta cantidad de acetilcolina a la sinapsis o zona de contacto entre ambas. Allí la acetilcolina se encuentra con su "enemigo", la colinesterasa (o acetilcolinesterasa), una enzima que se dedica a "barrer" o destruir lo que sobra del neurotransmisor.

Pero no sobra, sino que falta, acetilcolina, en los enfermos de Alzheimer. Y para que aprovechen mejor la poca que tienen, les damos anti-colinesterásicos, medicamentos que bloquean o anulan la colinesterasa para que no destruya acetilcolina.

Los anticolinesterásicos[i] disponibles para el Alzheimer (tacrina, donepezilo, rivastigmina) no curan la enfermedad, pero mejoran los síntomas (memoria, movilidad, conducta), sobre todo al principio.

Retrasan uno o dos años el deterioro,[247,354] lo que alivia a la familia y demora el traslado a una residencia.

LA TACRINA YA ES HISTORIA

El primer medicamento eficaz contra la enfermedad de Alzheimer fue la tacrina (Cognex).[940] Es un anticolinesterásico oral que llega al cerebro y bloquea la colinesterasa para que no se elimine la poca acetilcolina que les queda.

Mejoraba algo el deterioro mental pero estropeaba el hígado en uno de cada cuatro pacientes.[226,283,358,431]

Era un grave riesgo para tan escaso beneficio,[392] pero la tacrina se recetó durante años. Ya hay anticolinesterásicos más potentes y sin esos problemas: donepezilo y rivastigmina.

---

[i] Hay muchos anticolinesterásicos que se usan en Medicina, en la agricultura y en la guerra. La fisostigmina, ya mencionada no tiene utilidad práctica en el Alzheimer por sus muchos efectos secundarios. La piridostigmina (Mestinón) sirve para tratar la miastenia. Los insecticidas (Baygón) y gases de combate (Paratión) son también anticolinesterásicos

EL DONEPEZILO BAJA EL DETERIORO A LA MITAD

Los enfermos de Alzheimer que toman donepezilo[i] durante dos años tienen la mitad de deterioro.[13,334] Es un anticolinesterásico selectivo del que basta un comprimido al día.[ii] Se ha probado en más de 50 países y los resultados no son espectaculares pero sí muy claros.

Mejora la memoria, la movilidad y el comportamiento de los enfermos, y este beneficio se prolonga dos años o más.[334,813,814,860] Después de seis meses, el 90 % de pacientes tratados se mantiene o mejora; y al año, el 80 %. Puede dar diarrea, náuseas, u otros síntomas intestinales, pero la tolerancia general es excelente: el número de abandonos con este tratamiento es igual que con placebo.[150,1013]

RIVASTIGMINA: EFICACIA SEGÚN LA DOSIS

La rivastigmina (Exelon, Prometax) es un anticolinesterásico que se toma dos veces al día,[iii] y es eficaz en la enfermedad de Alzheimer. Un tercio de los pacientes tratados mejora en memoria, actividades cotidianas y función global. El beneficio es mayor cuando se prescribe pronto y se sube la dosis (de 6 a 12 mg/día).[249] Con pruebas neuropsicológicas por ordenador se predice qué pacientes mejorarán con rivastigmina y cuáles los que sólo se estabilizarán.[163] El beneficio se prolonga más de un año.[216]

Hay más trastornos secundarios (náuseas, diarrea, molestias abdominales, cefalea) que con placebo, pero son leves o moderados; duran poco (dos días como media) y se resuelven espontáneamente. No se observan diferencias en los análisis ni en síntomas cardiológicos o respiratorios. La rivastigmina es eficaz, bien tolerada y segura.[767]

---

[i] El donepezilo mejora mucho el rendimiento de animales con mala función colinérgica. Es muy selectivo para acetilcolinesterasa (no afecta la butilril-colinesterasa).[530]

[ii] Se empieza por un comprimidos de 5 mg y a la semana se sube a 10 mg. No compensa subir la dosis, aunque 15 y 20 mg/día se toleran bien.[890]

[iii] Hay cápsulas de 1.5 y 3 mg, y solución bebible. Se empieza por 1.5 mg mañana y noche hasta dosis diaria total de 6, 9 ó 12 mg (dividida en dos o más tomas).

LOS ANTICOLINESTERÁSICOS MEJORAN LA COGNICIÓN

Con donepezilo y rivastigmina no sólo mejora la memoria sino otros aspectos cognitivos (atención visual y tareas de exploración).[351]

Este beneficio se observa con pruebas electrofisiológicas. Los que toman donepezilo o rivastigmina mejoran en potenciales evocados[i] (menor latencia de onda P300)[969] y su reflejo de parpadeo inducido: el adelanto del componente R2 indica que se produce un beneficio funcional en el mesencéfalo.[455]

CON ANTICOLINESTERÁSICOS ESTÁN MENOS TORPES

Los familiares dicen que el enfermo está menos lento y torpe desde que toma el medicamento. Con donepezilo o rivastigmina mejoran funciones motoras, como las praxias (ejecutar tareas o movimientos hábiles).

También disminuye la bradicinesia (pereza para moverse) y la bradipsiquia (reflejos mentales lentos). La capacidad funcional aumenta y se facilita la vida cotidiana.[247,354]

CON ANTICOLINESTERÁSICOS SE PORTAN MEJOR

Los enfermos de Alzheimer que toman donepezilo o rivastigmina se portan mejor, y sufren menos depresiones, alucinaciones o delirios.

Cuando estos pacientes se ponen irritables o apáticos, cuando se trastorna su sueño, dejan de comer o sufren alucinaciones, no es porque estén locos, sino porque tienen lesiones en zonas frontales y límbicas que funcionan con acetilcolina.

Los anticolinesterásicos reponen el neurotransmisor, y mejoran los problemas "psiquiátricos".[207,206,247,354,895] De hecho, actúan como psicotropos.[210,508]

---

[i] Los potenciales evocados miden la velocidad a la que viajan los impulsos por las vías nerviosas del cerebro. Cuanto menor latencia o tiempo emplen, más eficaz el circuíto.

ANTICOLINESTERÁSICOS EN ALZHEIMER GRAVE

Oficialmente los anticolinesterásicos sólo se recetan en fases leve y moderada de la enfermedad.[i] Pero si se retiran al llegar a la etapa grave hay riesgo de que empeoren mucho e irreversiblemente.[120]

Datos recientes apoyan darlos también a dementes graves, pues algunos mejoran espectacularmente.[210] La acción de estos medicamentos va más allá de la pura teoría colinérgica.[210]

Se siguen estudiando efectos a largo plazo (tres años con donepezilo) para comprobar cómo repercuten en el paciente y en sus cuidadores.[965]

ANTICOLINESTERÁSICOS ANTES DEL ALZHEIMER

Debería tratarse con anticolinesterásicos a personas con deterioro cognitivo leve[ii], antes de que se manifieste la verdadera enfermedad de Alzheimer.[518,533]

Eso se afirma tras haber comprobado el efecto de donepezilo y rivastigmina en pacientes situados en esa borrosa frontera (si la hay) entre deterioro cognitivo leve y enfermedad de Alzheimer. Tratarlos cuanto antes retrasa el paso a la demencia.[97]

LOS ANTICOLINESTERÁSICOS FRENAN LA EVOLUCIÓN

Se han ensayado seis anticolinesterásicos, y todos retrasan más de un año el deterioro intelectual. Su fundamento teórico es el mismo, y la eficacia (en intensidad y duración) es similar, pero hay algunas diferencias en los efectos secundarios.[354,855]

---

[i] Si el neurólogo tiene meses de lista de espera, pide un escáner y tarda otro tanto, se ha perdido un tiempo precioso. Si luego hay trabas para visar la receta cuando la enfermedad ha avanzado, el tiempo de tratamiento es muy breve.

[ii] Las normas sanitarias no admiten (todavía) usar anticolinesterásicos en la enfermedad de Alzheimer grave ni en el deterioro cognitivo leve. Ya cambiarán: el gasto en fármacos es pequeño comparado con el ahorro que supone retrasar la hospitalización dos años o más.

La cuestión ahora es si sólo son tratamientos sintomáticos, que reponen la sustancia que falta (como la insulina en la diabetes o la levodopa en el Parkinson) o si, realmente, los anticolinesterásicos mejoran la evolución de la propia enfermedad.

Parece seguro que modifican los depósitos de amiloide, que actúan en receptores muscarínicos[354] y que, en las plaquetas,[i] modifican el metabolismo de la proteína precursora de amiloide.[726]

CAMBIAR DE ANTICOLINESTERÁSICO

Con los ahora disponibles (donepezilo y rivastigmina), no está justificado hacer cambios si el paciente va bien. Pero hay algunos que, después de 12 semanas de tratamiento, por causas desconocidas, no responden a un anticolinesterásico.[140] En ese caso se utilizará otro.

Pasar de rivastigmina a donepezilo es simple: como la rivastigmina dura poco en sangre, al día siguiente se cambia por donepezilo. Sustituir el donepezilo (que tiene una larga vida media) requiere esperar varios días (para que se elimine del todo) antes de empezar con rivastigmina. Pronto habrá otros anticolinesterásicos disponibles y deberemos entonces conocer el modo de hacer los cambios.

ANTICOLINESTERÁSICOS EN DEMENCIA VASCULAR

El donepezilo mejora el déficit cognitivo de la demencia vascular.[ii] Al inhibir la colinesterasa aumenta el flujo sanguíneo en las zonas cerebrales deficientes[868], y remiten algunos trastornos cardiacos autonómicos debidos al déficit colinérgico.[361]

Y, a la inversa, los fármacos empleados en pacientes vasculares mejoran a los enfermos de Azlheimer. Los antiagregantes (o anti-

---

[i] Sin embargo no tienen efecto sobre la agregación plaquetaria, por lo que pueden emplearse con fármacos antitrombóticos.[461]

[ii] El mini-Mental se mantuvo estable 6 meses, la puntuación en la escala de demencia descendió mucho (de 1.56 a 1.25) y los cuidadores les encontraron más vigilantes, activos y con más iniciativa mientras estuvieron tomando donepezilo.[651]

coagulantes) mejoran la demencia vascular, pero también disminuyen el deterioro mental de enfermos de Alzheimer.[705]

OTROS ANTICOLINESTERÁSICOS

El **metrifonato** es un inhibidor de colinesterasa, de acción prolongada y muy bien tolerado (60-80 mg en dosis única). Mejora la memoria y otras funciones cognitivas, la capacidad para actividades cotidianas, el estado general global, la conducta,[94,285,353,799] y, dato importante, también beneficia a los cuidadores.[887]

La **galantamina** es anticolinesterásico (reversible)[15], pero también aumenta y modula los receptores nicotínicos del hipocampo[i]. Aumenta el aprendizaje (con 24-32 mg/día)[1043] y, después de un año, se mantie-ne el nivel cognitivo y funcional.[470] Mejora el comportamiento y la calidad de sueño,[98,812] disminuye la ansiedad, la desinhibición y la conducta motora aberrante.[955] Los efectos adversos (colinérgicos) son transitorios y disminuyen si se continúa el tratamiento.[470]

La **eptastigmina** es un anticolinesterásico de vida larga. Según la escala de demencias (ADAS) es eficaz después de seis meses (30-60 mg diarios)[459] y en tratamientos de dos años[460] resultó, además, seguro y bien tolerado[ii].

La **cimserina**[1053] no actúa sobre la acetil-colinesterasa sino que inhibe selectivamente la butiril-colinesterasa[iii]. Potenciar específicamente estas vías puede ser útil en la enfermedad de Alzheimer[386]. En esa línea están otros como la fenserina[736] y tolserina[495].

---

[i] Donepezilo también aumenta los receptores nicotínicos del hipocampo.[1043]

[ii] Con eptastigmina los efectos secundarios son leves (agitación, insomnio, náusea y mareo) aunque hubo algunos problemas hemotológicos reversibles[458] y, parece anecdótico, dos pacientes se suicidaron con armas de fuego.[295]

[iii] Además de la acetil-colinesterasa hay otra colinesterasa, la butiril-colinesterasa que abunda en la sangre y en el hígado. En el cerebro se localiza en las células de la glía y en el 10 % de las células de amígdala e hipocampo.

El **CHF2819** es anticolinesterásico y antidepresivo. Aumenta la acetilcolina (más en hipocampo) y la serotonina (como los antidepresivos modernos). Mejora la memoria y el comportamiento.

Por su efecto estimulante (serotoninérgico) es muy útil en pacientes apáticos aunque, con dosis altas, puede producir movimientos involuntarios (desde ligero temblor a sacudidas mioclónicas).[979]

TABACO Y SETAS VENENOSAS IMITAN ACETILCOLINA

Las neuronas sensibles a acetilcolina tienen zonas de la membrana (receptores) preparadas para recibirla. Son de dos tipos básicos: nicotínicos y muscarínicos.

Cuando fumamos, la nicotina[i] activa el receptor nicotínico (pero no el otro) como si fuese acetilcolina. Cuando alguien toma setas venenosas, la muscarina[ii] imita a la acetilcolina en el receptor muscarínico (pero no el nicotínico) y produce una excitación que, si es muy intensa, lleva a la muerte.

Unas células tienen más receptores nicotínicos y otras más muscarínicos. La nicotina y la muscarina imitan parcialmente a la acetilcolina porque sólo activan los receptores respectivos, mientras que la acetilcolina estimula a los dos.

Hay otras sustancias capaces de imitar o simular la acción de la acetilcolina: son los agonistas colinérgicos.[iii] Unos agonistas colinérgicos se parecen más a la nicotina (agonistas colinérgicos nicotínicos) y otros actúan en las mismas zonas de la muscarina (agonistas colinérgicos muscarínicos).

---

[i] La nicotina es un alcaloide incoloro, acre, volátil, muy tóxico, de las hojas del tabaco. Abunda en los músculos y en el corazón. Es bloqueada por el curare.

[ii] La muscarina es alcaloide extremadamente tóxico de varias setas (*Agaricus muscarinus*) y el pescado putrefacto. Es bloqueada por la atropina y belladona.[729]

[iii] En el Parkinson se usó levodopa (acción presináptica) y luego se pasó a agonistas dopaminérgicos (actúan en segunda neurona). Ahora se hace lo mismo en el Alzheimer con los agonistas colinérgicos; sirven porque las neuronas conservan receptores colinérgicos (muscarínicos y nicotínicos) aunque estén destruídos los axones de células ya muertas.

En el cerebro hay células sensibles a acetilcolina pero también en los músculos, corazón, intestino, glándulas, etc. Esos órganos también se activan con los agonistas colinérgicos, los nicotínicos con un efecto predominantemente "simpático" y los muscarínicos con un efecto "parasimpático. Unos y otros mejoran la memoria, pero la mayoría de los agonistas colinérgicos clásicos no resultan prácticos[i] por sus efectos secundarios.

Sin embargo, hay nuevos agonistas nicotínicos y muscarínicos que mejoran notablemente a los enfermos de Alzheimer.

LAS NEURONAS SUSPIRAN POR LA NICOTINA

Si las neuronas tienen receptores nicotínicos por algo será. Abundan en el hipocampo pero se van perdiendo con la edad y, sobre todo, en la enfermedad de Alzheimer. Si damos nicotina a un demente mejoran algunas funciones cognitivas,[483,694] como la atención visual[835] y la memoria a corto plazo. Al fumar lo que se mejora en transmisión neuronal se empeora en problemas vasculares por el tabaco. Por eso se usan varios imitadores o agonistas nicotínicos, como el **ABT-418** y la **galantamina**, que también es anticolinesterásico, como vimos.

EL LADO BUENO DE LAS SETAS VENENOSAS

Las setas venenosas lo son porque contienen muscarina, un tóxico más potente que la nicotina. Hay muchos receptores de células que se excitan con la muscarina o con las sustancias que la imitan (los agonistas muscarínicos). Si encontramos agonistas muscarínicos selectivos para los receptores que nos interesan,[ii] podemos excitar las neuronas que intervienen en la memoria sin efectos indeseables.

---

[i] Se han ensayado sin resultado práctico arecolina[47,955] (un agonista muscarínico), oxotremorina,[224,1025] pilocarpina[149] y hasta betanecol intraventricular.[741]

[ii] De receptores muscarínicos hay varios tipos: nos interesan los de hipocampo y corteza cerebral (M1 y M3), y debemos evitar los M2 (activan el corazón y el tronco encefálico con riesgo de de efectos secundarios); algunas molestias gastrointestinales más o menos intensas son inevitables[453] porque el intestino tiene M1, M2 y M3.

Cada vez se consiguen agonistas muscarínicos más selectivos. Se han ensayado el **SB-202026** (agonista M1) que mejora 2-3 puntos la escala ADAS-Cog después de tres meses.[532]

La **xanomelina**, un agonista muscarínico selectivo M1 (y M4) produce una mejoría cognitiva dependiente de dosis (75-225 mg/día), leve pero clara, y también alucinaciones, agitación, ilusiones y cambios de ánimo. Por vía oral provoca náuseas en la mitad de los pacientes[107] y está contraindicada en cardiópatas o ulcerosos. Ahora se ensaya en parches cutáneos.

NOOTROPO[i] ES TODO LO QUE FAVORECE LA MENTE

Las **pirrolidinonas** (piracetam, aniracetam, oxiracetam) estimulan la conversión de ADP a ATP, protegen contra la hipoxia y mejoran la memoria en el cerebro dañado o envejecido. Son nootropos débiles.

El **Nefiracetam** es estimulador colinérgico y refuerza los receptores nicotínicos de acetilcolina (ensayo en fase II).[1065]

La **citicolina**[ii] es un precursor de la fosfatidil-colina. Los ratones viejos que la toman continuadamente mejoran cognitivamente (consiguen salir de un laberinto radial) y su hipocampo tiene menos lesiones seniles.[291] El **prolintano** (clorhidrato) es un nootropo simpático-mimético que usan los estudiantes (Katovit) para aumentar su atención. El **nimodipino** (Nimotop, Brainal, otros), un antagonista de los canales del calcio, mejora algunas funciones cognitivas.[60]

MEMANTINA PARA LOS MÁS GRAVES

Algunos piensan que el glutamato interviene en la patogenia del Alzheimer y que la progresión de la enfermedad se frenaría con

---

[i] Etimológicamente, nootropo (de *noos*=mente y *tropos*=desarrollar) es toda sustancia que favorece el desarrollo de funciones mentales, incluídos los modernos anticolinesterásicos y agonistas colinérgicos mencionados. Aquí nos referimos a otros nootropos.

[ii] La citicolina (Somazina) es algo cara y su eficacia fue muy discutida hasta que, en 1998, se demostró que mejora mucho la recuperación funcional en ictus y traumas craneales.

antagonistas de los receptores NMDA, como la memantina.[i] Está disponible en Alemania y se usa en dementes graves. Es segura y bien tolerada. Después de 6 meses, los pacientes tratados se habían deteriorado menos y su comportamiento no había empeorado.[789]

LA ASPIRINA "DESPEJA LA CABEZA"

Muchas personas mayores insisten que la Aspirina les despeja la cabeza, sin que les interese lo que los científicos digan.

Una forma de mejorar el deterioro intelectual es mejorar el flujo cerebral, con antiagregantes (y la Aspirina lo es). Esto es imprescindible en los casos en que se suma una demencia vascular o factores de riesgo importantes.

Pero hay más: los problemas vasculares no sólo suman efectos sino que pueden estar implicados en los mecanismos iniciales de la enfermedad de Alzheimer. Yo receto Aspirina infantil a mis enfermos de Alzheimer.

HORMONAS SEXUALES MEJORAN LA INTELIGENCIA

Las hormonas sexuales[ii] (estrógenos y testosterona) tienen poderosos efectos mentales y anímicos, disminuyen los depósitos de amiloide[373] y aumentan la serotonina.[iii]

La testosterona disminuye la formación de ovillos neurofibrilares[i], mejora el estado de ánimo y las funciones visuoespaciales (aunque puede empeorar habilidades verbales).[21]

---

[i] En ratas con lesiones experimentales de circuítos colinérgicos, si se les pone memantina subcutánea o intraperitoneal, son capaces de realizar la prueba del laberinto y se mantienen los terminales colinérgicos de su corteza cerebral.[214]

[ii] En el embrión los estrógenos (y la testosterona) son fundamentales para el crecimiento y supervivencia de las neuronas. Posiblemente lo sigan siendo el resto de la vida.

[iii] En ratas, las hormonas sexuales aumentan la serotonina en el núcleo dorsal del rafe, núcleo accumbens, corteza olfatoria, cingular y frontal.[299,939]

Las mujeres menopáusicas que usan parches de estrógenos tienen menos riesgo de enfermedad de Alzheimer. Lo que no está tan claro es que sirvan como tratamiento, una vez que aparece la demencia.

Algunos estrógenos sintéticos (raloxifeno) disminuyen el deterioro cognitivo de mujeres menopáusicas. No mejoran intelectualmente a los varones[723] aunque se usan estrógenos para controlar a los que presentan conductas agresivas o sexualmente inapropiadas.[884]

---

[i] En ratas macho castradas y en ratas hembras a las que se les da un choque de calor se produce una hiperfosforilazión de la proteína tau (lo que conduce a formación de ovillos neurofibrilares en el Alzheimer). Esto se evita dándoles andrógenos.[730]

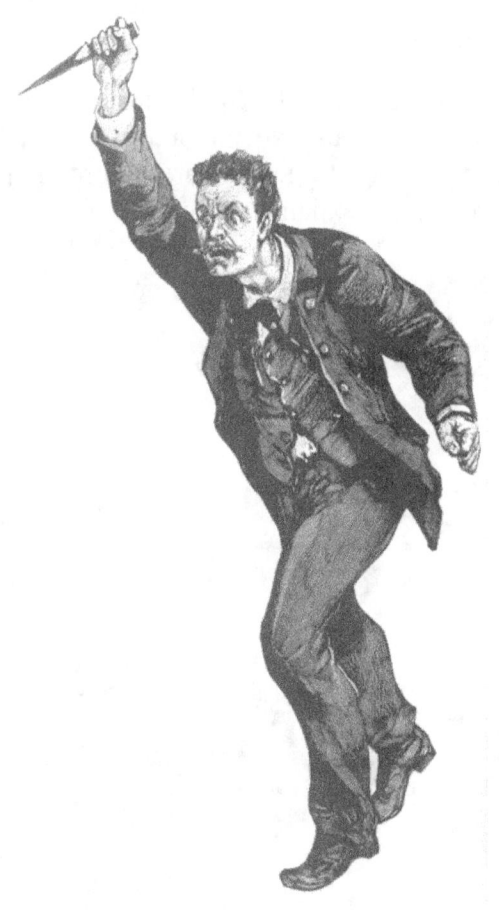

Hay que tratar las
conductas anormales

14. Tratar los problemas de conducta

Los familiares se resignan a que el enfermo pierda memoria, pero, cuando empieza a portarse mal, surgen los problemas: el cuidador se estresa, y todos los que viven en la casa sufren las consecuencias.

Si el trastorno de conducta es leve, se intenta solucionar sin medicamentos; pero habrá que dárselos cuando empeora. Es necesario controlar el comportamiento del enfermo de Alzheimer porque así mejoramos su calidad de vida, descansa la familia, evitamos trabajo a los cuidadores y se retrasa el ingreso en residencia.[36,167,207,444]

DESCUBRIR POR QUÉ SE PORTA MAL

Algunos dementes "se portan mal" porque les trastorna un nuevo "tranquilizante", porque tienen una infección de orina, se les estropeó el audífono, no ven bien (cataratas o mala iluminación) o les molesta el ruido de los vecinos. También si no se les presta atención o se les insiste demasiado en hacer algo.[154]

El "trastorno de conducta" puede ser también el modo con que intenta expresarse esa persona que ha perdido su capacidad normal para comunicarse, porque le fallan el lenguaje y las secuencias lógicas del razonamiento.[154]

¿ES INSOPORTABLE LA CONDUCTA? ¿PARA QUIÉN?

Ante una conducta anormal hay que plantearse: ¿es un problema insoportable? ¿para quién? ¿cuántas veces ocurre y cuánto dura? ¿aparece en circunstancias determinadas (baño, comida, etc.)? ¿se puede relacionar con algún trastorno (dolor, infección urinaria, estreñimiento)? ¿está tomando un nuevo psicotropo?[49,840]

Cuando está agitado y hay que prescribir "sedantes", se elegirá uno simple y suave, empezando por dosis bajas que se suben según vaya tolerando, hasta que mejore. Se usan antipsicóticos (neurolépticos), antidepresivos, ansiolíticos y, a veces, antiepilépticos o betabloqueantes.[383] Si está violento o agresivo es mejor hospitalizarlo unos días.

LES DAN EL "TRANQUILIZANTE" EQUIVOCADO

La mayoría de enfermos de Alzheimer toma un "tranquilizante", pero casi nunca el que necesitan.[360] A unos intentan quitarles ansiedad con un hipnótico, a otros quieren dormirlos subiendo el neuroléptico, hay quienes tratan la irritabilidad con psicoestimulantes, o las alucinaciones con antidepresivos tricíclicos.

En todos estos casos, empeora el enfermo y la culpa es del médico, o del familiar que se lo da "por su cuenta". Y otra cuestión: los "tranquilizantes" no son "para siempre": se usan varias semanas, y luego se retiran o cambian.

HALOPERIDOL Y MELERIL SÓLO EN URGENCIAS

El Haloperidol (butirofenona) y Meleril (tioridazina) son los neurolépticos clásicos más conocidos. Actúan bloqueando los receptores D2 de dopamina.

Son útiles al principio, cuando en una urgencia hay que controlar a un paciente violento o con alucinaciones. Pero no comprendo cómo los dan durante meses en residencias, sabiendo que perjudican[i] a las

---

[i] Los neurolépticos clásicos tienen muchos efectos secundarios: hipotensión ortostática (peor aún si toman pastillas para la tensión) y síntomas anticolinérgicos (disminuye la memoria, y más si toman antidepresivos) y, a largo plazo, parkinsonismo (en viejos) o discinesia tardía (en jóvenes). A veces son necesarios, pero habría que consultar a la familia sobre la relación entre beneficio esperado y posibles perjuicios.[383]

personas mayores: provocan parkinsonismo, disminuyen la memoria, y suelen empeorar a los dementes.[800,853, 885]

PARKINSON, DEMENCIA Y MUERTE

Haloperidol y Meleril producen parkinsonismo, pero peor es cuando el médico intenta "compensarlo" con Akinetón u otro anticolinérgico: todavía pierden más memoria y su mente se ofusca. ¿Cómo se les ocurre dar anticolinérgicos a un demente si su tratamiento es el contrario, los colinérgicos?

Los neurolépticos clásicos aceleran la demencia porque disminuyen las sinapsis, favorecen el desarrollo de ovillos[275] y empeoran los problemas serotoninérgicos.

En algunos dementes, producen complicaciones graves, como el *"síndrome neuroléptico maligno"*: tan maligno que pueden morir, sobre todo si lo que tenían era enfermedad de cuerpos de Lewy,[i] tan fácil de confundir con la de Alzheimer.[645]

NEUROLÉPTICOS MODERNOS AUNQUE SEAN CAROS

Como son caros, los recetan poco, pero los neurolépticos modernos o "atípicos" son tan eficaces como los clásicos, sin sus problemas[383].

La olanzapina (Zyprexa)[ii] y risperidona (Risperdal)[161,324,776] disminuyen la agresividad y los episodios psicóticos en enfermos de Alzheimer.[207]

La desventaja es que tardan dos semanas en hacer efecto (y algo más en mostrar todo su poder). Los familiares creen que el medicamento

---

[i] De 100 pacientes diagnosticados de Alzheimer, 15 tienen enfermedad de Lewy. Se sospechará si la demencia fluctúa y empieza con parkinsonismo y alucinaciones. Están contraindicados los neurolépticos clásicos. Y los atípicos (olanzapina o risperidona) sólo si son imprescibles y a dosis muy bajas.[20,549,645]

[ii] La clozapina (Leponex) es más eficaz pero se reserva a casos especiales por el riesgo de problemas hematológicos.[161,324,776]

no controla al enfermo, ellos mismos lo suspenden y vuelven al Haloperidol.[i]

Hay que empezar con dosis bajas de risperidona y olanzapina, subiendo poco a poco, según el tipo de paciente. Cuando mejoran, se rebaja al mínimo posible e incluso se suspende temporalmente.[854]

Los pacientes pueden engordar si toman neurolépticos[ii] mucho tiempo. Hay dos recientes neurolépticos atípicos, interesantes porque no engordan ni producen efectos extrapiramidales: la quetiapina (Seroquel) tiene una molécula parecida a la clozapina, ya está disponible. Y la ziprasidona (Zeldox), que aún no se comercializa en España, se puede comprar en otros países europeos.

RISPERIDONA Y OLANZAPINA

La risperidona disminuye la agitación, alucinaciones y explosiones emocionales. No influye significativamente sobre el déficit cognitivo y, comparado con los neurolépticos clásicos, sus efectos extrapiramidales son nulos o escasos: si aparecen habría que sospechar que el demente tiene también una enfermedad de Parkinson subclínica.[885] Es antagonista de serotonina y dopamina; algunos pacientes responden exageradamente, por lo que siempre se empezará con dosis muy bajas.

La olanzapina es muy eficaz para controlar agitación, alucinaciones, acatisia, agresividad y otros trastornos de conducta. Es muy bien tolerada incluso en dementes muy ancianos (más de 80 años), a los que se les da dosis medias (5-15 mg/día) durante largo tiempo (más de cuatro meses). No se observan cambios significativos en el peso, pruebas analíticas o electrocardiograma.[933] No produce efectos secundarios extrapiramidales, ni siquiera en los parkinsonianos.[176]

---

[i] Si está muy agitado, pueden darse al principio, pocos días, neurolépticos clásicos y continuar luego con los atípicos. Hay una forma soluble de risperidona que actúa más rápido.

[ii] Los esquizofrénicos tratados con neurolépticos engordan, y el 6 % desarrolla diabetes. El aumento de peso en mayor con clozapina y olanzapina (15.5 % y 11 %) que con Haloperidol (6.6 %) o risperidona (6 %).[1060] Pero teniendo en cuenta que los dementes adelgazan, el aumento de peso podría indicar un efecto beneficioso.

ANTIEPILÉPTICOS CONTRA LA AGITACIÓN

Un episodio agudo de agitación o delirio es, a fin de cuentas, una "crisis" o descarga de circuítos neuronales (límbico-corticales). Parece sensato intentar controlarlos con antiepilépticos[i] que reducen la excitabilidad celular.

La carbamacepina (Tegretol)[563,738] y valproato (Depakine)[408,650] controlan las tendencias impulsivas y reducen la agitación en algunos pacientes de Alzheimer, disminuyendo las fluctuaciones de su estado anímico. Las dosis son más bajas que para la epilepsia.

La carbamacepina es especialmente útil en dementes agresivos y hostiles.[711] El valproato se usa en residencias para reducir la agitación a largo plazo (más de año y medio) con pocos efectos secundarios.[52]

ANTIDEPRESIVOS MODERNOS MEJORAN COGNICIÓN

Los antidepresivos antiguos son baratos y están contraindicados[ii] en las demencias.

Son más caros, pero mucho más útiles, los antidepresivos "modernos", casi todos serotoninérgicos[iii]: sertralina (Aremis, Besitrán), paroxetina (Frosinor, Seroxat), fluoxetina (Adofén, Prozac, Reneurón), fluvoxamina (Dumirox), citalopram (Prisdal, Seropram).

Sirven al demente depresivo y también al que no parece deprimido porque, además del ánimo, mejoran su memoria y otras funciones cognitivas, disminuyen la agitación y aumentan su rendimiento

---

[i] Hay antiepilépticos que también mejoran la depresión (lamotrigina: Labileno, Lamictal) o la ansiedad y manías (gabapentina: Neurontín).[885]

[ii] Los antidepresivos clásicos son anticolinérgicos (les quitan la poca acetilcolina que les queda y empeora la memoria).

[iii] Los antidepresivos serotoninérgicos aumentan la serotonina inhibiendo la recaptación de la serotonina (un mecanismo parecido al que emplean los anticolinesterásicos). Son de elección para los mayores pues tienen muchos menos efectos secundarios que los clásicos, aunque sí algunos (gastrointestinales, cambios de apetito) y deben darse a dosis más bajas que en los jóvenes y tenerse en cuenta la posibilidad de intereacciones.[1065]

funcional.[207,589] Si hay depresión e insomnio, la fluvoxamina (Dumirox) es el más sedante del grupo, administrándolo de noche.

DEPRESIVO PSICÓTICO O AGITADO ANSIOSO

En algunos dementes (los más viejos) pueden coincidir depresión y psicosis. Se usarán antidepresivos serotoninérgicos (citalopram, fluoxetina, sertralina y paroxetina)[385,702,913] asociados a un antipsicótico atípico[i] (olanzapina o risperidona). En dementes con depresión grave algunos[929] recurren al electroshock.[ii]

Si el demente combina agitación con ansiedad, hay que darle ansiolíticos y sedante-hipnóticos.[iii] Las benzodiacepinas de vida media corta sirven en situaciones de crisis porque reducen la ansiedad, favorecen el sueño y mejoran la agitación: se prefieren[7] alprazolam (Trankimazín), lorazepam (Orfidal), y oxacepam (Adumbrán).

Se daran a dosis bajas y poco tiempo porque empeoran las funciones cognitivas y aumentan el riesgo de caídas.[383] Al retirarlas, pueden empeorar la conducta, con un síndrome de desinhibición.

BENZODIACEPINAS SÓLO PARA DORMIR

Las benzodiacepinas se evitarán durante el día (salvo en crisis de ansiedad o agitación) porque empeoran la cognición.[311] Pero un demente (o persona sana) que no duerme bien de noche, está más confuso al día siguiente,[113,156] por lo que conviene mejorar su sueño.[994]

---

[i] Hay que evitar antidepresivos tricíclicos (amitriptilina) (Tryptizol) que empeoran lo cognitivo, y antipsicóticos clásicos (Haloperidol, Meleril) que aumentan la depresión. Una excepción es la trazodona (Deprax) (antidepresivo, agonista 5-HT2 con leve efecto anticolinérgico), un buen sedante para el demente agitado que duerme mal.[893]

[ii] Habría que suspender antes los psicotropos (para evitar confusión), espaciar sesiones (para evitar deterioro cognitivo) y seguir después con antidepresivos.[545]

[iii] En dementes agitados algunos usan antibloqueantes (sólo en jóvenes, nunca en viejos por sus efectos cardiovasculares),[585] o buspirona (Buspar), con buenos resultados).[854,1054]

Si no hay síntomas psicóticos (que podrían empeorar), se usan las benzodiacepinas más sedantes (lorazepam: Orfidal) o hipnóticas (lormetacepán: Noctamid), con precaución y con "descansos": intentar suprimirlas al menos un día en semana o una semana cada mes.[241]

Las interrupciones de sueño, para ir a orinar, se evitan restringiendo líquidos por la tarde. Muchos dementes duermen de día y se levantan de noche: se les trata con sesiones diurnas de luz intensa y sacándolos a pasear con las últimas horas de sol. Esto "pone en hora" el reloj biológico (actuando sobre núcleo supraquiasmático del hipotálamo) y mejora el ritmo sueño/vigilia.[87]

SOÑANDO CAMINOS DE LA TARDE

Al caer la tarde empeoran los dementes, como saben los que conviven con ellos: se ponen inquietos o con miedo, se agitan, parecen desorientados o dicen palabrotas. Se les llamó *"dementes crepuscu-lares"* aunque otros lo habían descrito como *"delirio senil nocturno"*.

Ahora sabemos que les influye la falta de luz, que provoca breves episodios de falta de atención y disminuye otras capacidades mentales.

ESTÁ MEJOR DESDE QUE LE QUITAMOS LAS PASTILLAS

La frase, dicha por un familiar, la hemos oído todos los que tratamos dementes. Se ha visto una clara mejoría cognitiva al quitar benzodiacepinas en pacientes institucionalizados.[840]

Más claro aún: al retirar los neurolépticos clásicos, no sólo no empeo-ran sino que lo habitual es que mejoren. Nada es para siempre: todo "tranquilizante" (incluídos antidepresivos o neurolépticos modernos) debe reevaluarse periódicamente, disminuyéndolo o suprimiéndolo.[241]

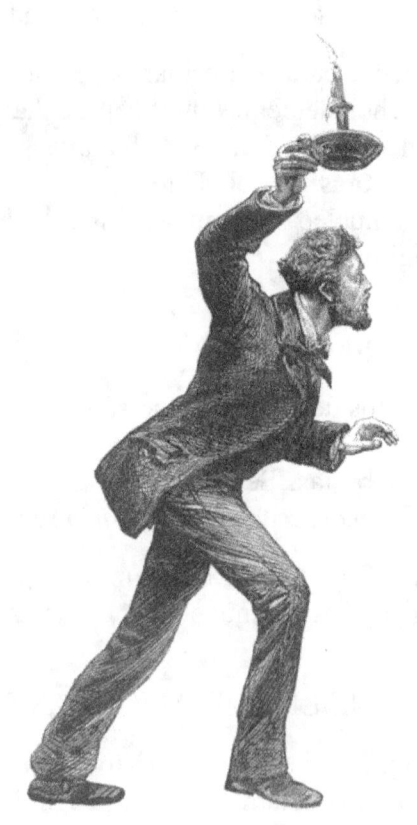

Ahora se buscan las causas de
la enfermedad de Alzheimer

15. Tratar las causas de la enfermedad

Cuando tratamos los problemas de memoria y de conducta, sólo mejoramos síntomas, pero la enfermedad de Alzheimer continúa.

Ahora el reto es combatir sus mecanismos y sus causas, algo que parecía imposible hace pocos años. En esta revolución, hay fármacos modernos, todavía en ensayo, y antiguos medicamentos en los que se descubren aplicaciones nuevas (como los antinflamatorios). Incluímos la famosa "vacuna", que no sólo previene las causas sino que servirá para tratar a los que ya se demenciaron.

ETAPAS EN LA "CASCADA" DEL ALZHEIMER

La enfermedad de Alzheimer desencadena una "cascada" de fenómenos anormales. Se acumulan radicales libres, beta-amiloide y otras sustancias de "desecho"; hay inflamación alrededor de las placas; se forma proteína tau anormal, las neuronas pierden sinapsis y capacidad regenerativa, faltan neurotransmisores, surgen trastornos inmunológicos, etc.

Todos estos fenómenos patológicos se relacionan y suman hasta desembocar en la enfermedad. Si conseguimos conocer los pasos de esta "cascada" patogénica, podremos prevenir y tratar las diferentes etapas.[212] Empecemos por los radicales libres.

VERDURAS Y SELEGILINA PROTEGEN LAS NEURONAS

En el envejecimiento y en la enfermedad de Alzheimer, las neuronas mueren por el "estrés oxidativo" que producen los radicales libres. Para eliminarlos se utilizan antioxidantes, que actúan como "neuroprotectores". Unos los produce el propio organismo (endógenos), otros los tomamos con ciertos alimentos o en pastillas.

La **vitamina E** (tocoferol) es un antioxidante natural que abunda en las verduras. Elimina radicales "libres" en los cerebros viejos,[i] pero su eficacia es como preventivo. ¿Merece la pena darla cuando la demencia ha aparecido? Dicen que con dosis altas de vitamina E (2000 UI/día) los dementes mejoran su capacidad funcional y tardan más en ir a residencias.[509,844] Es barata y no perjudica.

La **selegilina** es neuroprotectora en la enfermedad de Parkinson, aunque ese efecto es menos claro en la de Alzheimer.[841] Sí que resulta útil en dementes apáticos y somnolientos, por su efecto estimulante (se metaboliza en anfetamina), activándoles mentalmente y mejorando su comportamiento.[546,954,1036] Pero no se les ocurra darla de noche, porque aumenta el insomnio y puede provocar ansiedad.

UNA ESPECIE DE ABONO PARA NEURONAS

Como el abono en las plantas, así actúan los factores neurotróficos sobre las neuronas: crecen, maduran, desarrollan ramificaciones y sinapsis. Son una especie de "superalimento vitaminado" para el tejido nervioso: lo nutren, mantienen, protegen y reparan.

El primer neurotrófico[ii] que se descubrió fue el **factor de crecimiento nervioso**, que aumenta las sinapsis de neuronas colinérgicas, fundamentales para la memoria. Se ha usado en dementes inyectándolo en los ventrículos cerebrales.[484] La **cerebrolisina** se obtiene del cerdo (proteinas cerebrales purificadas).[570] Es un factor de crecimiento natural que regenera las sinapsis del hipocampo y

---

[i] Las personas mayores con deterioro mental tienen en sangre niveles bajos de las vitaminas E (tocoferol) y A (carotenos).[904] La vitamina E, además de antioxidante, previene la enfermedad cardiovascular y mejora las defensas del organismo.

[ii] En animales se compensa el daño neuronal si añadimos factores neurotróficos. En el Alzheimer, el hipocampo tiene pocas sustancias neurotróficas, y por esa falta de "nutrición" enferman las neuronas. Hay riesgo de que los neurotróficos estimulen los brotes de fibras nerviosas aberrantes o la formación de placas. Los ensayos son poco alentadores.[754]

disminuye el beta-amiloide.[810] Mejora la memoria y concentración, el ánimo y el trazado electroencefalográfico.[570]

Nuestros factores neurotróficos naturales[i] aumentan con sustancias derivadas de las xantinas. La **propentofilina** (HWA 285) hace que el cerebro produzca más cantidad de su propio factor de crecimiento nervioso y activa la anosina (un neuromodular y neuroprotector). La **neotrofina** (AIT-082) mejora la memoria y cognición en roedores[ii] y enfermos de Alzheimer. Es el primer fármaco oral que promueve la regeneración y maduración nerviosa.[1029]

CORTAR LA PROTEÍNA POR EL SITIO ADECUADO

Un buen jamón hay que saber cortarlo para no dejar desperdicios. Lo mismo ocurre al cortar o dividir proteínas. La proteína precursora del amiloide se metaboliza bien cuando la rompe por el centro la enzima alfa-secretasa, y resultan dos mitades aprovechables.

En enfermos de Alzheimer son la beta-secretasa y la gamma-secretasa las que dividen la proteína, y la rompen por donde no deben.[1041] No sólo la desaprovechan sino que los fragmentos resultantes son inútiles y tóxicos (el beta-amiloide es uno de ellos). Alrededor de estos "desperdicios" van formándose luego las placas seniles[229].

Resulta pues lógico tratar la demencia con medicamentos que aumenten la alfa-secretasa (la que corta proteína precursora del amiloide por el sitio adecuado) o que frenen las enzimas que rompen la proteína incorrectamente: beta-secretasa y gamma-secretasa.[iii]

---

[i] Algunos péptidos naturales también promueven la producción de factores tróficos. Si se aprueban para humanos tienen la ventaja poder usarse en aerosol nasal.[374]

[ii] Favorece la vía de la alfa-secretasa y disminuye la vía beta de formación de amiloide;[537] también estimula la produccción de factores neurotróficos en algunas regiones cerebrales.

[iii] La gamma-secretasa se corresponde con la pre-senilina 1 (el gen defectuoso que la produce aparece en pacientes con enfermedad de Alzheimer familiar. La beta-secretasa se ha identificado como una sustancia llamada Asp2 o BACE (siglas en inglés que significan enzima divisora de APP en la parte beta).

La **neotrofina** (que es también neurotrófica) aumenta la alfa-secretasa. Y varios laboratorios investigan frenadores de las otras dos secretasas, para evitar que formen beta-amiloide.[617,896]

REVOLUCIONARIA VACUNA QUE DEVORA LAS PLACAS

Esta vacuna es revolucionaria. No ataca a virus o bacterias, sino a una sustancia dañina: el amiloide de las placas seniles.[i] Y no sólo impide que se forme, también lo elimina de los sitios en que se acumulaba.

Ésa es la novedad: se vacuna a animales o pacientes con la proteína beta-amiloide, la misma que inicia y desencadena la enfermedad de Alzheimer. Nuestras células defensoras (linfocitos y microglía), sensibilizadas contra esa sustancia extraña, la "devoran" y destruyen. Y la demencia se detiene.[856,857]

LA VACUNA FUNCIONA EN ANIMALES

Manipulando los genes de ratones o conejos conseguimos que desarrollen de viejos una enfermedad muy parecida a la de Alzheimer.

Si les vacunamos antes con amiloide no enferman, y si lo hacemos cuando ya están "dementes", mejoran.[ii] No hay dudas de que la vacuna es eficaz y bien tolerada en ratones y conejos (que tienen una secuencia de amiloide idéntica a la humana).

Desde la sangre, la vacuna con amiloide estimula el sistema inmune periférico, y provoca una respuesta beneficiosa (se destruye amiloide

---

[i] Las vacunas clásicas entrenan a las células que nos defienden de bacterias o virus para que los identifiquen bien y así destruirlos luego. En este caso no se "vacuna" con un organismo vivo sino con una sustancia extraña (amiloide), la que queremos eliminar.

[ii] Los ratones transgénicos vacunados de jóvenes, llegan a viejos sin enfermedad y casi sin placas seniles. Si se les vacuna ya mayores (alrededor del año), cuando ya tienen lesiones típicas de Alzheimer y "demencia" (fallos en pruebas como el laberinto), no sólo dejan de empeorar sino que se ve que las lesiones empiezan a disminuir[856].

o se evita que se forme), aunque no sabemos exactamente si es porque se activan las células defensoras o porque se producen anticuerpos[i].

Si la vacuna funciona fabricando anticuerpos, podríamos producirlos inmunizando a un animal o a otra persona, y "recogerlos" luego purificados para inyectarlos a los dementes (inmunización pasiva con anticuerpos monoclonales como hacemos en otras enfermedades).

YA ESTÁN VACUNANDO A INGLESES Y AMERICANOS

Los ensayos humanos han empezado ya con 100 enfermos de Alzheimer: los norteamericanos recibieron una sola dosis y a los británicos se les inyectarán varias. Hasta ahora la vacuna se tolera bien y los primeros resultados son positivos.[857] Pueden seguir por Internet la evolución del experimento.[ii]

La vacuna, fabricada en California,[iii] se llama **Betabloc**, y contiene beta-amiloide-42 en forma sintética (AN-1792). Se cree que previene, bloquea la progresión, e incluso hará reversibles los procesos que causan enfermedad de Alzheimer: la formación de placas amiloides, la distrofia neurítica, la pérdida de sinapsis y la gliosis.

¿Cuánto tiempo pasará hasta que la podamos comprar en farmacias? Si se confirma su utilidad en humanos, pueden calcular 4-5 años.

MALAS DEFENSAS EN EL ALZHEIMER

Viendo los resultados con las vacunas se deduce que a las personas que contraen enfermedad de Alzheimer les fallan las "defensas" para eliminar los nocivos depósitos de beta-amiloide. Una de las pruebas es

---

[i] Puede ser que la vacuna active linfocitos u otras células defensoras (respuesta celular) o bien que se produzcan anticuerpos contra el amiloide. Aunque pocos anticuerpos son capaces de atravesar la barrera hematoencefálica y actuar en cerebro, podría ser suficiente.

[ii] http://www.lef.org/magazine/mag99/dec99-report3.html

[iii] La compañía que desarrolla la vacuna es Elan Pharmaceuticals, South San Francisco, California. El investigador principal es Dale B. Schenk, PhD, Elan Pharmaceuticals, 800 Gateway Blvd, South San Francisco, CA 94080. dschenk@ elanpharma. com

que su líquido céfalo-raquídeo contiene pocos anticuerpos contra el beta-amiloide, al revés de lo que parece lógico.[253]

EL ANTIBIÓTICO QUE BARRE BETA-AMILOIDE

Se ha descubierto por casualidad. Un antibiótico pasado de moda, la **tetraciclina**[i] y sus derivados (doxicilina) frenan los agregados de amiloide y separan las fibrillas ya formadas[314]. Otro "limpiador" de beta-amiloide es la **IDE**, una sustancia natural que producen las células de microglía en cultivos. Se investiga como tratamiento.[998]

LA NEUROPLASTICIDAD DEFRAUDADA

De todos los animales, el cerebro humano es el que necesita mayor plasticidad neuronal (posibilidad de producir nuevas sinapsis y otros factores regenerativos). Y esta capacidad se mantiene muy alta en el sistema límbico del adulto maduro.

Cuando empiezan a morir neuronas por envejecimiento o porque está empezando una enfermedad de Alzheimer, la corteza no recibe su dosis de acetilcolina (que le venía del sistema límbico).

Intenta entonces compensar aumentando la neuroplasticidad,[ii] pero fracasa, y esos intentos fallidos son los responsables de que se acumule proteína tau hiperfosforilada y luego aparezcan ovillos neurofibrilares.[654]

---

[i] En realidad el efecto se descubrió en la yodo-doxorubucina (una antraciclina con actividad antitumoral) que inhibe la formación de agregados amiloides in vivo e in vitro. Pero es tóxica y atraviesa mal la barrera hemato-encefálica. Por analogía química se pensó en la tetraciclina que se distribuye bien en el cerebro y es bien tolerada.

[ii] Los estímulos del cerebro profundo (emocional, colinérgico) hacia la corteza son imprescindibles para mantener las sinapsis. El enfermo de Alzheimer, pierde pronto esas proyecciones colinérgicas perjudicando a la corteza (ya envejecida). Los ovillos y placas (en núcleo basal, hipocampo y bulbo olfatorio) son subproductos por mala adaptación de la neuroplasticidad que intenta, sin éxito, compensar la pérdida de neuronas.[654]

LA ENZIMA QUE MEJORA LA TAU MALFORMADA

La proteína tau es la responsable de que se organicen los microtúbulos en las neuronas. Su estructura cambia (se hiperfosforila) en la enfermedad de Alzheimer y ya no funciona bien, lo que hace que los filamentos se alteren, tomando forma de hélice en los ovillos.

Se ha descubierto que si añadimos cierta enzima (**Pin 1**), los filamentos recuperan su aspecto normal, por lo que ahora investigan fármacos para evitar esa hiperfosforilación que estropea la proteína tau.[584]

LA MADRE DE CASI TODAS LAS CÉLULAS

La epilepsia temporal se opera quitando un poco del lóbulo. De estos trozos de cerebro cultivaron algunas "células madre" (progenitoras inmaduras), se les añadió factor de crecimiento para que proliferaran, y obtuvieron algunas neuronas verdaderas[926].

Refinando esta técnica, se podrían conseguir células madre (de operados, de fetos o del mismo paciente[i]) que luego se reintroducirían como neuronas de hipocampo[33] ¿Podrán funcionar estas neuronas y establecer nuevas conexiones?

CONCEBIR SIN VARÓN

En agosto del 2000 se ha producido una polémica social y política porque el parlamento británico ha autorizado la clonación[ii] de células humanas.

Ya se han hecho otros transplantes cerebrales (no clonados) de células madre de otro origen, y cabe la posibilidad de que el propio cerebro

---

[i] En enfermos de Alzheimer quedan neuronas corticales "encogidas"[786], con brotes o prolongaciones neuronales aberrantes que sugieren mecanismos de autoreparación.[621] De allí se obtienen células inmaduras que se consigue convertir en neuronas completas.[592]

[ii] No es lo mismo fertilización que clonación: en este conjunto celular en que no intervienen espermatozoides no hay "fecundación". De esos embriones clonados ("hermanos"), o de alguna de sus células podrían obtenerse recambios de células madre para enfermos de Alzheimer, de Parkinson u otros. Y lo digo sin tomar ningún partido "ético".

suministre esas células madre pluripotenciales. También se ha inducido a células corticales indiferenciadas a convertirse en neuronas completas.[592]

El cerebro adulto mantiene latente la capacidad de autorregenerarse; es difícil pero no imposible que produzca nuevas neuronas, aunque no sabemos si ellas o sus prolongaciones serán "normales".[92]

MANIPULAR LOS GENES DE LA PROPIA PIEL

Se toman fibroblastos de la piel, se modifican sus genes para que produzcan mucho factor de crecimiento y se les trasplanta al núcleo basal de Meynert del demente (que es su propio donante).

Lo hicieron en monos[906] y ahora lo están probando en enfermos con demencia incipiente. El investigador principal está en California[i].

CLAUSENAMINA CONTRA EL SUICIDIO CELULAR

En enfermos de Alzheimer muchas células mueren por apoptosis[765].

La apoptosis es una especie de suicidio programado que también se ve en células cultivadas experimentalmente, pero disminuye añadiendo clausenamida. Si damos esta sustancia a ratas amnésicas (antes se les ha lesionado parte del cerebro) mejoran su memoria y en el hipocampo aumenta la acetilcolina y el número de sinapsis[1058].

COMBATIR LA INFLAMACIÓN DEL ALZHEIMER

Todos habían abandonado la hipótesis "arterioesclerótica" de la demencia de Alzheimer y se habían puesto de acuerdo en que era una neurodegeneración.

Entonces llegó McGeer,[640,641,642] dijo que era una neuroinflamación y, entre mucho revuelo y algún escándalo, propuso que se tratase a los

---

[i] Los interesados pueden dirigirse a Mark Tuszynski, Department of Neurosciences, University of Califorina, San Diego, La Jolla, CA 92093-0626, USA)

dementes con los medicamentos que veníamos usando en la artrosis. Este aparente contrasentido, un verdadero *oximoron*[i], es ahora una interesante corriente de investigación.

Está demostrado que los ovillos y las placas seniles inducen fenómenos inflamatorios y activan a la microglía,[ii] que responde liberando sustancias neurotóxicas y pro-inflamatorias, contribuyendo así a dañar las neuronas.[586,934]

Los anti-inflamatorios no esteroideos[586] bloquean esos procesos. Se ha demostrado que la incidencia de Alzheimer es menor en pacientes que toman antinflamatorios no esteroideos, sobre todo si combinan dos o si asocian Aspirina.[34]

El **naproxeno** (Naprosyn) lleva 20 años utilizándose para artrosis, traumatismos, flemones y otros procesos con inflamación. Ahora está muy avanzado un ensayo que lo usa en enfermos de Alzheimer. Incluso en pacientes no dementes pero que tienen problemas de memoria se les da anti-inflamatorios[iii] de modo preventivo.[509]

Algunos llegan a decir que tomando diariamente dos *aspirinas* (un buen antinflamatorio) se retrasa la enfermedad de Alzheimer.[389]

OTROS FÁRMACOS CONTRA EL ALZHEIMER

Las hipótesis de tratamiento incluyen una amplia variedad de agentes, con variable rigor,[737] la mayoría con dudosa o ninguna eficacia.

Los antagonistas de los opiáceos como posibles reforzadores cognitivos[424], los gangliósidos GM1,[304] reemplazos noradrenérgicos

---

[i] Oximoron es una figura retórica en la que hay aparente contrasentido: *"cruel amabilidad"*.

[ii] En el sistema nervioso la microglía hace las funciones de los macrófagos: se desplaza, fagocita gérmenes o desechos y produce moléculas inmunes (citoquinas y quimioquinas).

[iii] Admitido que los antinflamatorios previenen o retrasan el declinar cognitivo, se discute la droga más eficaz y el momento en que debe darse. Se ensayan los clásicos inhibidores COX1/COX2 (naproxeno) o inhibidores selectivos COX2 (celecoxib, rofecoxib). También se investigan inhibidores específicos de esta reacción microglial.[396]

como la clonidina[665] o guanfacina,[858] reemplazo de somatostatina con octreótido,[683] tiamina (vitamina B1),[701] carnitina.[917]

Es curioso que administrando algo tan simple como glucosa se observó una mejoría de la cognición.[598]

TODOS LOS MEDICAMENTOS JUNTOS

En las enfermedades graves como el cáncer y el SIDA el beneficio máximo se obtiene combinando varios tratamientos.

Eso proponen algunos[395,560] para el Alzheimer, como en la "mezcla de Folstein":[308] un acetilcolinesterásico es imprescindible; la vitamina E y otros antioxidantes algo harán y no tienen efectos secundarios; añadir un antinflamatorio, una hormona sexual (estrógenos en la mujer y, con menos claridad, testosterona en el hombre) y un antidepresivo serotoninérgico. Y cuando llegan los trastornos de conducta, un neuroléptico atípico a baja dosis durante periodos cortos.

Un antiagregante viene siempre bien a esta edad (algunos antinflamatorios ya hace esa función y no hay que añadirlo); y corregir los factores de riesgo vascular: antihipertensivos, controlar diabetes, etc.[i] También seguirán medidas generales, como una buena nutrición, suplementos proteicos y de B12 y otras vitaminas. Hay que vigilar infecciones urinarias y otras enfermedades adicionales.

FÁRMACOS A LA CARTA SEGÚN EL GENOMA

Es lo que se conoce como farmacogenómica. En las manifestaciones de la enfermedad de Alzheimer hay más de diez genes responsables[ii].

---

[i] En esas mezclas de fármacos otros incluyen inmunomoduladores, antagonistas de diversos aminoáxicos excitadores,[395] e inhibidores del óxido nítrico (que también interviene en las enfermedades neurodegenerativas).[560]

[ii] En los que tienen un solo gen de riesgo, aparece entre los 65 y 70 años de edad, pero cuando se asocian varios genes en una familia, puede adelantarse 20 años. Más importantes que las mutaciones genéticas son las asociaciones alélicas o combinaciones de varios genes distribuidos en distintos puntos del genoma.[148]

Si la respuesta terapéutica de los enfermos con Alzheimer es genotipo-específica, es decir, dependiente de las características genómicas de cada paciente, "entonces el tratamiento debe individualizarse de acuerdo al genotipo de cada individuo".

Asimismo si la enfermedad está causada por varios genes defectuosos distribuidos por el genoma, "el tratamiento con un sólo fármaco es esencialmente insuficiente".

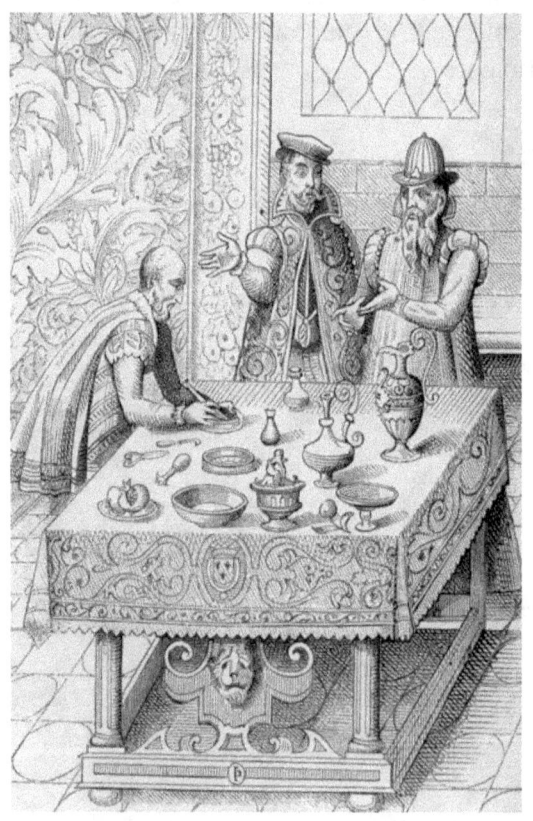

Tratamientos heterodoxos

16. Tratamientos heterodoxos y teorías espurias

R. Hyde[i] y R. González Maldonado

La Medicina oficial no es la única interpretación del hombre enfermo ni todos los remedios se venden en farmacias. Hay terapias alternativas que nacen fuera de las facultades y, a veces, se asumen más tarde.

Eso dice el colaborador del capítulo, mi amigo Ralph Hyde. Colecciona recetas heterodoxas y defiende o inventa teorías imaginativas, a veces disparatadas. La mayoría se olvidarán, pero algunas adelantan las hipótesis y tratamientos del futuro.

SE ARRANCÓ LOS OJOS PARA PENSAR

Demócrito de Abdera se arrancó los ojos para pensar mejor (lo cita Borges).

Alguna razón tenía: si cerramos los ojos, nuestro cerebro "piensa" de modo distinto, pues integra funciones sin ayudas visuales. Se orienta espacialmente a través del tacto (articulaciones incluídas), del laberinto, del oído y del olfato. Debe "recordar" continuamente la posición de muebles u obstáculos que no está viendo. Eso exige un trabajo de "integración" y de "memoria" ausente en los videntes.[ii]

---

[i] Ralph Hyde es un neurólogo heterodoxo, brillante y diabólico al que conozco de toda la vida. Dice que la ciencia ficción de hoy es la ciencia del mañana y desdeña lo "políticamente correcto". Es un humanista de polémicas teorías, preñadas de intuición pero científicamente espurias, y expuestas con estilo crudo y provocativo.

[ii] Los ciegos desarrollan circuítos neuronales especiales que mejoran su reserva cerebral. Este concepto es básico en rehabilitación y estimulación cognitiva y su utilidad se

Los ciegos se hacen, de algún modo, más inteligentes: aumentan determinadas capacidades cerebrales. No encontré datos sobre la proporción de demencia en ciegos, pero debe ser menor. ¿Recuerdan algún enfermo de Alzheimer que haya sido ciego en los veinte o treinta años anteriores?

SI HACEMOS *FOOTING*, HAGAMOS *BRAINING*

Hay personas que hacen *"footing"* (de *foot*=pie) para fortalecer las piernas, y también deberían hacer *"braining"* (de *brain*= cerebro), pues la mente debe ejercitarse como si fuese un músculo. Leyendo y pensando el cerebro no se "gasta" sino todo lo contrario, las neuronas poco activas son las que antes mueren.[184] Hagamos *braining:* gimnasia mental para conservar memoria y otras funciones cognitivas.

UN ÁRBOL ANTEDILUVIANO, *GINKGO BILOBA*

Este árbol es un fósil viviente. Es el último superviviente de un grupo de plantas prehistóricas gimnospermas[i], las Ginkgoáceas. Se creían extinguidas hasta que, en el siglo XVII, encontraron algunos ejemplares en China oriental.

El **ginkgo biloba** es una planta monoica (unos árboles son macho y otros hembra[ii]), de tronco alto (20 metros) y poco ramificado. De sus hojas en forma de abanico se obtiene un extracto[iii] (**Egb-761**) que

---

demuestra con PET.[99] Incluso se podrían activar las zonas primarias (rinencéfalo y sistema límbico) con olores, higiene emocional y otras.

[i] Las gimnospermas se llaman así porque dejan al descubierto sus partes sexuadas: *gimnos* significa desnudo (la misma raiz de gimnasio: donde hay que quitarse ropa), y *sperma* es semilla o simiente (de ahí toma nombre ese flujo que sólo producen los machos).

[ii] La mayoría de árboles son hermafroditas (en la misma flor hay elementos macho - estambres- y hembra -pistilos). Otros, como el nogal, son dioicos[197] (*di*=dos y *oikos*=casa): el mismo árbol tiene ramas con flores macho y ramas con flores hembra. En los árboles monoicos (una sola casa), como el *Ginkgo biloba* y la palmera, cada árbol es de sexo distinto (si le gustan los dátiles plante siempre una palmera hembra).

[iii] Contiene glucósido de flavona de *ginkgo* (bioflavonoides) y lactonas de terpeno. Dando el extracto (240 mg/día) durante tres meses a pacientes de Alzheimer mejora la atención, la memoria y el trazado electroencefalográfico.[626]

mejora la memoria de personas mayores y de enfermos de Alzheimer.[626,1042] En España se comercializa (Tanakene) como vasodilatador, antiagregante y antioxidante. Parece que inhibe la formación de beta-amiloide[1050] y mejora la cognición.[1024]

USAR PASTILLAS DEL ESTÓMAGO PARA EL CEREBRO

Los medicamentos para úlceras de estómago (**ranitidina** y **cimetidina**) previenen o retrasan la enfermedad de Alzheimer.[34,131] Son bloqueadores de los receptores H2 de la histamina[i] que protegen aún más si se mezclan dos de ellos.[34] También se ensaya un nuevo antagonista de receptores H3 de histamina (**FUB 181**) que mejora memoria y aprendizaje en ratones.[713]

HIERBAS ORIENTALES

Los chinos con fiebre o anemia toman infusiones del musgo *Huperzia serrata*. Contiene **huperazina A**, un alcaloide anticolinesterásico más selectivo y potente que donepezilo o rivastigmina, y sin efectos secundarios[ii]. La **cápsula L962** mezcla hierbas chinas (*Panax ginseng, Remania glutinosa, poliyala tenuifolia*) y, en ratas viejas o con daño cerebral aumenta el número de neuronas del hipocampo, disminuye la astroglía y mejora la memoria y su capacidad de aprendizaje.[559]

En la India hay una tradición milenaria de hierbas psicotropas: *Shankapushpi, Brahmi, Ashwagandha, Mandookparni*. Se dio una mezcla especial (**Memorina**) a personas mayores durante tres meses; no hubo efectos adversos y mejoró la memoria verbal y visuoespacial de los hombres, pero muy poco en las mujeres.[996] Los japoneses que

---

[i] La histamina potencia los efectos excito-tóxicos de la muerte celular en las neuronas reactivas a NMDA, y sus antagonistas pueden evitar esos efectos.[131]

[ii] Está aprobada como tratamiento del Alzheimer en China (allí se llama *Chien Tseng Ta*). En Estados Unidos la hierba se vende como suplemento dietético y energético general (se llama *Cerebra*) para mejorar la atención y la memoria.[1069]

aficionados al té verde[i] están protegidos del deterioro cognitivo de la edad, y esa defensa es mayor en los que toman más cantidad.[416]

NI DARWIN NI LA LLAMADA DE LA SELVA[ii]

La lucha por la vida y la selección natural de Darwin ha bajado mucho en el mundo occidental. Antes, un hombre violento era el que usaba con frecuencia el revólver, mientras que hoy llaman "salvaje" al que fuma en un aeropuerto. La sociedad se amanera, se evitan muertes accidentales, los microbios se controlan con antibióticos, los coches y las carreteras son muy seguros. Nadie muere antes de tiempo y el mundo se llena de viejos satisfechos, de jóvenes preocupados por el colesterol y de mujeres que empiezan a pensar en la maternidad a partir de los treinta años.

La sociedad actual es anti-darwiniana: no hay selección natural. Hace siglos había pocos viejos y muy seleccionados genéticamente, ahora hay muchos viejos más "deficientes" genéticamente: sobreviven simplemente porque la sociedad elimina fenómenos adversos Los genes no se seleccionan,[798] todos valen... Y así se estropea el genoma y aumentan las enfermedades neurodegenerativas.[iii]

CARNET DE RECOGEDOR DE SETAS

Hoy en día, para recoger setas en el bosque hace falta carnet de buscador de setas (no es broma, lo dice la ley en alguna comunidad autónoma). Esta sociedad paternalista y maternalista tiene todo previsto, como un jefe o una pandilla o un cónyuge que se adelanta a

---

[i] El té verde japonés disminuye los niveles de homocisteína en sangre (que suelen estar elevados en pacintes con déficit cognitivo)[416].

[ii] *"La llamada de la selva"* es una novela de Jack London inspirada en la lucha por la vida de buscadores de oro en Alaska: un clima duro, hombres violentos, fieras, enfermedades. Pocas selvas hay por allí y resulta injustificable la mala traducción de las ediciones españolas (*Call of the wild* debía titularse *"La llamada de lo salvaje"*).

[iii] El fondo génico (genoma común) de mayores de 85 años es ahora diferente (menos seleccionado) que el de 1950, y eso predispone a la enfermedad de Alzheimer y otros procesos de base genética.[798]

tus deseos y va ocupando tu capacidad de elegir. Cada vez nos hacemos más sociales y el individuo pierde lo que gana la sociedad.

En el Imperio Romano o en la Edad Media había mundos que descubrir o a los que retirarse. Ahora necesitamos carnet para buscar setas, se nos vacuna obligatoriamente y no podemos beber agua sin la fluoración "conveniente" contra la caries.

La sociedad roba espacio al individuo, que va perdiendo capacidad de decidir,[i] de elegir su destino, y otras capacidades ejecutivas y cognitivas. Todo esto favorece la pérdida funcional que vemos en las demencias, simplemente por desuso.

LA TELEVISIÓN MATA NEURONAS

Los que ven televisión más de cuatro horas diarias tienen más riesgo de demencia, debido a varios factores. En primer lugar, el espectador está expuesto a gran cantidad de estímulos, sucesivos y rápidos, sin posibilidad de relacionarse con lo que está viendo. Ese estrés, pequeño pero repetido, aumenta los glucocorticoides y lesiona las neuronas del hipocampo que tan necesarias son para la memoria[39].

El segundo mecanismo es, simplemente, por desuso, por pasividad: la televisión pone el cerebro *en punto muerto*[912] y favorece la enfermedad de Alzheimer.[ii] La televisión mata neuronas. En "Historias para no dormir"[456] lo decía un personaje "enganchado al aparato":

Ya no puedo dejar la televisión porque no sé pensar.
Ya no sé pensar ni sé imaginar porque en el televisor
 me lo ofrecen todo imaginado, y pensado, mal imaginado y mal pensado.
En este estante yo tenía antes libros, ellos me hacían imaginar.

---

[i] He hecho miles de kilómetros en moto, pero cuando voy en coche por el centro de la ciudad me obligan (eso creen) a ponerme cinturón de seguridad. Dicen que es por nuestro bien, pero Hyde y yo exigimos nuestro derecho a equivocarnos.

[ii] Cuando no se ejercita la memoria no sólo se pierde sino que se triplica el riesgo de desarrollar el mal de Alzheimer. El declive de la memoria se asocia a la falta de actividad mental y al exceso de actividades pasivas como ver la televisión.

El culto a la información audiovisual va eliminando las capacidades ejecutivas (frontales) y prospectivas (pre-frontales) de los individuos. Todo son monitores: el televisor, el ordenador o el video-portero. Se exagera el uso de las áreas cerebrales posteriores (sobre todo las occipitales) y se atrofian las anteriores (frontales y prefrontales)[i].

LA PASIÓN POR LA UVA INMADURA

¿A qué edad se apagan las pasiones? ¿Cuándo se aburren los ojos de acechar muslos adolescentes? Antes de cumplir 50 años Horacio quería olvidarse de jóvenes amantes:

> *Aparta esta pasión por la uva inmadura*[ii] .

De muy distinto modo pensaban Goethe, Cela, Anthony Quinn, Andrés Segovia y Stevenson. Seso y sexo van unidos: los genios maduros mantienen una vida sexual activa. Lo cantó[215] Rubén Darío:

> *Mas a pesar del tiempo terco, / mi sed de amor no tiene fin;*
> *con el cabello gris, me acerco / a los rosales del jardín...*

Los versos suenan bien pero describen lo que la gente llama un "viejo verde". Hyde dice que ese interés les mejora física y mentalmente y que raramente sufren Alzheimer o Parkinson. Producen más hormonas sexuales y eso vivifica su inteligencia, creatividad y estado de ánimo.

BUENAZO, FORMAL Y ALGO PELMAZO

> *"Hay personas que son buenas porque no pueden ser otra cosa"*

Lo dijo William Faulkner. Es el caso típico de hombre bueno, formal, correcto funcionario, un poco aburrido, que acaba siempre casado

---

[i] Este *"décalage"* o desajuste fronto-occipital que favorece la sociedad es el que se observa en la demencia de Alzheimer. O eso dice Hyde.

[ii] *Tolle cupidinem immitis uvae* (Odas II). Horacio renuncia pronto al sexo: **"Deja, (Venus), madre cruel de los dulces deseos, de obligarme, a mis casi diez lustros, a que me someta, endurecido como estoy, a tus placenteros mandatos"** (*Desine, dulcium mater saeva Cupidinum, circa lustra decem flectere mollibus iam durum imperiis*) (Odas IV).

aunque no enamoró a ninguna mujer[i]. No tiene malicia y pasa la vida sin sobresaltos, un poco distraído y sin que nadie le eche nada en cara.

Según Hyde, estos personajes mantienen "cerebros en barbecho", y, cuando se hacen mayores (*más que vivir, "duran"*), están predispuestos a mayor deterioro cognitivo. Tiene la teoría de que Dios y el diablo son proyecciones de nosotros mismo, en concreto de partes de nuestro cerebro.

La corteza cerebral sería el equivalente de Dios (la moral, las normas sociales, las coordenadas de tiempo y espacio). El sistema límbico sería nuestro lado diabólico, donde asientan la agresividad, el sexo, el hambre y otros instintos, más allá de toda ley, incluyendo las de tiempo y espacio. Ambas partes se necesitan. Las enfermedades neurodegenerativas comienzan cuando la razón abandona su nutrición emocional, cuando falla la conexión entre sistema límbico y corteza.

LAS EUROPEAS TIENEN LOS ÓVULOS RANCIOS

Hyde pasó dos años en Uganda y Haití estudiando el vudú y otros mecanismos de curación por fe religiosa. Cuando volvió a Madrid, notaba rara a la gente, y no sabía por qué. De pronto, descubrió que estaba rodeado de viejos.

Un poco turbado volvía a casa, cuando le abordó su portera, muy contenta; le dijo que "su niña" (32 añitos) se casaría el mes siguiente, pero que ella y su novio piensan "dejar lo de tener hijos para más adelante". Hyde no pudo contenerse y saltó: *"Su hija está envejeciendo el genoma, está estropeando la especie".*

Y es cierto: el genoma ha envejecido porque la paternidad es más tardía. Sabíamos que la enfermedad de Alzheimer (y otras neurodegenerativas) aumenta en hijos de madres añosas, y este efecto se acumula entre generaciones. La "niña de la portera" lleva 20 años

---

[i] *"Siempre es el malo el que hace palpitar el corazón de la chica"* (lo oí en una película de James Dean, ¿o era Humphrey Bogart?)

desaprovechando ovulaciones. Y piensa dejarlo para después: sus óvulos estarán "rancios"[i].

LA CULTURA ES *CONTRA NATURA*

Las enfermedades neurodegenerativas aumentan conforme la cultura y las normas sociales roban espacio a las leyes de la naturaleza (Hyde).

Nuestra sociedad   abunda en óvulos rancios y espermatozoides débiles, subvenciona a los organismos menos dotados, protege a los enfermos y está a punto de iniciar un culto a la vejez.

Probablemente esto deba de ser así. Y la verdad es que beneficia a los que pasamos de cierta edad. Algo parecido ocurre con el automóvil y los aerosoles, aunque se estropee la capa de ozono.

Precisamente, dominar la naturaleza es lo que hace progresar la especie humana. Retrasar la edad de los embarazos tiene ventajas laborales para la mujer, pero esperar 34 años para tener el primer hijo es *contra natura*, una perversión de las leyes naturales, como quemar un bosque.

MELATONINA: "PEREJIL DE TODAS LAS SALSAS"

He escrito tres libros de divulgación sobre enfermedades neurológicas[ii] y en todos he citado a la melatonina, que se vende sin receta en Estados Unidos. ¿Es una droga milagrosa?

Es la hormona del ritmo: regula los ciclos de sueño/vigilia, descanso/actividad y la temperatura corporal. Las variaciones rítmicas de melatonina disminuyen con la edad, por lo que se empezó a usar en el Alzheimer, especialmente contra las alteraciones del sueño.

---

[i] Comparemos la edad media de los padres de un romano o un griego clásicos y la de esa señorita europea. Sumemos la edad paterna en las tres últimas generaciones: el genoma es mucho más viejo que el de los actuales africanos: viven poco y se reproducen pronto.

[ii] *El extraño caso del Dr. Parkinson*[364], *El extraño caso de la mielina perdida*[365] y éste que tienen en sus manos.

La melatonina es antioxidante y disminuye la toxicidad del beta-amiloide. Apenas tiene contraindicaciones,[203] es una potente neurohormona, y hace efecto con menos dosis de la recomendada[1065]

ÁRBOL DEL TEJO, AVELLANAS Y CREATINA

El Taxol, el anticanceroso más vendido del mundo, es caro porque su principio activo, el paclitaxel, se obtenía de la corteza del tejo del Pacífico, un árbol escaso que crece lento. Y la demanda crece porque sirve contra el cáncer de mama, de ovario y el sarcoma de Kaposi, y contra psoriasis, poliquistosis renal esclerosis múltiple y Alzheimer.

Pues se descubrió que las avellanas también contienen paclitaxel. El descubrimiento fue casual, cuando un equipo de la Universidad de Pórtland buscaba qué sustancias químicas del avellano le hacía resistente a una enfermedad que ataca a otras árboles[264].

Los deportistas toman creatina como suplemento dietético. En ratones en los que se provoca neurodegeneración puede prevenir o limitar los daños, y se piensa que el fosfato de creatina mejoraría los trastornos de metabolismo energético de la enfermedad de Alzheimer[292].

DALE UN PORRO AL ABUELO A VER SI SE CALMA

Había siete pacientes de Alzheimer (entre 72 y 91 años) con una incontrolable agitación después de haber probado todo tipo de neurolépticos, sedantes e hipnóticos.

Con el consentimieno de los familiares se les dio cannabis[i] sintético (2.5 a 10 mg dos veces al día). La agitación mejoró significativamente en tres de ellos (dos a la dosis mínima) y en uno el insomnio, sin efectos secundarios relevantes[823].

---

[i] Igual que las neuronas tienen receptores para la nicotina y para nuestras propias morfinas (endorfinas), el cerebro dispone de receptores cannabinoides (CB1 y CB2) que se activan con sustancias como marihuana y cannabis, o su componente activo el tetrahidro-cannabinol (delta9-THC) que se aisló hace 36 años.[647]

En enfermos de Alzheimer que se niegan a comer, el tratamiento con los derivados de la marihuana (dronabinol)[i] aumentan el apetito y el peso, y mejora la conducta.[1005] No debe darse cannabis mucho tiempo porque empeora la memoria y la conducta exploratoria en ratas[430] y disminuye la acetilcolina en hipocampo.[891]

HOMEOSTASIS HEDÓNICA

Un bello concepto el de "homeostasis hedónica". Significa que es deseable que el individuo obtenga un equilibrio o adecuada distribución de sus sistemas de placer o recompensa.

Hay personas que trabajan mucho, y con gusto, incluso febrilmente (cuando llegan unas horas de inspiración) mientras que otros están permanentemente insatisfechos, sufren infartos o úlcera. La explicación debe de estar en esa hipótesis de la homeostasis hedónica: saber administrarse placeres y gratificaciones. Eso es un estilo de vida.

INVENTAD NUEVAS CARICIAS, OTRO MUNDO, OTRAS DELICIAS[ii]

Las obras artísticas y otros rasgos creativos nacen de los instintos, del sistema límbico, aunque precisen la actuación del pensamiento lógico y abstracto, de la corteza[iii].

Y a la inversa, la atrofia de los instintos, del subconsciente, provoca un pensamiento frío, pálido, anémico (una corteza fría, atónica).

---

[i] En lugar de fumar porros, se toman cápsulas de tetrahidro-cannabinol (dronabinol o Marinol), que resulta eficaz en dementes agitados refractarios a otros tratamientos[823]. También alivia náuseas y dolor (cáncer), anorexia (SIDA), espasticidad (esclerosis múltiple) y daño cerebral traumático.[647]

[ii] *Inventad nuevas caricias, otro mundo, otras delicias*, proponía Espronceda en "A Jarifa, en una orgía". El hedonismo alimenta los instintos, y éstos nutren la corteza cerebral.

[iii] Las regiones profundas del cerebro sustentan los instintos, la vida afectiva y la memorización. A través del sistema límbico se relacionan con la corteza cerebral a la que tonifican y dan energía para procesos mentales elaborados. Sin una buena higiene de instintos y afectos, se resiente lo intelectual: en esto se basa la "inteligencia emocional".

Para mejorar la memoria no sólo habrá que hacer crucigramas, sino también saciar los instintos olvidados. Lo recomendaba el "Libro de buen amor" para mantener a una mujer vivaracha y saludable:

Esto es cossa cierta: molyno andando gana, /
huerta mijor labrada / da la mejor mançana; /
muger mucho seguida / siempre anda loçana[830]

La corteza se alimenta de las proyecciones que le llegan de zonas profundas del cerebro. La enfermedad de Alzheimer da síntomas corticales (lenguaje, cálculo, comprensión, juicio) pero las lesiones empiezan en las zonas más arcaicas y profundas,[i] como el rinencéfalo (cerebro olfatorio) y el sistema límbico (el cerebro emocional).[ii] ¿Podría prevenirse esta atrofia inicial del cerebro emocional?

BASTARDOS Y OTROS HIJOS DE LA PASIÓN

La demencia es más frecuente en los hijos últimos que en los primeros, y podría ser por la menor fuerza de las pasiones cuando son procreados. Al revés que en los bastardos o hijos fruto de la pasión, marcados por una mayor energía vital. Lo intuye Shakespeare[881], cuando por boca de Edmundo hace apología de la bastardía:

¡Nosotros, los bastardos, en el hurto lascivo de la Naturaleza,
extraemos mejor sustancia y calidad más vigorosa
que las que entran en la procreación de toda una tribu de
mequetrefes engendrada en un lecho desabrido, enojoso y duro,
entre el sueño y la vigilia!
Edmundo el bastardo aventajará al legítimo.
¡Ahora, dioses, proteged a los bastardos!

---

[i] La enfermedad de Alzheimer empieza en zonas profundas del cerebro (rinencéfalo y sistema límbico)[1064] y desde allí se extiende a la corteza (parietal y frontal) posiblemente porque pierden las conexiones neuronales que las nutrían[739].

[ii] Las zonas relacionadas con emociones tienen nombres curiosos. Según su forma, el "sistema límbico" (*limbus*= anillo), el *fornix* (que en latín es arco o bóveda) y la "amígdala" cerebral (*amigdalus*=almendro). Por la posición, como en hipotálamo (debajo del tálamo: *talamo*=cama); por la función (rinencéfalo o cerebro olfatorio, *rinos*=nariz, ahora en griego); o por su aspecto: el hipocampo recuerda un caballo de mar (*hippos*=caballo).

OZONO POR VÍA RECTAL

La Revista Cubana de Medicina Militar publica este nuevo tratamiento de la demencia senil tipo Alzheimer[i]. Mejoraron casi la mitad de pacientes a los que se les administró ozono por vía rectal, sin ningún efecto secundario. Si se combinaba con magnetoterapia los beneficios alcanzaban al 60 % de los dementes.

EL ALIMENTO DE LA SOLEDAD

Desarrollar el *ego*, la conciencia del yo, indica madurez mental y psicológica. La gente suele desarrollar más el *ego* "social": "cargan baterías" en reuniones y viendo escaparates, lo que ejercita algunas facetas cerebrales pero, si les falta, se deprimen o demencian. Mientras más vulgar es una persona más necesita de los otros.

Los "espíritus libres", más capaces de autosuficiencia, están protegidos de la demencia porque desarrollan capacidades mentales muy superiores si saben aprovechar su voluntario aislamiento. Lo dijo el poeta Agustín García Calvo al comenzar su "Sermón de ser y no ser":

Amarga y seca la soledad en tanto al menos que se siente como falta/
y no ha aprendido uno a alimentarse de ella/ y a saborearla,
como el mosto del lagar sacado en la merienda de los compadres/
o como el jugoso trébol que mascas junto al cuello y los hombros blancos
de aquélla que contigo se perdió en el bosque, y sollozaba bajo tu cuerpo./
Y, sin embargo, era soledad el verdadero alimento de tu corazón...

El autosuficiente[ii], el que resuelve sus propios problemas y sabe actuar sin delegar en otros, está capacitado mentalmente. A la inversa, el deterioro cognitivo y la demencia se reflejan en una progresiva dependencia de los otros, para tareas cada vez más elementales[387].

---

[i] Agradezco a Cristóbal Carnero la referencia de esta curiosa noticia: Llibre JJ, Samper JA, Pérez Z. Tratamiento de la demencia senil tipo Alzheimer con campo magnético y ozono. Revista Cubana de Medicina Militar 1995. http://infonew.sld.cu/revistas/mil/mil02295.htm

[ii] El individualismo y cierto grado de anarquía o distanciamiento de normas sociales beneficia funciones ejecutivas, creatividad, homeostasis hedónica e inteligencia emocional.

HOMOSEXUALIDAD Y DEMENCIA

En el hipotálamo hay un núcleo (supraquiasmático) considerado "el reloj del cerebro" porque influye en los ritmos circadianos[i]: sueño y vigilia, variaciones hormonales o conductas. En viejos y enfermos de Alzheimer[372] pierde más o menos neuronas, según el sexo[943].

En los hombres el núcleo supraquiasmático es de tamaño doble que en mujeres lo que podría influir en su menor predisposición a demencia. Los varones homosexuales lo tienen aún más grande: ¿se ha estudiado si los homosexuales tienen menos demencia que los heterosexuales?

UN ORDENADOR PARA EL JUBILADO

Recomendaría un ordenador a toda persona próxima a jubilarse para que desarrolle ciertos procesos mentales. En tanto que tarea inédita, aprender informática resulta un ejercicio de rehabilitación cognitiva impagable. Mejor si también se conectan a televisión digital y aprenden a buscar y grabar programas que les interesen.

Nuevas aficiones son nuevas ilusiones, y eso alimenta el cerebro.

---

[i] Ritmo circadiano (de *circa*=alrededor de, aproximadamente, y *dia*=día) es la recurrencia regular en ciclos de aproximadamente 24 horas de actividades o procesos biológicos como secreción de hormonas, sensibilidad a drogas, sueño, alimentación, etc. Este ritmo se mantiene por un reloj biológico que depende de la alternancia de luz diurna y oscuridad.

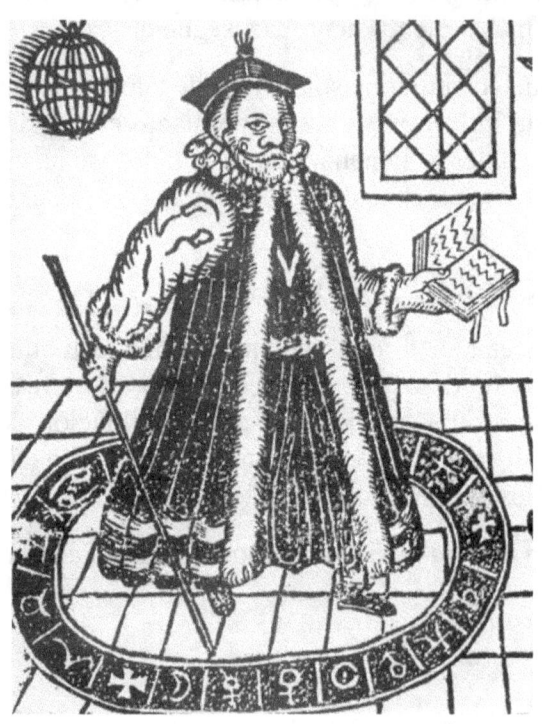

Letanías de un libro

17. Letanías para prevenir la enfermedad de Alzheimer

Si usted cree que tiene riesgo de padecer Alzheimer cuando envejezca, yo le voy a contar lo que he aprendido al escribir este libro[i] pero, como me ha ayudado Hyde, lo que decimos no tiene rigor científico. Para mayor claridad lo exponemos en forma de letanías[ii]: ruegos o consejos al paciente en forma de lista (la explicación o fundamento están en otras partes del libro).

> *No se haga análisis genético.*
> *Tome una aspirina infantil al día.*
> *Fume un cigarrillo al día (sólo uno).*
> *Beba dos vasos de vino al día (no más)*
> *Coma pescado tres veces por semana*
> *Juegue a memorizar poemas o frases*
> *Cásese o emparéjese varias veces*
> *Cultive la ironía y la tolerancia*
> *Huya de las personas tristes y quejumbrosas*
> *Evite el estrés, y no haga ni admita reproches*
> *Si es mujer, use parches de estrógenos en la menopausia*
> *Apasiónese en sus aficiones: fútbol, toros, música...*
> *Cuando sea mayor, tome pocos sedantes.*
> *Manténgase abierto a todo lo nuevo*
> *Haga buena propaganda de este libro*

---

[i] *"La mejor manera de aprender un tema es escribir un libro sobre él"*: nos lo dijo Justo,[191] aquella madrugada en una cueva del Sacromonte granadino.

[ii] **Letanía** no es término religioso exclusivo. Se aplica a cualquier lista o enumeración de ruegos o consejos que se da a alguien (en este caso al paciente). Suelen confundirse la **letanía** (término de uso general) con la **lauretana**: una particular letanía que enumera elogios y atributos de la Virgen, y se suele cantar o rezar despues del rosario.[157]

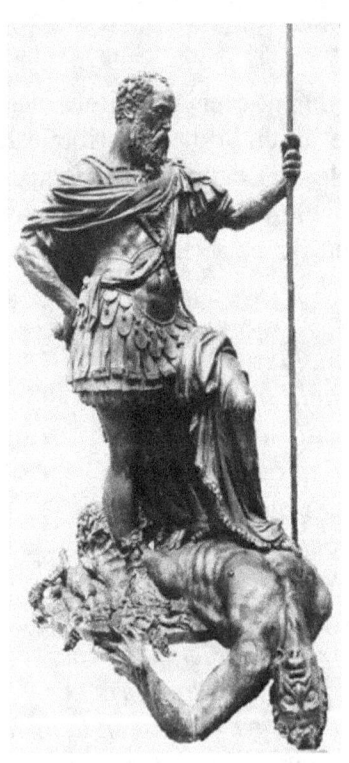

Vencer definitivamente a
la enfermedad de Alzheimer

Epílogo: Lo mejor está por llegar

En los tres o cuatro últimos años ha cambiado radicalmente nuestro concepto de la enfermedad de Alzheimer, de sus causas y mecanismos, y de la forma de tratarla. Los logros han sido confirmados en el último Congreso Internacional de Alzheimer (Washington, julio 2000). Pero el futuro inmediato es todavía más optimista : *Lo mejor está por llegar.*[664]

Tenemos ya fármacos que mejoran el deterioro de la memoria y los problemas de comportamiento; cada vez son más eficaces y producen menos trastornos secundarios. Se avanza también en el tratamiento de la propia enfermedad, con sustancias que reparan las lesiones de las neuronas (los factores de crecimiento nervioso). Y se controlan los mecanismos patológicos: se actúa sobre los radicales libres, sobre el depósito de beta-amiloide, que ya se intenta reducir o eliminar.

Hasta una vacuna se está desarrollando: se espera que no sólo prevenga la enfermedad sino que se podrá utilizar cuando ya apareció la demencia, incluso en etapas tardías. Hay también correlaciones con los hallazgos de otras enfermedades.[i] Lo que se adelanta en una patología puede servir para mejorar a los enfermos de otra.[ii]

La demencia de Alzheimer es una plaga personal, familiar y social, pero la ciencia empieza a acorralarla. Cada vez se ganan más batallas y, pronto, la venceremos definitivamente.

---

[i] De hecho, hoy se piensa que no hay enfermedades sino alteraciones genéticas que llevan a depósitos de proteínas anormales que favorecen una o varias degeneraciones (hay familias en que es más frecuente Parkinson, Alzheimer y Huntington).

[ii] La enfermedad de Huntington es otra neurodegeneración en que, en lugar de amiloide, se deposita "huntingtina", otra proteína anormal. Se vió que la tetraciclina reducía los acúmulos de huntigntina, y resultó que el mismo antibiótico también elimina los de amiloide.[1049]

Bibliografía

1. Abbott RD, White LR, Ross GW et al. Height as a marker of childhood development and late-life cognitive function: The Honolulu-Asia Aging Study. Pediatrics 1998;102:602-629.

2. Acion L, Capizzano AA, Furman MG et al. Cognitive deficits and atrophy in specific cortical regions in Alzheimer´s Disease: A 3D quantitated magnetic resonance study. World Alzheimer Congress, Washington DC, 11-17 julio 2000.

3. Adams RD, Victor M. Principles of Clinical Neurology, CD-R, McGraw Hill, New York 1997.

4. Adler A. El sentido de la vida. Espasa-Calpe, Madrid 1975.

5. Aevarsson 0, Skoog I. A population-based study on the incidence of dementia disorders between 85 and 88 years of age. J Am Geriatr Soc 1996;44:1455-1460.

6. Agüera L. Congreso "La enfermedad de Alzheimer (Novedades terapéuticas)", Colegio Médicos de Madrid, Madrid 26-27 marzo 2000. El médico interactivo, 21/07/00. http://www.medynet.com/index.htm

7. Agüera Ortiz LF, Martín Carrasco M, Durante Molina P. ¿Alzheimer? 100 preguntas más frecuentes. Edimsa, Madrid 2000. *(passim)*

8. Aguilar Barberá M: Demencia y enfermedad de Parkinson. En: Alberca Serrano R, López-Pousa S (eds). Enfermedad de Alzheimer y otras demencias. IM&C, Madrid 1998.

9. Alayón Fumero A. Enfermedad de Alzheimer. Un reto en atención primaria. Grupo Aula Médica, Madrid 1997.

10. Alberca Serrano R. Demencias degenerativas de predominio cortical: enfermedad de Alzheimer. En: Alberca Serrano R (ed). Demencias: diagnóstico y tratamiento, pp 121-158. Masson, Barcelona 1998.

11. Alberca Serrano R. Demencias: diagnóstico y tratamiento. Masson, Barcelona 1998. *(passim)*

12. Alberca Serrano R. Tratamiento de la enfermedad de Alzheimer. En: Alberca Serrano R (ed). Demencias: diagnóstico y tratamiento, pp 159-188. Masson, Barcelona 1998.

13. Alberca Serrano R, López-Pousa S. Enfermedad de Alzheimer y otras demencias. IM&C, Madrid 1998.

14. Albert MS. Age-related changes in cognitive function. En: Albert ML, Knoefel JE (eds). Clinical Neurology of Aging, pp 314-346. Oxford University Press, New York 1994.

15. Albuquerque EX, Alkondon M, Pereira EF, Maelicke A. Galantamine: an allosterically potentiating ligand of nicotinic acetylcholine receptors. World Alzheimer Congress, Washington DC, 11-17 julio 2000. .

16. Alcántara M. Ni más ni menos, pero más. Ideal 02/10/2000.

17. Alexander NB, Mollo JM, Giordani B et al. Maintenance of balance, gait patterns, and obstacle clearance in Alzheimer's disease. Neurology 1995; 45:908-914.

18. Alexopoulos GS, Meyers BS, Young RC, et al: The course of geriatric depression with "reversible dementia": A controlled study. Am J Psychiatry 1993; 150:1693-1699.

19. Allen SR, Seller WO, Stahelin HB, et al: Seventy-two hour polygraphic and behavioral recordings of wakefulness and sleep in a

hospital geriatric unit: Comparison between demented and nondemented patients. Sleep 10:143-159, 1987

20. Allen RL, Walker Z, Dath PJ, Katona CL. Risperidone for psychotic and behavioural symptoms in Lewy body dementia. Lancet 1995; 346:185.

21. Almeida OP. Sex playing with the mind. Effects of oestrogen and testosterone on mood and cognition. Arq Neuropsiquiatr 1999; 57:701-706.

22. Alom-Poveda J. Tipos básicos de demencia. En: Alberca Serrano R, López-Pousa S. Enfermedad de Alzheimer y otras demencias, pp 75-79. IM&C, Madrid 1998.

23. Al-Razí. Continens I, 9 (citado por Burton R, 1632).

24. Álvaro-Gracia JM. Congreso "La enfermedad de Alzheimer (Novedades terapéuticas)", Colegio Médicos de Madrid, Madrid 26-27 marzo 2000. El médico interactivo, 21/07/00. http://www.medynet.com /index.htm

25. Alzheimer A. Uber eine eigenartige Erkrankung der Hirnrinde. Allgemeine Zeitschrift für Psychiatrie und Psychisch-Gerichtliche Medizin 1907; 64:146-148. (Traducción al inglés: Wilkins RH, Brody IA. Arch Neurol 1969; 21:109-110.)

26. Alzheimer A. Über einen eigenartigen schweren Erkrankunsprozeß der Hirnrinde. Neurologisches Centralblatt 1906; 23:1129-1136.

27. Amaducci L, Fratiglioni L, Rocca WA et al. Risk factors for clinically diagnosed Alzheimer disease: a case-control study of an Italian population. Neurology 1986; 36:922-931.

28. Amaducci L, Falcini M. Risk factors in Alzheimer's disease. En Cacabelos R, Winblad B (eds). Alzheimer's disease, vol 4, pp 13-27. Prous, Barcelona 1994.

29. American Academy of Neurology. Anual Courses 4: Movement disorders, aging, dementia. Annual Meeting, Washington 1994.

30. American College of Medical Genetics / American Society of Human Genetics Working Group on ApoE and Alzheimer's disease: statement on use of apolipoprotein E testing for Alzheimer's disease. JAMA 1995; 274:1627-1629.

31. Ancoli-Israel S, Parker L, Sinaee R, et al: Sleep fragmentation in patients from a nursing home. J Gerontol 44:M18-21, 1989

32. Anderson Jr, Bower GH. Memoria asociativa. Limusa, + 1977.

33. Antel JP, Nalbantoglu J, Olivier A. Neuronal progenitors-learning from the hippocampus. Nat Med 2000; 6:249-250.

34. Anthony JC, Breitner JC, Zandi PP et al. Reduced prevalence of AD in users of NSAIDs and H2 receptor antagonists: the Cache County study. Neurology 2000; 54:2066-2071.

35. Apple S. Alzheimer's disease. En: Enna E (ed). Brain neurotransmitters and receptors in aging and age-related disorders, pp 203-207. Raven Press, New York 1981.

36. Argyle N, Jestice S, Brook CPB: Psychogeriatric patients: Their supporters' problems. Age Ageing 14:355-360, 1985

37. Arendash GW, Millard WJ, Dunn AJ, Meyer EM. Long-term neuro- pathological and neurochemical effects of nucleus basalis lesions in the rat. Science 1987; 238:952-956.

38. Aromatico A. Alquimia, el secreto entre la ciencia y la filosofía. Ediciones B.S.A, Barcelona 1997.

39. Aronson M. Does excessive television viewing contribute to the development of dementia? Med Hypotheses 1993; 41:465-466.

40. Aronson MK, Ooi WL, Geva DL, et al: Dementia: Age-dependent incidence, prevalence, and mortality in the old old. Arch Intern Med 1991; 151:989-992.

41. Aronson MK, Ooi WL, Morgenstern H, et al: Women, myocardial infarction, and dementia in the very old. Neurology 40:1102-1106, 1990.

42. Arriagada PV, Growdon JH, Hedley-Whyte ET, Hyman BT. Neurofibrillary tangles but not senile plaques parallel duration and severity of Alzheimer disease. Neurology 1992; 42:631-639.

43. Arriagada PV, Marzloff K, Hyman BT. Distribution of Alzheimer-type pathologic changes in nondemented elderly individuals matches the pattern in Alzheimer's disease. Neurology 1992; 42:1681-1688.

44. Arriola E. Curso de Geriatría, Fundación Matía, Centro Kursaal. San Sebastián 2000. El médico interactivo, 21/07/00. http://www.medynet.com/index.htm

45. Asada T, Yamagata Z, Kinoshita T, et al. Prevalence of dementia and distribution of ApoE alleles in Japanese centenarians: an almost-complete survey in Yamanashi Prefecture, Japan. J Am Geriatr Soc 1996; 44:151-155.

46. Asthana S, Craft S, Baker LD, et al. Transdermal estrogen improves menory in women with Alzheimer's disease. Soc Neurosci Abstr 1996: 41.

47. Asthana S; Raffaele KC; Greig NH et al. Neuroendocrine responses to intravenous infusion of arecoline in patients with Alzheimer's disease. Psychoneuroendocrinology 1995;20:623-36

48. Austad SN. Postreproductive survical. En: Wachter KW, Finch CE (eds). Between Zeus and the Salmon, pp 161-174. National Academy Press, Washington DC 1997.

49. Avorn J, Soumerai SB, Everill DE, et al: A randomized trial of a program to reduce the use of psychoactive drugs in nursing homes. N Engl J Med 327:168-173, 1992

50. Bacskai BJ, Kajdasz S, Carter C et al. In vivo imaging of amyloid deposits in transgenic models of Alzheimer's disease using multiphoton microscopy. World Alzheimer Congress, Washington DC, 11-17 julio 2000.

51. Bahro M, Riemann D, Stadtmuller G, et al: REM sleep parameters in the discrimination of probable Alzheimer's disease from old-age depression. Biol Psychiatry 34:482-486, 1993

52. Baker AS, Lyketsos CG. Treatment of irritability and agitation associated with dementia using divalproex sodium. World Alzheimer Congress, Washington DC, 11-17 julio 2000.

53. Baldereschi M, Amato MP, Nencini P et al. Cross-national interrater agreement on the clinical diagnostic criteria for dementia. Neurology 1994; 44:239-242

54. Balin et al. Med Microbiol Immunol (Berl) 1998;187:23-42.

55. Ball MJ: Limbic predilction in Alzheimer dementia: Is reactivated herpesvirus involved? Can J Neurol Sci 9:303-306, 1982

56. Ball M, Hachinski V, Fox A et al. A new definition of Alzheimer's disease: a hippocampal dementia. Lancet 1985; 1:14-16.

57. Ballard CG, Cassidy G, Bannister C, et al: Prevalence, symptom profile, and aetiology of depression in dementia sufferers. J Affective Disord 1993; 29:1-6.

58. Balldin J, Gottfries C, Karlsson I, et al: Dexamethasone suppression test and serum prolactin in dementia disorders. Br J Psychiatry 143:277-281, 1983.

59. Baloyannis SJ. Oxidative stress and mitochondria alterations in Alzheimer's disease. World Alzheimer Congress, Washington DC, 11-17 julio 2000. .

60. Ban TA, Morey L, Aguglia E, et al: Nimodipine in the treatment of old age dementias. Prog Neuropsychopharmacol Biol Psychiatry 14:525-551, 1990

61. Barcia Salorio D (ed). Trastornos de la memoria. Editorial MCR, Barcelona 1992.

62. Barcia Salorio D. La memoria y el recuerdo. En: Barcia Salorio D (ed). Trastornos de la memoria. Editorial MCR, Barcelona 1992.

63. Barcia Salorio D, Alcántara A. Diagnóstico diferencial de la demencia. En: Alberca Serrano R (ed). Demencias: diagnóstico y tratamiento. Masson, Barcelona 1998.

64. Barclay LL, Zemcov A, Blass IP, McDowel1 FH. Factors associated with duration of survival in Alzheimer's disease. Biol Psychiatry 1985;20:86-93.

65. Barrough P (1560-1590). Citado por Mahendra 1987.

66. Bartus RT, Dean RL, Beer B et al. The cholinergic hypothesis of geriatric memory dysfunction. Science 1982; 217:408-414.

67. Baudelaire Ch. Les fleurs du mal. Edición bilingüe de A.Verjat y L.Martínez de Merlo. Cátedra, Madrid 1998.

68. Beal MF, Hyman BT, Koroshetz W: Do defects in mitochondrial energy metabolism underlie the pathology of neurodegenerative diseases? Trends Neurosci 16:125-131, 1993

69. Beard CM, Kokmen E, Sigler C et al. Cause of death in Alzheimer's disease. Ann Epidemiol 1996;6: 195-200.

70. Beatty WW, Winn P, Adams RL et al. Preserved cognitive skills in dementia of the Alzheimer type. Arch Neurol 1994; 51:1040-1046.

71. Bécquer GA. Rimas (1858-1868). Rimas y otros poemas. Orbis, Barcelona 1997.

72. Bennett DA, Cochran EJ, Saper CB et al. Pathological changes in frontal cortex from biopsy to autopsy in Alzheimer's disease. Neurobiol Aging 1993: 14:589-596.

73. Ben-Shlomo Y, Whitehead AS, Smith GD. Parkinson's Alzheimer's, and motor neurone disease. BMJ 1996; 312:724.

74. Benson DF. The Neurology of thinking. Oxford University Press, New York 1994.

75. Benson DF. Introduction. En: Ron MA, David AS. Disorders of brain and mind. Cambridge University Press, Cambridge 1998.

76. Benton A. Visuoperceptual, visuospatial, and visuoconstructive disorders. En: Hellman KM, Valenstein E (eds), Clinical Neuropsychology, pp 151-185. Oxford University Press, New York 1985.

77. Berg A, Hallberg IR, Norberg A. Nurses' reflections about dementia care, the patients, the care and themselves in their daily caregiving. Int J Nurs Stud 1998; 35:271-282

78. Berg L: Does Alzheimer's disease represent an exaggeration of normal aging? Arch Neurol 42:737-739, 1985

79. Berg L, McKeel DW Jr, Miller JP et al. Clinicopathologic studies in cognitivrly healthy aging and Alzheimer's disease: relation of histologic markers to dementia severity, age, sex, and apolipoprotein E genotype. Arch Neurol 1998; 55:326-335.

80. Berger AK, Fratiglioni L, Forsell Y et al. The occurrence of depressive symptoms in the preclinical phase of Alzheimer's disease. Neurology 1999; 53:1998-2002.

81. Bermejo F. La carga de la enfermedad de Alzheimer. Continua Neurológica 1998; 1:3-16.

82. Bermejo F. Manifestaciones clínicas de la enfermedad de Alzheimer. En: Alberca Serrano R, López-Pousa S. Enfermedad de Alzheimer y otras demencias. IM&C, Madrid 1998.

83. Bermejo F, Ferrari JM. Medicación concomitante en los ensayos clínicos de la enfermedad de Alzheimer. Rev Neurol (Barc.) 1995; 23:118-124.

84. Bernhardt T, Maurer K, Froelich L. Influence of a memory training program on attention and memory-performance of patients with dementia. World Alzheimer Congress, Washington DC, 11-17 julio 2000. .

85. Bertolucci PH, Okamoto IH, Payao SM. Genetic and clinical follow-up of a twin set discordant for Alzheimer's disease. World Alzheimer Congress, Washington DC, 11-17 julio 2000. .

86. Bethier ML. Sistema límbico, motivación, afectividad y memoria. En: Pascual Millán LF, Barquero Jiménez MS, Carnero Pardo C. I Curso de Neurología de la Conducta y Demencias. Saned, Madrid 1999.

87. Beullens J. [Light therapy can restore a disturbed sleep/wake rhythm in dementia: but

what is the basis of its efficacy?] Lichttherapie kan een verstoord slaap/waakritme bij dementie herstellen: maar waarop berust de werking? Tijdschr Gerontol Geriatr 1995; 26:264-269.

88. Bierer LM, Hof PR, Purohit DP et al. Neocortical neurofibrilary tangles correlate with dementia severity in Alzheimer's disease. Arch Neurol 1995; 52:81-88.

89. Bird TD. Clinical genetics of familial Alzheimer disease. En: Terry RD, Katzman R, Bick KL, Sisodia S. Alzheimer disease, pp 57-66. Lippincott Williams & Wilkins, Philadelphia 1999.

90. Bird TD, Lampe TH, Nemens EJ, et al: Familial Alzheimer's disease in American descendents of the Volga Germans: Probable genetic founder effect. Ann Neurol 1988; 23:25-31.

91. Bird TD, Nemens EJ, Kukull WA: Conjugal Alzheimer's disease: Is there an increased risk in offspring? Ann Neurol 1993; 34:396-399.

92. Bjorklund A, Lindvall O. Self-repair in the brain. Nature 2000; 405:892-895.

93. Blacker D, Albert MS, Bassett SS et al. Reliability and validity of NINCDS-ADRDA criteria for Alzheimer's disease. Arch Neurol 1995; 51:1998-1204.

94. Blass JP, Cyrus PA, Bieber F, Gulanski B. Randomized, double-blind, placebo-controlled, multicenter study to evaluate the safety and tolerability of metrifonate in patients with probable Alzheimer disease. The Metrifonate Study Group. Alzheimer Dis Assoc Disord 2000; 14:39-45.

95. Blesa R. Neuroimagen y enfermedad de Alzheimer. En: Alberca Serrano R, López-Pousa S. Enfermedad de Alzheimer y otras demencias, pp 293-299. IM&C, Madrid 1998.

96. Blesa R, Mohr E, Miletich RS, Chase TN. Limbic system dysfunction in Alzheimer's disease. J Neurol Neurorg Psychiatry 1995; 59:450-451.

97. Blesa R. Foro Alzheimer XXI: Ciencia y Sociedad. Madrid 14-16 junio 2000. El médico interactivo, 21/07/00. http://www.medynet.com/index.htm

98. Blesa R. Galantamine: therapeutic effects beyond cognition. Dement Geriatr Cogn Disord 2000; 11 suppl S1:28-34.

99. Blesa R, Mohr E, Miletich RS, Hildebrand K, Sampson M, Chase TN. Cerebral metabolic changes in Alzheimer's disease: neurobehavioral patterns. Dementia. 1996; 7:239-245.

100. Blesa R, Santacruz P. Mi paciente, ¿envejece o tiene una enfermedad de Alzheimer? Continua Neurológica 1998; 1:17-33

101. Blessed G, Tomlinson B, Roth M. The association between quantitative measures of dementia and degenerative changes in the cerebral grey matter of elderly subjects. British J Psychiat 1968; 114:797.

102. Boada M. Volver a empezar: ejercicios prácticos de estimulación cognitiva para enfermos de Alzheimer. Fundación ACE 2000. El médico interactivo, 21/07/00. http://www.medynet.com/index.htm

103. Boada Rovira M, Tàrraga Mestre Ll. El médico ante la demencia y su entorno. F.L. RGR, Barcelona 1995.

104. Boada M, Tárraga Ll, Monteserín R, Nebot C, Canela J. Epidemiología de los trastornos cognitivos en la población geriátrica de los "Casals d'Avis" de Barcelona ciudad. Rev Neurol (Barc.) 1995; 23: 166-173.

105. Boada M, Tárraga Ll, Monteserín R, Nebot C, Canela J. Epidemiología de los trastornos cognitivos en población geriátrica internada en centros socio-sanitarios de Barcelona ciudad. Rev Neurol (Barc.) 1995; 23: 174-180.

106. Bobinski M, Wegiel J, Wisniewski H et al. Atrophy of hippocampal formation subdivisions correlates with stage and duration of Alzheimer's disease. Dementia 1995; 6:205-210.

107. Bodick NC, Offen WW, Levey AI, et al. Effects of xanomeline, a selective muscarinic receptor agonist, on cognitive function and behavioral symptoms in Alzheimer's disease. Arch Neurol 1997; 54: 465-473.

108. Boeve BF, Silber MH, Ferman TJ et al. REM sleep behavior disorder and degenerative dementia: an association likely reflecting Lewy body disease. Neurology 1998; 51:363-370.

109. Bolla KI, Briefel G, Spector D, et al: Neurocognitive effects of aluminum. Arch Neurol 1992; 49:1021-1026.

110. Bolla KL, Lindgreen KN, Bonaccorsy C, Bleecker ML. Memory complaints in older adults: fact or fiction? Archives of Neurology 1991; 48:61-64.

111. Boller F. Heterogeneity of Alzheimer's disease. Springer, Berlin 1992.

112. Bondi MW, Monsch AU, Galasko D, et al: Preclinical cognitive markers of dementia of the Alzheimer type. Neuropsychology 1994; 8:374-384.

113. Bonnet MH: Effect of sleep disruption on sleep, performance, and mood. Sleep 8:11-19, 1985

114. Bookheimer SY, Strojwas MH, Cohen MS et al. Patterns of brain activation in people at risk for Alzheimer's disease. New Engl J Med 2000; 343:450-456.

115. Borges JL. Obras completas. Emecé, Buenos Aires 1974.

116. Borjesson Hanson AM, Gislason T, Edin E et al. The prevalence of dementia in 95-year-olds. World Alzheimer Congress, Washington DC, 11-17 julio 2000.

117. Bosma H, Van Boxtel MP, Ponds RW et al. Pesticides increase risks of cognitive dysfunction; MAAS prospective cohort study. World Alzheimer Congress, Washington DC, 11-17 julio 2000.

118. Boundy KL, Barnden L, Nicholas C et al. Cingulate Cortex Reduction in Muscarinic Receptors in Mild Alzheimer's Disease demonstrated with I-123 iodo-dexetimide Neuroreceptor SPECT. World Alzheimer Congress 2000, Washington DC, 11-17 julio 2000.

119. Bouras C, Hof PR, Morrison JH. Neurofibrillary tangle densities in the hippocampal formation in a non-demented population define sub-groups of patients with differential early pathologic changes. Neurosci Lett 1993; 153:131-135.

120. Bouras C, Hof PR, Giannakopoulos P et al. Regional distribution of neurofibrillary tangles and senile plaques in the cerebral cortex of elderly patients: A quantitative evaluation of a one-year autopsy population from a geriatric hospital. Cerebral Cortex 1994; 4:138-150.

121. Bowen DM, Davison AN. Biochemical studies of nerve cells and energy metabolism in Alzheimer's disease. Br Med Bull 1986; 42:75-80.

122. Bowen DM, Smith CB, White P, Davison AN. Neurotransmitter-re- lated enzymes and indices of hypoxia in senile dementia and other abiotrophies. Brain 1976; 99:459-496.

123. Bowen J, Teri L, Kukull W et al. Progression to dementia in patients with isolated memory loss. Lancet 1997; 349:763-765.

124. Bowirrat A, Treves T, Friedland RP, Korczyn AD. Illiteracy is a risk factor for Alzheimer's disease among Arab elderly in Israel. Neurology 1998;50[Suppl 4]:229(abst).

125. Bozzola Bózzola FG, Gorelick PB, Freels S: Personality changes in Alzheimer's disease. Arch Neurol 49:297-300, 1992

126. Braak H, Braak E. Evolution of neuronal changes in the course of Alzheimer's disease. J Neural Transm Suppl. 1998; 53:127-140.

127. Braak H, Braak E. Neuropathological staging of Alzheimer-related changes. Acta Neuropath 1991; 82:239-259.

128. Bracco L, Gallato R, Brigoletto F et al. Factors affecting course and survival in Alzheimer's disease: a 9-years longitudinal study. Arch Neurol 1994; 51:1213-1219.

129. Brandeis GH, Berlowitz DR, Coughlin N. Mortality Associated With An Influenza Outbreak on a dementia care unit. Alzheimer Dis Assoc Disord 1998; 12:140-145.

130. Breitner JC. ApoE genotyping and Alzheimer's disease. Lancet 1996; 347:1184-1185.

131. Breitner JC, Welsh KA, Helms MJ et al. Delayed onset of Alzheimer's disease with nonsteroidal anti-inflammatory and histamine H2 blocking drugs. Neurobiol Aging 1995; 16:523-530.

132. Brenner D, Kukull W, van Belle G, et al: Relationship between cigarette smoking and Alzheimer's disease in a population-based case-control study. Neurology 43:293-300, 1993

133. Breteler MMB. Epidemiological evidence of a connection between Alzheimer's disease and vascular dementia. In: 6th International Conference on Alzheimer's Disease and Related Disorders. Amsterdam 1998.

134. Brodaty H, Peters KE. Cost effectiveness of a training program for dementia carers. Int Psychogeriatr 1991; 3:11-22.

135. Brown RG, Scott LC, Bench CJ, et al: Cognitive function in depression: Its relationship to the presence and severity of intellectual decline. Psychol Med 1994; 24:829-847.

136. Brugge KL, Nichols SL, Salmon DP, et al: Cognitive impairment in adults with Down's syndrome: Similarities to early cognitive changes in Alzheimer's disease. Neurology 44:232-238, 1994

137. Bruno G. Mundo, magia, memoria. Gómez de Liaño I (ed). Taurus, Madrid 1973.

138. Bulbena A. Demencias. En: Vallejo Ruiloba J (ed). Introducción a la psicopatología y psiquiatría. Salvat, Barcelona 1991.

139. Bulbena A. Depresión y memoria: aspectos semiológicos. En: Barcia Salorio D (ed). Trastornos de la memoria. Editorial MCR, Barcelona 1992.

140. Bullock RA, Voss SE. The clinical utility of Donepezil: from randomized clinical trials to practice. World Alzheimer Congress, Washington DC, 11-17 julio 2000.

141. Burns A, Jacoby R, Levy R. Psychiatric phenomena in Alzheimer's disease. Br J Psychiatry 1990; 157:72-81.

142. Burton R. The Anatomy of Melancholy (1621, ed. 1632). Anatomía de la melancolía

(trad. A. Sáez Hidalgo). Asociación Española de Neuropsiquiatría, Madrid 1997.

143. Buschke H, Siliwinski MJ, Kuslansky G, Lipton RB. Diagnosis of early dementia by the double memory test. Neurology 1997; 48:989-997.

144. Busse EW, Maddox GL: The use of autopsy in longitudinal research: An ancillary study. En: Busse EW, Maddox GL (eds). The Duke Longitudinal Studies of Normal Aging 1955-1980, pp 68-76. Springer, New York 1985

145. Buysse DJ, Reynolds CF III, Hoch CC, et al: Rapid eye movement sleep deprivation in elderly patients with concurrent symptoms of depression and dementia. J Neuropsychiatry Clin Neurosci 4:249-256, 1992

146. Byrne EJ, Lennox GG, Godwin-Austen RB et al. The Nottingham group for the study of Neurodegenerative disorders. Dementia associated with cortical Lewt bodies. Proposed clinical diagnostic criteria. Dementia 1991; 2:283-284.

147. Cacabelos R. Enfermedad de Alzheimer. Etiopatogenia, neurobiología y genética molecular, diagnóstico y terapéutica. JR Prous, Barcelona 1991.

148. Cacabelos R. Tratado de Neurogeriatría. Enfermedad de Alzheimer y otras demencias. Epidemiología y genética. Masson, Barcelona 1999.

149. Caine E. Cholinomimetic treatment fails to improve memory disor- ders. N Engl J Med 1980; 303:585-586.

150. Calabrese P, Berger F, Sramko CA et al. An evaluation of donepezil in Alzheimer's disease: results from a post marketing surveillance study in Germany. World Alzheimer Congress, Washington DC, 11-17 julio 2000. .

151. Campbell SS, Gillin JC, Kripke DF: Ambulatory recording of rest/activity, body temperature and light exposure in normal elderly and Alzheimer's disease. Sleep Research 15:264, 1986

152. Candy JM, Klinowski J, Perry RH, et al: Aluminosilicates and senile plaque formation

in Alzheimer's disease. Lancet 1986; 1:354-357.

153. Carles Egea F. A la busca de la memoria perdida. En: Barcia Salorio D (ed). Trastornos de la memoria. Editorial MCR, Barcelona 1992.

154. Carlson DL, Fleming KC, Smith GE, Evans JM. Management of dementia-related behavioral disturbances: a nonpharmacologic approach. Mayo Clin Proc 1995; 70:1108-1115.

155. Carnero Pardo C. Educación, demencia y reserva cerebral. Rev Neurol 2000; 31 (en prensa) (Comunicación personal).

156. Carskadon MA, Brown ED, Dement WC: Sleep fragmentation in the elderly: Relationship to daytime sleep tendency. Neurobiol Aging 3:321-327, 1982

157. Casares J. Diccionario ideológico de la lengua española. Editorial Gustavo Gili, Barcelona 1975.

158. Caselli RJ, Couce ME, Osborne D et al. From slowly progressive amnesic syndrome to rapidly progressive Alzheimer disease. Alzheimer Dis Assoc Disord 1998; 12: 251-253.

159. Celsus AC. De Medicina. III, Enfermedades, 18, 1-19. (citado por Martínez Saura 1996).

160. Cervantes Saavedra M. El ingenioso hidalgo Don Quijote de la Mancha (1615). Obras completas. Aguilar, Madrid 1975.

161. Chacko RC, Hurley RA, Jankovic J: Clozapine use in diffuse Lewy body disease. J Neuropsychiat Clin Neurosci 5:206-208, 1993

162. Chandra V, aanguli M, Pandav R, Johnston J, Belle S, DeKosky S. Prevalence of Alzheimer's disease and other dementias in rural India. Neurology 1998;51:1000-1008.

163. Charchat-Fichman H, Nitrini R, Caramelli P et al. Rivastigmin treatment effect on the performance of Alzheimer s Disease patients in a computerized neuropsychological test battery: a preliminary study. World Alzheimer Congress, Washington DC, 11-17 julio 2000.

164. Chatterjee A, Strauss ME, Smyth KA, et al. Personality changes in Alzheimer's disease. Arch Neurol 1992; 49:486-491.

165. Chaves MLF, Izquierdo I: Differential diagnosis between dementia and depression: A study of efficiency increment. Acta Neurol Scand 1992; 85:378-382.

166. Chen C, Muller D, Hallfrisch J, Andres R, Costa PT Jr, Kawas CH. Dietary fats and plasma lipids in the risk of AD in the Baltimore Longitudinal Study of Aging (BLSA/NIA). American Geriatric Society meeting, Seattle 1998.

167. Chenowith B, Spencer B: Dementia: The experience of family caregivers. Gerontological Society of America 26:267-272, 1986

168. Christensen H, Korten AE, Jorm AF, Henderson AS, Jacomb PA, Rodgers B. Education and decline in cognitive performance: compensatory but not protective. Int J Geriat Psychiat 1997; 12: 323-330.

169. Christen-Zaech S, Kraftsik R, Pillevuit O, Miklossy J. Early appearance of degenerative changes in the olfactory system in Alzheimer's disease. World Alzheimer Congress, Washington DC, 11-17 julio 2000. .

170. Chui HC, Lyness SA, Sobel E,Schneider LS. Extrapiramidal signs and psychiatric symptoms predict faster cognitive decline in Alzheimer's disease. Arch Neurol 1994; 51: 676-681.

171. Cicerón. De senectute (s.II aC). Catón el viejo o De la vejez (trad. López Soto V). Editorial Juventud, Barcelona 1982.

172. Cirlot JE. Diccionario de símbolos. Labor, Barcelona 1994.

173. Citron M et al. Excessive production of amyloid beta-protein by peripheral cells of symptomatic and presymptomatic patients carrying the Swedish familial Alzheimer disease mutation. Proc Natl Acad Sci USA 1994; 91:11993-11997.

174. Clarfield AM. The reversible dementias: Do they reverse? Ann Intern Med 1988; 109:476-486.

175. Clark CM, Ewbank D, Lerner A et al. The relationship between extrapyramidal signs and cognitive performance in patients with Alzheimer's disease enrolled in the CERAD study. Neurology 1997; 49:70-75.

176. Clark WS, Street JS, Sanger TM, Breier A. Olanzapine in the prevention of psychosis among nursing home patients with behavioral disturbances associated with Alzheimer's disease. World Alzheimer Congress, Washington DC, 11-17 julio 2000.

177. Clinton J, Ambler MW, Roberts GW. Post-traumatic Alzheimer's disease: Preponderance of a single plaque type. Neuropathol Appl Neurobiol 1991; 17:69-74.

178. Codemo A, Corti MC, Mazzetto G et al. Education, ApoE status and cognitive impairment in eldely. An epidemiological study in a rural setting. World Alzheimer Congress, Washington DC, 11-17 julio 2000.

179. Coffey C, Wilkinson W, Parashos L. Quantitative cerebral anatomy of the aging human brain: a cross-sectional study using magnetic resonance imaging. Neurology 1992; 42:527-536.

180. Cohen CI, Magai C. Racial differences in neuropsychiatric symptoms amng dementia outpatients.Am J Geriatr Psychiatry 1999; 7:57-63.

181. Cohen D, Eisdorfer C. Homicide-suicide and homicide involving patients with Alzheimer's disease and related dementias. World Alzheimer Congress, Washington DC, 11-17 julio 2000.

182. Cohen D, Eisdorfer C, Gorelick P, et al: Sex differences in the psychiatric manifestations of Alzheimer's disease. J Am Geriatr Soc 1993; 41:229-232.

183. Collins AM, Quillian X. Tiempo de recuperación a partir de la memoria semántica. En: Sebastian MV (ed.). Lecturas de psicología de la memoria. Alianza, Madrid 1983.

184. Comella JX et al. American Soc Microbiol 2000. El médico interactivo, 21/07/00. http://www.medynet.com/index.htm

185. Conde-Sala JL. Integración de la familia en el proceso terapéutico de la demencia. En: Alberca Serrano R, López-Pousa S. Enfermedad de Alzheimer y otras demencias, pp 125-136. IM&C, Madrid 1998.

186. Connell CM, Gibson GD. Racial, ethnic, and cultural differences in dementia caregiving: review and analysis. Gerontologist 1997;37: 355-364.

187. Cook TB, Lerner AJ, Mizrahi EH et al. Increased risk for Alzheimer's disease among women whose spouses engaged in lead-related activities. World Alzheimer Congress, Washington DC, 11-17 julio 2000. (a)

188. Cook TB, Smyth KA. Occupational demands and Alzheimer's disease: A case-control study. World Alzheimer Congress, Washington DC, 11-17 julio 2000. (b)

189. Copeland JR, Dewey ME, Wood N et al. Range of mental illnesses among the elderly in the community. Br J Psychiatry 1987; 130:815-823.

190. Copeland JR, Gurland BJ, Dewey ME, Kelleher MJ, Smith AM, Davidson IA. Is there more dementia, depression and neurosis in New York? A comparative study of the elderly in New York and London using the computer diagnosis AGECAT. Br J Psychiatry 1987;151: 466-473.

191. Corder EH et al. There is a pathologiuc relationship between ApoE-epsilon 4 and Alzheimer's disease. Arch Neurol 1995; 52:650-651.

192. Corder EH, Saunders AM, Strittmatter WI, et al. Apolipoprotein E, survival in Alzheimer's disease patients, and competing risks of death and Alzheimer's disease. Neurology 1995;45:1323-1328.

193. Coria Balanzat F. Amiloidosis y enfermedad de Alzheimer. En: Alberca Serrano R, López-Pousa S (eds). Enfermedad de Alzheimer y otras demencias, pp 179-188. IM&C, Madrid 1998.

194. Coria Balanzat F. Patología clínica y molecular del envejecimiento cerebral. En: Alberca Serrano R, López-Pousa S (eds).

Enfermedad de Alzheimer y otras demencias, pp 3-22. IM&C, Madrid 1998.

195. Coria F, Moreno A, Torres A et al. Distribution of Alzheimer's disease amyloid protein precursor in normal human and rat nervous system. Neuropathol Appl Neurobiol 1992; 18:27-35.

196. Coria F, Rubio I, Bayón C. Alzheimer's disease, beta-amyloidosis, and aging. Rev Neurosci 1994; 5:275-292.

197. Corominas J. Breve diccionario etimológico de la lengua castellana. Gredos, Madrid 1973.

198. Corsellis JAN. Post-traumatic dementia. En: Katzman R, Terry RD, Bick KL (eds). Alzheimer's disease: senile dementia and related disorders, pp 125-133. Raven Press, New York 1978.

199. Coyle JT, Price DL, Delong MR. Alzheimer's disease: a disorder of cortical cholinergic innervation. Science 1983; 219:1184-1190.

200. Crapper DR, Krishnan SS, Quittkat S: Aluminum, neurofibrillary degeneration, and Alzheimer's disease. Brain 1976; 99:67-80.

201. Crook T, Bartus RT, Ferris SH, Whitehause P, Cohen GO, Gerson S. Age associated memory impairment: Proposed diagnostsic criteria and measures of clinical change. Dev Neuropsychol 1986; 2:261-276.

202. Cruts M, van Duijn CM, Backhovens H et al. Estimation of the genetic contribution of presenilin-1 and 2 mutations in a population-based study of presneilin Alzheimer disease. Hum Mol Genet 1998; 7:43-51.

203. Cruz F. VI Congreso Europeo de Neuropatología. Barcelona 2000. El médico interactivo, 21/07/00. http://www.medynet.com /index.htm

204. Cullen P, Abid F, Patel A, Coope B, Ballard CG. Eating Disorders In Dementia. Int J Geriatr Psychiatry 1997; 12:559-562.

205. Cuenod Cuénod C-A, Kaplan DB, Michot J-L, et al: Phospholipid abnormalities in early Alzheimer's disease: In vivo phosphorus 31

magnetic resonance spectroscopy. Arch Neurol 52:89-94, 1995

206. Cummings JL. Changes in neuropsychiatric symptoms as outcome measures in clinical trials with cholinergic therapies for Alzheimer disease. Alzheimer Dis Assoc Disord 1997; 11(suppl 4P):S1-9.

207. Cummings JL. Clinical status of therapy for behavioral disturbances. World Alzheimer Congress, Washington DC, 11-17 julio 2000.

208. Cummings JL, Benson DF. Dementia: A Clinical Approach. Butterworth-Heinemann, Boston 1992

209. Cummings JL, Benson F, HIll MA et al. Aphasia in dementia of the Alzheimer type. Neurology 1985; 35:394-397.

210. Cumming J, Doody R, Rockwood K et al. Symposium on Therapeutic Approaches - World Alzheimer Congress – Virtual Conference, July 9-13 2000.(Resumen, Keith Crutcher)(b) http://www.alzforum.org/members /forums/world/news.html

211. Cummings JL, Ross W, Absher J et al. Depressive symptoms in Alzheimer disease: Assessment and determinants. Alzheimer Dis Assoc Disord 1995; 9:87-93.

212. Cummings JL, Vinters HV, Cole GM, Khachaturian ZS. Alzheimer's Disease: etiologies, pathophysiology, cognitive reserve, and treatment opportunities. Neurology 1998; 51(suppl 1):s2-17; discussion s65-67.

213. Cunha UG et al. Vitamin B12 deficiency and dementia. Int Psychogeriatr 1995; 7:31-38.

214. Danysz W, Moebius HJ, Parsons CG et al. Memantine provides neuroprotection in animal models at therapeutically relevant doses. World Alzheimer Congress, Washington DC, 11-17 julio 2000.

215. Darío R. Cantos de vida y esperanza (1905). Antología poética. Orbis, Barcelona 1997.

216. Darreh-Shori T, Svensson AL, Nordberg A. Long term rivastigmine treatment produces persistent inhibition of acetyl- and

butyrylcholinesterase activity in CSF of Alzheimer´s patients. World Alzheimer Congress, Washington DC, 11-17 julio 2000.

217. Dartigues JF, Letenneur L, Joly P et al. Age specific risk of dementia according to gender, education and wine consumption. World Alzheimer Congress, Washington DC, 11-17 julio 2000. .

218. da Vinci, L. Aforismos.+

219. Davidson HA, Borrie MJ, Crilly RG. Copy task and urinary incontinence in Alzheimer's disease. J Am Geriatr Soc 1991; 39:467-471.

220. Davies DC, Brooks JW, Lewis DA. Axonal loss from the olfactory tracts in Alzheimer's disease. Neurobiol Aging 1993; 14:353-357

221. Davies DC, McCoubrie P, McDonald B, Jobst KA. Myelinated axon number in the optic nerve is unaffected by Alzheimer's disease. Br J Ophtalmol 1995; 79:596-600.

222. Davies P. An update on the neurochemistry of Alzheimer's disease. In: Mayeux R, Rosen WG (eds): The Dementias, pp 75-86. Raven Press, New York 1983.

223. Davies P, Maloney AJF. Selective loss of central cholinergic neurons in Alzheimer's disease. Lancet 1976; 2:1403.

224. Davis KL, Hollander E, Davidson M, Davis BM, Mohs RC, Horvath TB. Induction of depression with oxotremorine in patients with Alzheimer's disease. Am J Psychiatry 1987; 144:468-471.

225. Davis KL, Mohs RC, Tinklenberg JR: Enhancement of memory by physostigmine. N Engl J Med 301:946, 1979

226. Davis KL, Thai LJ, Gamzu ER, et al: A double-blind, placebo-controlled multicenter study of tacrine for Alzheimer's disease. N Engl J Med 327: 1253-1259, 1992

227. De Fockert JA. Urinary incontinence and senile dementia: the relation-ship between the severity of senile dementia and the potential for treatment of urinary inocntinence. Tijdschr Gerontol Geriatr 1989; 20:101-106.

228. DeKosky S. An Alzheimer's vaccine. Entrevistado por Margaret Warner (08/07/99): http://www.pbs.org/newshour/bb/health/july-dec99/alzheimers_7-8.html

229. DeKosky ST. Anti-amyloid approaches to treating Alzheimer's disease. World Alzheimer Congress, Washington DC, 11-17 julio 2000. .

230. De la Monte SM, Ghambari K, Frey WH et al. Characterizaction of the AD7C-NTP cDNA expression in Alzheimer's disease and measurement of a 41-kD protein in cerebrospinal fluid. J Clin Invest 1997; 100:3093-3104.

231. De la Monte SM, Hutchins GM, Moore GW. Racial differences in the etiology of dementia and frequency of Alzheimer lesions in the brain. J Natl Med Assoc 1989; 81:644-652.

232. Delay J. Les maladies de la memoire. Presses Universitaires de France, 1961.

233. de la Torre JC: Impaired brain microcirculation may trigger Alzheimer's disease. Neurosci Biobehav Rev 18:397-401, 1994

234. Del Bigio MR, Cardoso ER, Halliday WC. Neuropathological changes in chronic adult hydrocephalus: cortical biopsies and autopsy findings. Can J Neurol Sci 1997; 24:121-126.

235. De Leon MJ, Rusinek H, Roche AA et al. Regional Brain Metabolism Predictors of Alzheimer's Disease in Mild Cognitive Impairment. World Alzheimer Congress, Washington DC, 11-17 julio 2000. .

236. Del Ser Quijano T, Peña-Casanova J. Evaluación neuropsicológica y funcional de la demencia. JR Prous, Barcelona 1994.

237. De Ronchi D, Fratiglioni L, Rucci P et al. The effect of education on dementia occurrence in an italian population with middle to high socioeconomic status. Neurology 1998; 50:1231-1238.

238. Deschamps V, Barberger-Gateau P, Orgogozo JM. Body mass index and cognitive impairment: results of the Paquid study. World Alzheimer Congress, Washington DC, 11-17 julio 2000. .

239. Deutsch JA: The cholinergic synapse and the site of memory. Science 174:788-794, 1971

240. Deutsch LH, Bylsma FW, Rovner BW et al. Psicosis and physical agresión in probable Alzheimer's disease. Am J Psychiatry 1991; 148:1159-1163.

241. Devanand DP. Behavioral complications and their treatment in Alzheimer's disease. Geriatrics 1997; 52 Suppl 2:S37-39.

242. Devanand DP, Jacobs DM, Tang MX et al. The course of psychopathologic features in mild to moderate Alzheimer's disease. Arch Gen Psychiatry 1997; 54:257-263.

243. Devanand DP, Michaels-Marston KS, Liu X et al. Olfatory deficits in patients with mild cognitive impairment predict Alzheimer's disease at follow-up. Am J Psychiatry 2000; 157:1399-1405.

244. Diccionario médico. Salvat, Barcelona 1974.

245. Diego G. Soria sucedida. Plaza y Janés, Barcelona 1980.

246. Dodd PR, Scott HL, Westphalen RI: Excitotoxic mechanisms in the pathogenesis of dementia. Neurochem Int 25:203-219, 1994

247. Doody RS. Cholinesterase inhibitors: Benefits and limitations. World Alzheimer Congress 2000, Washington DC, 11-17 julio 2000.

248. Doody RS, Vacca JL, Massman PJ, Liao TY. The influence of handedness on the clinical presentation and neuropsychology of Alzheimer disease. Archiv Neurol 1999; 56:1133-1137.

249. Doraiswamy M, Hartman RHD, Graham S. Early intervention with a cholinesterase inhibitor produces long-term beneficial effects in moderately severe Alzheimer disease patients. World Alzheimer Congress, Washington DC, 11-17 julio 2000.

250. Drachman DA: Memory and cognitive function in man: Does the cholinergic system have a specific role? Neurology 1977; 27:783-790

251. Drachman DA, Leavitt J. Human memory and the cholinergic system: a relationship to aging? Arch Neurol 1974; 30:113-121.

252. Drachman DA, O'Donnell BF, Kew RA, Swearer JM. The prognosis in Alzheimer's disease; "how far" rather than "how fast" best predicts the course. Arch Neurol 1990; 47:851-856.

253. Du Y et al. Hot topics symposium. World Alzheimer Congress, Virtual Conferen-ce, July 9-13 2000. http://www.alzforum.org /members/forums/world/news.html

254. Duyckaerts C, Arends YM, He Y et al. Clinicopathological data on the progression of Alzheimer disease lesions in the cerebral cortex. World Alzheimer Congress, Washington DC, 11-17 julio 2000.

255. Duyckaerts C, Colle MA, Dessi F, Piette F, Hauw JJ. Progression Of Alzheimer Histopathological Changes. Acta Neurol Belg 1998; 98:180-185.

256. Eberling JL, Reed BR, Coleman JE, Jagust WJ. Effect of estrogen on cerebral glucose metabolism in postmenopausal women. World Alzheimer Congress, Washington DC, 11-17 julio 2000. .

257. Eccles JC. The neurophysiological basis of mind. Oxford University Press, Oxford 1953.

258. Eggertsen G, Tegelman R, Ericson S, Angelin B, Berglund L. Apolipoprotein E polymorphism in a healthy Swedish population: variation of allele frquency with age and relation to serum lipid concentrations. Clin Chem 1993;39:2125-2129.

259. Ehrenfeld M, Bronner G, Tabak N, Alpert R, Bergman R. Sexuality among institu-tionalized elderly patients with dementia. Nurs Ethics 1999; 6:144-149.

260. Ehrenfeld M, Tabak N, Bronner G, Bergman R. Ethical dilemmas concerning sexuality of elderly patients suffering from dementia. Int J Nurs Pract 1997; 3:255-259.

261. Eichner JE, Kuller LH, Orchard TJ, et al. Relation of apolipoprotein E phenotype to myocardial infarction and mortality from

coronary artery disease. Am J Cardiol 1993; 71:160-165.

262. Eikelenboom P, Duyckaert C, Williams AE, Rozemuller AJM. Neuroinflammation and Alzheimer's disease: relationship between pathogenic mechanisms and clinical expression. World Alzheimer Congress, Washington DC, 11-17 julio 2000.

263. El Mundo 25/03/2000; Salud S8.

264. El Mundo 08/04/2000; Salud S10.

265. Emery VO, Oxman TE: Update on the dementia spectrum of depression. Am J Psychiatry 149:305-317, 1992

266. Encyclopædia Britannica. London 1994 (CD-ROM).

267. Enciclopedia universal de la cultura, El Mundo. Planeta, Barcelona 1996.

268. Engelhardt E, Moreira DM, Laks J et al. Proton magnetic resonance spectroscopy of the hippocampus: normatization in the elderly. World Alzheimer Congress, Washington DC, 11-17 julio 2000. (a)

269. Engelhart MJ, Ruitenberg A, Swieten JC et al. Dietary anti-oxidants and the risk of dementia. The Rotterdam Study. World Alzheimer Congress, Washington DC, 11-17 julio 2000. (b)

270. English D, Cohen D. A case-control study of maternal age in Alzheimer's disease. J Am Geriatr Soc 1985; 33:167-169.

271. Englund E, Brun A, Alling C. White matter changes in dementia of Alzheimer's type: Biochemical and neuropathological correlates. Brain 1988; 111:1425-1439.

272. Erasmo. Maniae encomium (1511). Elogio de la locura. Unidad Editorial, Madrid 1999.

273. Erkinjuntti T, Wikstrom J, Palo J, et al: Dementia among medical inpatients: Evaluation of 2000 consecutive admissions. Arch Intern Med 1986; 146:1923-1926.

274. Ermini M, Loew D et al. Deterioro mental relacionado con la edad. Sandoz, Basilea 1989.

275. Esiri M. The basis for behavioural disturbances in dementia. J Neurol Neurosurg Psychiatry 1996; 61:127-130.

276. Espinosa M. Asklepios. Editora Regional, Murcia 1985 (citado por F. Carles Egea).

277. Esquirol JED. Traité des maladies mentales. Paris 1838 (citado por Mahendra 1887).

278. Evans DA, Funkenstein HH, Albert MS, et al: Prevalence of Alzheimer's disease in a community population of older persons. Higher than previously reported. JAMA 1989; 262:2551-2556.

279. Evenhuis HM: The natural history of dementia in Down's syndrome. Arch Neurol 47:263-267, 1990

280. Fabrigoule C, Amieva H, Rouch-Leroyer I et al. Deterioration of attentional processes and Instrumental Activities of Daily Living as predictors of dementia. World Alzheimer Congress 2000, Washington DC, 11-17 julio 2000.

281. Fahim S, van Duijn CM, Baker FM et al. A study of familial aggregation of depression, dementia and Parkinson's disease. Eur J Epidemiol 1998; 14:233-238.

282. Falcón Martínez C, Fernández-Galiano E, López Melero R. Diccionario de la mitología clásica. Alianza Editorial, Madrid 1981.

283. Farlow M, Gracon SI, Hershey LA, et al: A controlled trial of tacrine in Alzheimer's disease. JAMA 268:2523-2529, 1992

284. Fama R, Sullivan EV, Shear PK, Marsh L, Yesavage JA, Tinklenberg JR, Lim KO, Pfefferbaum A. Selective Cortical And Hippocampal Volume Correlates of Mattis Dementia Rating Scale in Alzheimer disease. Arch Neurol 1997; 54:719-728.

285. Farlow MR, Cyrus PA.Metrifonate therapy in Alzheimer's disease: a pooled analysis of four randomized, double-blind, placebo-controlled trials. Dement Geriatr Cogn Disord 2000; 11:202-211.

286. Farrer LA, Cupples LA, Haines JL et al. Effects of age, sex and ethnicity on the association between apolipoprotein E genotype and Alzheimer's disease. JAMA 1997; 278:1349-1356.

287. Fastbom J, Forsell Y, Winblad B. Benzodiazepines may have protective effects against Alzheimer disease. Alzheimer Dis Assoc Disord 1998; 12:14-17.

288. Feany MB, Bender WW. A Drosophila model of Parkinson's disease. Nature 2000;404:394-398.

289. Feldman RG, Chandler KA, Levy LL, et al: Familial Alzheimer's disease. Neurology 13: 811-820, 1963

290. Fernández Uriel P, Vázquez Hoys AM. Diccionario del mundo antiguo. Alianza Editorial, Madrid 1994.

291. Fernandez-Viadero C, Verduga R, Megias M, Crespo D. A phosphatidylcholine precursor ameliorates age-related changes in the mouse hippocampus. World Alzheimer Congress, Washington DC, 11-17 julio 2000.

292. Ferrante RJ et al. J Neurosci 2000; 20(12). Can a daily dose of creatine prevent neurodegeneration? http://www.alzforum.org/members/ research/news/index.html

293. Ferrer I. Morfopatología de la enfermedad de Alzheimer. En: Martínez Lage JM, Alberca Serrano R. IV Curso Nacional de Enfermedad de Alzheimer. Sevilla, 23-24 septiembre 1999. (Resúmenes: EuroGraf Navarra, Mutilva Baja 2000).

294. Ferreyra-Moyano H, Barragan E. The olfactory system and Alzheimer's disease. Int J Neurosci 1989; 49:157-197.

295. Ferris SH, Hofeldt GT, Carbone G et al. Suicide in two patients with a diagnosis of probable Alzheimer disease. Alzheimer Dis Assoc Disord 1999; 13:88-90

296. Fillenbaum GG, Peterson B, Welsh-Bohmer KA, Kukull WA, Heyman A. Progression of Alzheimer's disease in black and white patients: the CERAD experience, part XVI. Consortium to Establish a Registry for Alzheimer's Disease. Neurology 1998; 51:154-158.

297. Finch CE. Aging in the brain: evolutionary perspectives. World Alzheimer Congress, Washington DC, 11-17 julio 2000.

298. Fink G, Sumner BE, McQueen JK et al. Sex steroid control of mood, mental state and memory. Clin Exp Pharmacol Physiol 1998; 25:764-775.

299. Fink G, Sumner B, Rosie R et al. Androgen actions on central serotonin neurotransmission: relevance for mood, mental state and memory. Behav Brain Res 1999; 105:53-68.

300. Finkel SI. Introducción. Síntomas Conductuales y Psicológicos en la Demencia. International Psycogeriatric Association. Educational Pack (version española). Madrid 2000.

301. Fitz AG, Teri L: Depression, cognition and functional ability in patients with Alzheimer's disease. J Am Geriatr Soc 42:186-191, 1994

302. Flaten TP: Geographical associations between aluminum in drinking water and death rates with dementia (including Alzheimer's disease), Parkinson's disease and amyotrophic lateral sclerosis in Norway. Environ Geochem Health 1990; 12:152-167.

303. Flaubert G. Pensées, 249. De Diccionario de Citas (Castañares W, González Quirós JL). Nóesis, Madrid 1993.

304. Flicker C, Ferris SH, Kalkstein D, et al: A double-blind, placebo-controlled crossover study of ganglioside GM1 treatment for Alzheimer's disease. Am J Psychiatry 151: 126-129, 1994

305. Flicker C, Ferris SH, Reisberg B: Mild cognitive impairment in the elderly: Predictors of dementia. Neurology 41:1006-1009, 1991

306. Folstein MF. Differential diagnosis of dementia. The clinical process. Psychiatr Clin North Am 1997; 20:45-57.

307. Folstein MF. Heterogeneity in Alzheimer disease. Neurobiol Aging 1989; 10:434-435.

308. Folstein MF. Prefacio. En: Fitten J, Frisoni G, Vellas B. Investigación y práctica en la enfermedad de Alzheimer. Glosa, Barcelona 1998.

309. Folstein MF, Anthony JC, Parthad I et al. The meaning of cognitive impairment in the elderly. J Am Geriatr Soc 1985; 33:228-235.

310. Folstein MF, Bylsma F. Non-cognitive sypmtoms of Alzheimer's disease. En: Terry R, Katzman R, Bick K (eds). Alzheimer's disease, pp 27-41. Raven Press, New York 1994.

311. Folstein MF, Bylsma FW. Non-cognitive sypmtoms of Alzheimer's disease. En: Terry RD, Katzman R, Bick KL, Sisodia S. Alzheimer disease, pp 25-37. Lippincott Williams & Wilkins, Philadelphia 1999.

312. Folstein MF, Folstein SR, McHugh PR. Mini-mental state. A practical method for grading the cognitive state of patients for the clinician. J Psychiat Res 1975; 12:189-198.

313. Folstein MR, Rabins PV: Replacing pseudodementia. Neuropsychiatry, Neuropsychology, and Behavioral Neurology 1991; 4:36-40, 1991

314. Forloni G, Colombo L, Girola L et al. Anti-amyloidogenic activity of tetracyclines: in vitro studies. World Alzheimer Congress, Washington DC, 11-17 julio 2000.

315. Forstl H, Burns A, Jacoby R, Levy R. Neuroanatomical correlates of clinical misidentification and misperception in senile dementia of the Alzheimer type. J Clin Psychiatry 1991; 52:268-271.

316. Forstl H, Burns A, Levy R, et al: Neurologic signs in Alzheimer's disease: Results of a prospective clinical and neuropathologic study. Arch Neurol 1992; 49:1038-1042.

317. Forstl H, Burns A, Levy R, et al: Neuropathological correlates of psychotic phenomena in confirmed Alzheimer's disease. Br J Psychiatry 1994; 165:53-59.

318. Forstl H, Levy R, Burns A, et al: Disproportionate loss of noradrenergic and cholinergic neurons as cause of depression in Alzheimer disease: A hypothesis. Pharmaco-psychiatry 1994; 27:11-15.

319. Foster NL, Moura V, Giordani B et al. Frontal hypometabolism in mild Alzheimer's disease is associated with more rapid progression of dementia. World Alzheimer Congress, Washington DC, 11-17 julio 2000.

320. Fox NC, Kennedy AM, Harvey RJ et al. Clinicopathological features of familial Alzheimer's disease assiciated with the M139V mutation in the presenilin 1 gene. Brain 1997; 120:491-501.

321. Fowler KS, Saling MM, Conway EL et al. Computerized neuropsychological tests in the early detection of dementia: prospective findings. J International Neuropsychol Society 1997; 3:139-146.

322. Fox N, Freeborough P, Rossor M. Visualisation and quantification of rates of atrophy in Alzheimer's disease. Lancet 1996; 348:94-97.

323. Fox NC, Freeborough PA, Rossor MN. Visualization and quantification of rates of atrophy in Alzheimer's disease. Lancet 1996; 348:94-97.

324. Frankenburg FR, Kalunian D: Clozapine in the elderly. J Geriatr Psychiatry Neurol 7:131-134, 1994

325. Fraser J, Mitchell A. Kalmuc idiocy: report of a case with autopsy with notes on 62 cases. J Ment Sci 1876; 2:161. (cit. Mahendra 1987).

326. Fratiglioni L, Grut M, Forsell Y, et al: Prevalence of Alzheimer's disease and other de-mentias in an elderly urban population: Relationship with age, sex, and education. Neurology 41: 1886-1892, 1991.

327. Fratigliani L, Viitanen M, von Strauss E, Tontodonati V, Herlitz A, Winblad B. Very old women at highest risk of dementia and Alzheimer's disease: incidence data from the Kungsholmen Project, Stockholm. Neurology 1997; 48:132-138.

328. Freemon FR: Evaluation of patients with progressive intellectual deterioration. Arch Neurol 1976; 33:658-659.

329. Freter S, Bergman H, Gold S et al. Prevalence of potentially reversible dementias and actual reversibility in a memory clinic cohort. CMAJ 1998; 159:657-662.

330. Freud S. Construcciones en psicoanálisis. Obras completas. Biblioteca Nueva, Madrid 1973.

331. Freud S. Die Traumdeutung (1900). La interpretación de los sueños. Obras completas. Biblioteca Nueva, Madrid 1973.

332. Freud S. Zur Psychopathologie des alltagsleben (1901). Psicopatología de la vida cotidiana. Obras completas. Biblioteca Nueva, Madrid 1973.

333. Freud S. Studien über hysterie (1895). Estudios sobre la histeria. Obras completas. Biblioteca Nueva, Madrid 1973.

334. Friedhoff LT, Rogers SL. Donepezil lengthens time to loss of activities of daily living in patients with mild to moderate Alzheimer's disease-results of a preliminary evaluation. Neurology 1997; 48(suppl):A100.

335. Friedland RP: Epidemiology, education, and the ecology of Alzheimer's disease. Neurology 43:246-249, 1993

336. Friedland RP, Fritsch T, Smyth KA et al. Intellectual and physical activities are protective against the development of Alzheimer's disease. World Alzheimer Congress, Washington DC, 11-17 julio 2000.

337. Frisoni GB, Beltramello A, Pihlajamäki M et al. A routinely applicable marker based on computed tomography sensitive to Alzheimer's disease and mild cognitive impairment: the radial width of the temporal horn. World Alzheimer Congress, Washington DC, 11-17 julio 2000.

338. Fuld PA, Katzman R, Davies P et al: Intrusions as a sign of Alzheimer dementia: Chemical and pathological verification. Ann Neurol 1982; 11:155-159.

339. Fuster JM. The prefrontal cortex. Raven Press, New York 1989.

340. Galasko D, Chang L, Motter R et al. High cerebrospinal fluid tau and low amyloid β42 levels in the clinical diagnosis of Alzheimer's disease and relation to apolipoprotein E genotype. Arch Neurol 1998; 55:937-945.

341. Galasko D, Hansen LA, Katzman R et al. Clinical-neuropathological correlations in Alzheimer's disease and related dementias. Arch Neurol 1994; 51:888-895.

342. Galdós Alcelay L, Manubens Bertrán JM. Historia clínica, exploración física y neurológica y pruebas complementarias. En: Grupo de Estudio de Neurología de la Conducta y Demencias (ed). Guías en demencias, pp 67-75. Masson, Barcelona 2000.

343. Games D, Adams D, Alessandrini R et al. Alzheimer-type neuropathology in transgenic mice overexposing V717F ß-amyloid precursor protein. Nature 1995; 373:523-527.

344. Gandyab S; Petanceskaa S . Regulation of Alzheimer beta-amyloid precursor trafficking and metabolism. Biochim Biophys Acta 2000; 1502:44-52.

345. García C, Guerreiro M. Educación y heterogeneidad en la enfermedad de Alzheimer. En: Fitten J, Frisoni G, Vellas B (eds). Investigación y práctica en la enfermedad de Alzheimer. Glosa SL, Barcelona 1998.

346. García Gual C. Mnemosine y sus hijas. Revista de Occidente 1989; 100:107-122. (cit. Carles Egea)

347. García-Yébenes J. Comunicación personal. Granada, mayo 2000.

348. Garzón A. Marcos sociales de la memoria: un enfoque ecológico. En: Barcia Salorio D (ed). Trastornos de la memoria. Editorial MCR, Barcelona 1992.

349. Gatz M, Svedberg P, Pedersen NL et al. Is education protective? Insights from Swedish twin studies. World Alzheimer Congress, Washington DC, 11-17 julio 2000.

350. Gautrin D, Gauthia S: Alzheimer disease. Environmental factors and etiological hypotheses. Can J Neurol Sci 1989; 16:375-387.

351. Geldmacher DS, Perdomo CA, Pratt RD. Effect of donepezil treatment on visual attention/exploration tasks in patients with

Alzheimer's disease: Results of a pilot study. World Alzheimer Congress, Washington DC, 11-17 julio 2000.

352. Geldmacher DS, Whitehouse PJ Jr. Differential diagnosis of Alzheimer's disease. Neurology 1997; 48(suppl 6): S2-9.

353. Gelinas I, Gauthier S, Cyrus PA. Metrifonate enhances the ability of Alzheimer's disease patients to initiate, organize, and execute instrumental and basic activities of daily living. J Geriatr Psychiatry Neurol 2000; 13:9-16.

354. Giacobini E. Impact of current therapy on Alzheimer's disease progresión. World Alzheimer Congress, Washington DC, 11-17 julio 2000.

355. Gieffers et al. J Clin Microbiol 2000; 38:881-882.(www.biostat.wustl.edu/alzheimer)

356. Gierz M, Campbell SS, Gillin JC: Sleep disturbances in various nonaffective psychiatric disorders. Psychiatr Clin North Am 1987; 10:565-581.

357. Gil Néciga E. Demencia. Introducción. En: Alberca Serrano R (ed). Demencias: diagnóstico y tratamiento. Masson, Barcelona 1998.

358. Giménez-Roldán S. Enfermedad de Alzheimer. Rev Neurol (Barc.) 1995; 23:96-102.

359. Gimeno Álava A. Bases anatomofisiológicas de las funciones superiores cerebrales. En: Pascual Millán LF, Barquero Jiménez MS, Carnero Pardo C. I Curso de Neurología de la Conducta y Demencias, pp 7-12. Saned, Madrid 1999.

360. Giron MST, Forsell Y, Winblad B. Pharmacologic management of psychiatric disturbances in very elderly persons with dementia. World Alzheimer Congress, Washington DC, 11-17 julio 2000.

361. Giubilei F, Strano S, Imbimbo BP et al. Cardiac autonomic dysfunction in patients with Alzheimer disease: possible pathogenetic mechanisms. Alzheimer Dis Assoc Disord 1998; 12:356-61

362. Goedert M, Spillantini MG, Cairns N J et al: Tau-proteins of Alzheimer paired helical filaments: Abnormal phosphorylation of all six brain isoforms. Neuron 1992; 8:159-168.

363. Goldstein K. Language and language disturbances. Grune and Stratton, New York 1948.

364. González Maldonado R. El extraño caso del Dr. Parkinson. Grupo Editorial Universitario, Granada 1997.

365. González Maldonado R. El extraño caso de la mielina perdida (la esclerosis múltiple descifrada). Grupo Editorial Universitario, Granada 1998.

366. González Maldonado R, Fernández Fernández Ó. El extraño caso de la mielina perdida (y tratamiento de la esclerosis múltiple). Grupo Editorial Universitario, Granada 1998.

367. González Redondo R, Bernabé Moreno JA, González Maldonado R. Dactilografía y quirología computerizada de la enfermedad de Alzheimer (trabajo en preparación).

368. Goethe JW. Fausto (1831). Obras completas. Aguilar, Mexico 1991.

369. Goldman-Rakic P. Working memory and the mind. Sci Am 1992; 111-117.

370. Good PF et al. Evidence of neuronal oxidative damage in Alzheimer's disease. Am J Pathol 1996; 149:21-28.

371. Goody W. Introduction to the problems of dementia. Proc Aust Assoc Neurol 1969; 6:9-11.

372. Goudsmit E, Filers E, Swaab DF. Changes in vasopressin neurons and fibers in aging and Alzheimer's disease: reversibility in the rat. Prog Clin Biol Res 1989; 317:1193-1208.

373. Gouras GK, Xu H, Gross RS et al. Testosterone reduces neuronal secretion of Alzheimer's beta-amyloid peptides. Proc Natl Acad Sci USA 2000; 97:1202-1205.

374. Gozes I, Bassan M, Zamostiano R et al. A novel approach to Alzheimer's disease treatment: intranasal application of neuroprotective peptide fragments. World

Alzheimer Congress, Washington DC, 11-17 julio 2000.

375. Gracián B. El Criticón (1653). Obras completas. Aguilar, Madrid 1967.

376. Gracián B. Oráculo manual y arte de prudencia (1647). Obras completas. Aguilar, Madrid 1967.

377. Grant I, McDonald WI, Patterson TL, Trimble MR. Multiple sclerosis. En: Brown GW, Harris T (eds): Life events and illness: studies of psychiatryc and physical disorders, pp 295-311. Guilford Press, New York 1989.

378. Graves AB, Larson EB, Edland SD, et al. Prevalence of dementia and its subtypes in the Japanese American population of King County, Washington state: the Kame Project. *Am J Epidemiol* 1996;144: 760-771.

379. Graves AB, Mortimer JA, Kramer J et al. Head size as a risk factor for cognitive impairment in elderly Japanese-Americans: the Kame Project (abstract). Neurobiol Aging 1994; 15(suppl 1):S74.

380. Graves AB, Van Duijn CM, Chandra V, et al. Alcohol and tobacco consumption as risk factors for Alzheimer's disease: a collaborative re-analysis of case-control studies. EURODEM Risk Factors Research Group. Int J Epidemiol1991;20[Suppl 2]:S48-57.

381. Graves AB, White E, Koepsell TD, et al: The association between head trauma and Alzheimer s disease. Am J Epidemiol 131:491-501, 1990

382. Graves R. Los mitos griegos (vol. 1 y 2). Alianza Editorial, Madrid 1986.

383. Green RC. Alzheimer's Disease and Other Dementing Disorders in Adults. En: Adams RD, Victor M (eds). Principles of Clinical Neurology, CD-R, McGraw Hill, New York 1997. (*passim*)

384. Greenwald BS, Kramer-Ginsberg E, Marin DB, et al: Dementia with coexistant major depression. Am J Psychiatry 1989; 146:1472-1478.

385. Greenwald BS, Marin DB, Silverman SM: Serotoninergic treatment of screaming and banging in dementia. Lancet 2:1464-1465, 1986

386. Greig NH, Yu Q, Utsuki T et al. Novel selective butyril-cholinesterase inhibitors as a new strategy for the treatment of Alzheimer's disease. World Alzheimer Congress, Washington DC, 11-17 julio 2000. .

387. Greiner PA, Snowdon DA, Greiner LH. The relationship of self-rated function and self-rated health to concurrent functional ability, functional decline, and mortality: findings from the Nun Study. J Gerontol B Psychol Sci Soc Sci 1996; 51:S234-241.

388. Griesinger W. Die Pathologies und Therapie der psychischen Krankheiten. Krabbe, Stuttgart 1867 (2ª edición). (Reimpresión, EJ Bonset, Amsterdam 1964).

389. Grimaldi L et al. Ann Neurol 2000; 47: 361-365. http://www.alzforum.org/members/

390. Grober E, Merling A, Heimlich T, Lipton RB. Free and cued selective reminding and selective reminding in the elderly. J Clin Exp Neuropsychol 1997; 19:643-654.

391. Grosberg GT, Nakra R, Woodward V, Russell T. Smoking as a risk factor for Alzheimer's disease. J Amer Geriat Soc 1989; 37:819.

392. Growdon JH: Treatment for Alzheimer s disease? N Engl J Med 327:1306-1308, 1992

393. Grundman M et al. Low body weight in Alzheimer's disease is associated with mesial temporal cortex atrophy. Neurology 1996; 46:1585-1591.

394. Grundman M, Petersen RC, Morris JC et al. Rate of dementia of the Alzheimer type (DAT) in subjects with mild cognitive impairment. Neurology 1996; 46:A403.

395. Grunewald T, Beal MF. NOS knockouts and neuroprotection. Nat Medicine 1999; 5:1354-1355.

396. Guilian D. Studies of microglia relevant to Alzheimer's disease. World Alzheimer Congress, Washington DC, 11-17 julio 2000. .

397. Guillén Llera F. Foro Alzheimer XXI: Ciencia y Sociedad. Madrid 14-16 junio 2000. El médico interactivo, 21/07/00. http://www.medynet.com/index.htm.

398. Guilly P. Gilles de la Tourette. En: Rose FC, Bynum WF (eds). Historical aspects of the Neurosciences. Raven Press, New York 1982.

399. Gunderson CH. Essentials of Clinical Neurology. Raven Press, New York 1990.

400. Guo Z, Cupples LA, Duara R et al. Does hypertension affect the risk and age at onset of Alzheimer disease? World Alzheimer Congress, Washington DC, 11-17 julio 2000.

401. Guo Z, Fratiglioni L, Viitanen M, Fastbom J, Winblad B. Blood pressure and dementia in persons over 75 years old: follow-up results from the Kungsholmen project. In: 6th International Conference on Alzheimer's Disease and Related Disorders. Amsterdam, 1998.

402. Gupta K. Alzheimer's Disease: The Dream of a Vaccine. LE Magazine 1999. http://www.lef.org/magazine/mag99/dec99-report3.html

403. Gussekloo I, Heeren TI, Iv.aks GI, Lighthart GI, Rooijmans HG. A community based study of the incidence of dementia in subjects aged 85 years and over. Neurol Neurosurg Psychiatry 1995; 59:507-510.

404. Haan MN, Mungas D, Gonzalez HM, Jagust WJ. Cognitive functioning and dementia prevalence in older Latinos: cardiovascular and cultural correlates. World Alzheimer Congress, Washington DC, 11-17 julio 2000.

405. Haan MN, Shemanski L. Cognitive decline is not normal in aging. World Alzheimer Congress, Washington DC, 11-17 julio 2000.

406. Haass C, Kahle PJ. Parkinson's pathology in a fly. Nature 2000; 404:341-343.

407. Haas C, Schlossmacher HG, Hung Ay et al. Amyloid beta-peptide is produced by cultured cells during normal metabolism. Nature 1992; 359:322-325.

408. Haas S, Vincent K, Holt J, Lippmann S. Divalproex: a possible treatment alternative for demented, elderly aggressive patients. Ann Clin Psychiatry 1997; 9:145-147.

409. Hall KS, Gao S, Unverzagt FW, Hendrie HC. Childhood rural residence is a risk factor for incident Alzheimer's disease in African Americans. World Alzheimer Congress, Washington DC, 11-17 julio 2000. .

410. Hamos JE, DeGennaro LJ, Drachman DA. Synaptic loss in Alzheimer's disease and other dementias. Neurology 1989; 39:355-361.

411. Hampel H, Teipel SJ, Bayer W et al. Progression of hippocampus and corpus callosum atrophy as independent markers of structural disease progression in Alzheimer's disease. World Alzheimer Congress, Washington DC, 11-17 julio 2000.

412. Hanks SD, Flood DG. Region-specific stability of dendritic extent in normal human aging and regression in Alzheimer's disease. I. CA1 of hippocampus. Brain Res 1991; 540:63-82.

413. Hänninen T, Reinikainen KJ, Helakla EL et al. Subjective memory complaints and personality traits in normal elderly subjects. J Am Geriatr Soc 1994; 42:1-4.

414. Hare EH. The origin and spread of dementia paralytica. J Ment Sci 1959; 105:594-626.

415. Harwood DG, Barker WW, Ownby RL, Duara R. Prevalence and correlates of Capgras syndrome in Alzheimer's disease. Int J Geriatr Psychiatry 1999; 14:415-420.

416. Hasegawa T. Protective effect of japanese green tea against cognitive impairment in the elderly. World Alzheimer Congress, Washington DC, 11-17 julio 2000.

417. Hebert LE, Scherr PA, Beckett LA et al: Age-specific incidence of Alzheimer's disease in a community population. JAMA 1995; 273:1354-1359.

418. Hellen C et al. Communication techniques make family visits more meaningful. World Alzheimer Congress, Washington DC, 11-17 julio 2000.

419. Helmer C, Damon D, Letenneur L et al. Marital status and risk of Alzheimer's disease: a French population-based cohort study. Neurology 1999; 53:1953-1958.

420. Hemmingsen R, Meljsholm B, Vostrup S et al. Carotid surgery, cognitive function and cerebral blod flow in patients with transient ischemic attacks. Ann Neurol 1986; 20:13-19.

421. Henderson AS. The epidemiology of Alzheimer's disease. Br Med J 1986; 42:3-10.

422. Henderson AS. The epidemiology of Alzheimer's disease. Br Med Bulletin 1986; 1:3-10.

423. Henderson AS. Alzheimer's disease: Epidemiology. En: Pitt D. Dementia. Churchill Livingstone, Edimburg 1987.

424. Henderson VW, Roberts E, Wimer C, et al: Multicenter trial of naloxone in Alzheimer's disease. Ann Neurol 25:404-406, 1989

425. Hendrie HC, Hall KS, Hui S, Unverzagt FW, Yu CE, Lahiri DK, Sahota A, Farlow M, Musick B, Class CA, et al. Apolipoprotein E Genotypes And Alzheimer's Disease in a community study of elderly African Americans. Ann Neurol 1995; 37:118-120.

426. Hendrie HC, Hall KS, Pillay N, et al. Alzheimer's disease is rare in Cree. Int Psychogeriatr 1993;5:5-14.

427. Hendrie HC, Osuntokun BO, Hall KS, et al. Prevalence of Alzheimer's disease and dementia in two communities: Nigerian Africans and Afri- can Americans. Am J Psychiatry 1995;152:1485-1492.

428. Henry GW. Organix mental diseases. En: Zilboorg G, Henry GW (eds). A History of Medical Psychology. WW Norton, New York 1941.

429. Hernández Lahoz C. La demencia por infarto estratégico. En: Alberca Serrano R, López-Pousa S (eds). Enfermedad de Alzheimer y otras demencias, pp 573-582. IM&C, Madrid 1998.

430. Hernández-Tristán R, Arevalo C, Canals S, Leret ML. The effects of acute treatment with delta9-THC on exploratory behaviour and memory in the rat. J Physiol Biochem 2000; 56:17-24.

431. Herrmann N, Sadavoy J, Steingart A: Oral tetrahydroaminoacridine in the treatment of senile dementia, Alzheimer's type. N Engl J Med 316:1603-1604, 1987

432. Heston LL (ed.). Avances en la enfermedad de Alzheimer y estados similares. J&C Ediciones Médicas, Barcelona 1998.

433. Heston LL, Lowther DL, Leventhal CM. Alzheimer's disease: a family study. Arch Neurol 1966; 15:225-233.

434. Heston LL, Mastri AR, Anderson E, et al: Dementia of the Alzheimer type: Clinical genetics, natural history and associated conditions. Arch Gen Psychiatry 38:1085-1090, 1981.

435. Heun R, Muller H, Papassotiropoulos A. differential validity of informant-based diagnoses of dementia and depression in index subjects and in their first-degree relatives. Soc Psychiatry Psychiatr Epidemiol 1998; 33:510-513.

436. Heyman A, Peterson B, Fillenbaum, Pieper C. Predictors of time to institutionalisation of patients with Alzheimer's disease: the CERAD experience. XVII. Neurology 1997; 48:1304-1309.

437. Heyman A, Peterson B, Fillenbaum, Pieper C. The Consortium to Establish a Registry for Alzheimer's Disease (CERAD). XIV. Demographic and clinical predictors of survival in patients with Alzheimer's disease. Neurology 1996; 46:656-600.

438. Heyman A, Wilkinson WE, Hurwitz BJ, et al: Alzheimer's disease: Genetic aspects and associated clinical disorders. Ann Neurol 14:507-515, 1983.

439. Heyman A, Wilkinson WE, Hurwitz BJ et al. Early-onset Alzheimer's disease: clinical predictors of institutionalisation and death. Neurology 1987; 37:980-984.

440. Hier DB, Warach JD, Gorelick PB, et al: Predictors of survival in clinically diagnosed Alzheimer s disease and multi-infarct dementia. Arch Neurol 1989; 46:1213-1216.

441. Hierro J. Libro de las alucinaciones. Antología poética. Espasa-Calpe, Madrid 1993.

442. Hill LR, Klauber MR, Salmon DP, et al. Functional status, education, and the diagnosis of dementia in the Shanghai survey. Neurology 1993; 43:138-145.

443. Hipócrates. Aforismos. Tratados hipocráticos. Alianza, Madrid 1996.

444. Hirschfeld M: Homecare versus institutionalization: Family caregiving and senile brain disease. Int J Nurs Stud 20:23-32, 1983

445. Hofman A, Schulte W, Tanja TA et al. History of dementia and Parkinson's disease in 1st-degree relatives of patients with Alzheimer's disease. Neurology 1989; 39:1589-1592.

446. Holmes D, Reingold J, Teresi J. Sexual expression and dementia. Views of caregivers: A pilot study (editorial). Int J Geriatr Psychiatry 1997; 12:695-701.

447. Horne DJ, Royle JP. Cognitive changes after carotid endarterectomy. Med J Austral 1974; 1:316-318.

448. Hornet J, Alberts MJ, Dawson DV, et al: Swallowing in Alzheimer's disease. Alzheimer Dis Assoc Disord 1994; 8:177-189.

449. Hornstein L. Recordar, repetir, reelaborar: una lectura. En: Bleichnar S et al. Lecturas de Freud. Lugar Ed., 1990.

450. Howieson DB, Holm LA, Kaye JA et al. Neurologic functin in the optimally healthy oldest old: neuropsychological evaluation. Neurology 1993; 43:1882-1886.

451. Hoyo A. Diccionario de palabras y frases extranjeras. Aguilar, Madrid 1988.

452. Hsiao K, Chapman P, Nilsen S et al. Correlative memory deficits, Abeta elevation, and amyloid plaques in transgenic mice. Science 1996; 274:99-102.

453. Hulme EC, Birdsall NJM, Buckley NJ. Muscarinic receptor subtypes. Annu Rev Pharmacol Toxicol 1990; 30:633-673.

454. Hyman BT, Van Hoesen GW, Damasio AR et al. Alzheimer's disease: Cell-specific pathology isolates the hippocampal formation. Science 1984; 225:1168-1170.

455. Iacono D, Scorrano V, Thomas A et al. Blink reflex changes in Alzheimer disease. World Alzheimer Congress, Washington DC, 11-17 julio 2000. .

456. Ibáñez Serrador N. El televisor. Historias para no dormir (Reposición TVE, agosto 2000)

457. Imai S et al. How does caloric restriction extend life? Nature 2000; 403:795-800.

458. Imbimbo BP, Martelli P, Troetel WM et al. Efficacy and safety of eptastigmine for the treatment of patients with Alzheimer's disease. Neurology 1999; 52:700-708 (a)

459. Imbimbo BP, Troetel WM, Martelli P, Lucchelli F. A 6-month, double-blind, placebo-controlled trial of eptastigmine in Alzheimer's disease. Dement Geriatr Cogn Disord 2000;11:17-24.

460. Imbimbo BP, Verdelli G, Martelli P, Marchesini D. Two-year treatment of Alzheimer's disease with eptastigmine. The Eptastigmine Study Group. SOURCE: Dement Geriatr Cogn Disord 1999;10(2):139-47 .

461. Iniesta JA, González-Conejero R, Corral J et al. Role of anticholinesterase drugs in platelet aggregation. Relationship with Alzheimer disease. World Alzheimer Congress, Washington DC, 11-17 julio 2000.

462. In 't Veld BA, Ruitenberg A, Launer LJ et al. Duration of non-steroidal anti-inflammatory drug use and risk of Alzheimer s disease. The Rotterdam Study. World Alzheimer Congress, Washington DC, 11-17 julio 2000.

463. Iríbar MC, Montes J, González-Maldonado R, Peinado JM. Alanyl-aminopeptidase activity decrease in cerebrospinal fluid of Alzheimer patients. Dementia Geriatric Cognitive Dis 1998; 9:44-49.

464. Itzhaki RF: Possible factors in the etiology of Alzheimer's disease. Mol Neurobiol 9:1-13, 1994

465. Itzhaki RF, Lin WR, Shang D, Wilcock G, Faragher B, Jamieson GA. Herpes simplex virus type 1 in brain and risk of Alzheimer's disease. Lancet 1997; 349:241-244.

466. Jack CR Jr, Petersen RC, Xu Y-C et al. Hippocampal atrophy and apolipoprotein E genotype are independently associated with Alzheimer's disease. Ann Neurol 1998; 43:303-310.

467. Jack CR Jr, Petersen RC, Xu Y-C et al. Medial temporal atrophy on MRI in normal aging and very mild Alzheimer's disease. Neurology 1997; 49:786-794.

468. Jack CR Jr, Petersen RC, Xu Y-C et al. Rates of hippocampal atrophy correlate with change in clinical status in aging and Alzheimer's disease. Neurology 2000; 55:484-490.

469. Jack CR Jr, Petersen RC, Xu Y-C et al. Rate of medial temporal lobe atrophy in typical aging and Alzheimer's disease. Neurology 1998; 51:993-999.

470. Jacobo ME, Tom W. Galantamine produces long-term cognitive and functional benefits in patients with Alzheimer's disease. World Alzheimer Congress, Washington DC, 11-17 julio 2000. .

471. Jacobs D, Ancoli-Israel S, Parker L, et al: 24-Hour sleep/wake patterns in a nursing home population. Psychol Aging 4:352-356, 1989

472. Jacobs DM, Sano M, Dooneief G, et al: Neuropsychological detection and characterization of preclinical Alzheimer's disease. Neurology 45:957-962, 1995

473. Jacobs D, Sano M, Marder K et al: Age at onset of Alzheimer's disease: Relation to pattern of cognitive dysfunction and rate of decline. Neurology 1994; 44:1215-1220.

474. Jagust WJ, Thisted R, Smith D et al. Perfusion imaging in the diagnosis of Alzheimer's disease: clinical-pathological correlations. World Alzheimer Congress, Washington DC, 11-17 julio 2000.

475. Janet P. L'amnesie et la dissociation des souvenirs par l'emotion. J Psichol Norm Path 1904; 1:417-453.

476. Jellinger KA. Morphological substrates of dementia in parkinsonism. A critical update. J Neural Transm Suppl 1997; 51:57-82.

477. Jenike MA, Albert MS: The dexamethasone suppression test in patients with presenile and senile dementia of the Alzheimer's type. J Am Geriatr Soc 32:441-443, 1984

478. Jenkins R, Fox NC, Rossor MN. Registration of serial magnetic resonance imaging scans in Alzheimer's disease: sensitivity and specificity of rates of atrophy. World Alzheimer Congress, Washington DC, 11-17 julio 2000.

479. Jenkinson ML, Bliss MR, Brain AT, Scott DL. Rheumatoid arthritis and senile dementia of the Alzheimer's type. Brit J Rheumatol 1989; 28:86-88.

480. Jodar M. Avances en neurociencias en el tratamiento no farmacológico de la enfermedad de Alzheimer. Curso de "Avances en intervenciones psicosociales en demencia tipo Alzheimer y en sus trastornos asociados". Cursos de Verano de la Universidad del País Vasco, San Sebastián julio 2000. El médico interactivo, 210700. http://www.medynet.com /index.htm

481. Johansson B, Zarit S. Prevalence and incidence of dementia in the oldest old: a longitudinal study of a population-based sample of 84-90 year olds in Sweden. Int J Geriatr Psychiatry 1995; 10:359-366.

482. Johnson CC, Rybicki BA, Brown G et al. Cognitive impairment in the Amish: A four county survey. Int J Epidemiol 1997; 26:387-394.

483. Jones GM, Sahakian BJ, Levy R et al. Effects of acute subcutaneous nicotine on attention, information processing and short-term memory. Psychopharmacology (Berlin) 1992; 108:485-494.

484. Jonhagen M. Nerve growth factor treatment in dementia. Alzheimer Dis Assoc Disord 2000; 14 (suppl 1):S31-38.

485. Jorm AF. Cross-national comparisons of the occurrence of Alzheimer's and vascular dementias. Eur Arch Psychiatry Clin Neurosci 240:218-222, 1991.

486. Jorm AF. Depression may be a risk factor for later dementia. Gerontology 2000; 46:219-227.

487. Jorm AF. Is depression a risk factor for dementia and cognitive decline? World Alzheimer Congress, Washington DC, 11-17 julio 2000. (b).

488. Jorm AF. Methods of screening for dementia: A meta-analysis of studies comparing an informant questionnaire with a brief cognitive test. alzheimer Dis Assoc Disord 1997; 11:158-162.

489. Jorm AF. The epidemiology of Alzheimer's disease and related disorders. Chapman & Hall, London 1990.

490. Jotkowitz S: Lack of clinical efficacy of chronic oral physostigmine in Alzheimer's disease. Ann Neurol 14:690-691, 1983

491. Juvenal. Sátiras (aprox. 100 dC). De Diccionario de Citas (Castañares W, González Quirós JL). Nóesis, Madrid 1993.

492. Kalaria RN: The immunopathology of Alzheimer s disease and some related disorders. Brain Pathol 3:333-347, 1993

493. Kalaria RN. The role of cerebral ischemia in Alzheimer's disease. Neurobiol Aging 2000; 21:321-330.

494. Kalaria RN, Lewis H, Cookson NJ, Shearman M. The impact of cerebrovascular disease on Alzheimer pathology in the elderly. World Alzheimer Congress, Washington DC, 11-17 julio 2000. .

495. Kamal MA, Greig NH, Alhomida AS, Al-Jafari AA. Kinetics of human acetylcholinesterase inhibition by the novel experimental Alzheimer therapeutic agent, tolserine. Biochem Pharmacol 2000; 60:561-570.

496. Kamboh MI. Apolipoprotein E polymorphism and susceptibility to Alzheimer's disease. *Hum Bioi* 1995;67:195-215.

497. Kane RL, Kay GG: Computerized assessment in neuropsychology: A review of tests and test batteries. Neuropsychology Review 1992; 3:1-117.

498. Karlsson T, Backman L, Herlitz A et al. Memory improvement at different stages of Alzheimer s disease. Neuropsychologia 1989; 27:737-742.

499. Kasahara M, Mizutani T. Hippocampal atrophy secondary to entorhinal cortical degeneration in Alzheimer-type dementia. Neurosci Lett 1997; 222:119-122.

500. Kasahara M, Mizutani T. [Neuropathological study on progression of the limbic degeneration in senile dementia of Alzheimer type]. No To Shinkei 1997; 49:51-58.

501. Kaszniak AW, Garron DC, Fox JH: Cerebral atrophy, EEG slowing, age, education and cognitive functioning in suspected dementia. Neurology 1979; 29:1273-1279.

502. Katzman R. Education and the prevalence of dementia and Alzheimer's disease. Neurology 1993;43:13-20

503. Katzman R. Can late life social or leisure activities delay the onset of dementia? J Am Geriatr Soc 1995; 43:583-584.

504. Katzman R. The prevalence and malignancy of Alzheimer's disease. A major killer. Arch Neurol 1976; 33:217-218.

505. Katzman R. Education and the prevalence of dementia and Alzheimer's disease. Neurology 1993; 43:13-20.

506. Katzman R, Hill LR, Yu ES, et al. The malignancy of dementia: predictors of mortality in clinically diagnosed dementia in a population survey of Shanghai, China. Arch Neurol 1994;51:1220-1225.

507. Katzman R, Terry R, DeTeresa R et al: Clinical, pathological, and neurochemical changes in dementia: A subgroup with preserved mental status and numerous neocortical plaques. Ann Neurol 1988; 23:138-144.

508. Kaufer DI, Cummings JL, Christine D. Effect of tacrine on behavioral symptoms in Alzheimer's disease: an open label study. J Psychiat Neurol 1996; 9:1-6.

509. Kawas CH, Katzman R. Epidemiology of dementia and Alzheimer's disease. En: Terry RD, Katzman R, Bick KL, Sisodia S. Alzheimer disease, pp 95-116. Lippincott Williams & Wilkins, Philadelphia 1999.

510. Kawas C, Resnick S, Morrison A, et al. A prospective study of estrogen replacement therapy and the risk of developing Alzheimer's disease: the Baltimore Longitudinal Study of Aging. Neurology 1997; 48:1517-1521.

511. Kay DWK. The epidemiology of dementia: a review of recent work. Rev Clin Gerontol 1991; 1:55-66.

512. Kaye JA, Swihart T, Howieson D et al. Volume loss of the hippocampus and temporal lobe in healthy elderly persons destined to develop dementia. Neurology 1997; 48:1297-1304.

513. Keefover RW. The clinical epidemiology of Alzheimer's disease. Neurol Clin 1996; 14:337-351.

514. Keene J, Hope T. Natural history of hyperphagia and other eating changes in dementia. Int J Geriatr Psychiatry 1998; 13:700-706.

515. Kelly S. The Psychology of personal construct. Norton, 1955.

516. Kemper S, LaBarge E, Ferraro FR et al. On the preservation of syntax in Alzheimer's disease: Evidence from written sentences. Arch Neurol 1993; 50:81-86.

517. Khachaturian Z. Presentación. Foro Alzheimer XXI: Ciencia y Sociedad. Madrid 14-16 junio 2000. El médico interactivo, 21/07/00. http://www.medynet.com/index.htm

518. Khachaturian Z. Maximising the ABC of Dementia. International Meeting on Dementia. Creta. El médico interactivo, 21/07/00. http://www.medynet.com/index.htm

519. Kivipelto M, Helkala EL, Hallikainen M et al. Elevated systolic blood pressure and high cholesterol levels at midlife are risk factors for late-life dementia. World Alzheimer Congress, Washington DC, 11-17 julio 2000. .

520. Klatzo I, Wisniewski H, Streicher E: Experimental production of neurofibrillary degeneration. I. Light microscopic observations. J Neuropathol Exp Neurol 1965; 24:187.

521. Kolanowski AM, Whall AL. Life-span perspective of personality in dementia. Image J Nurs Sch 1996; 28:315-320.

522. Konno S, Meyer JS, Terayama Y et al. Classification, diagnosis and treatment of vascular dementia. Drugs Aging 1997; 11:361-373.

523. Korczyn AD, Kahana E, Galper Y. Epidemiology of dementia in Ashkelon, Israel. Neuroepidemiology 1991; 10:100.

524. Koss E, Fritsch T, Rogus CJ et al. Risk factors for cognitive decline in healthy older adults. World Alzheimer Congress, Washington DC, 11-17 julio 2000.

525. Koss E, Patterson MB, Ownby R et al. Memory evaluation in Alzheimer's disease: Caregivers' appraisals and objective testing. Arch Neurol 1993; 50:92-97.

526. Koss E, Weiffenbach JM, Haxby JV, et al. Olfactory detection and identification performance are dissociated in early Alzheimer's disease. Neurology 1988; 38:1228-1232.

527. Kraepelin E. Das senile und präsenile Irresein. Psychiatrie: Ein Lehrbuch für Studierende und Arzte. Verlag von Johann ambrosius Barth, Leipzig 1910.

528. Kral VA, Emery OB: Long-term follow-up of depressive pseudodementia of the aged. Can J Psychiatry 34:445-446, 1989

529. Krol 1958, citado en: O'Brien JT, Beats B. Benign senescent forgetfulness and age associate memory impariment. En: Bums A, Ley L (eds). Dementia, pp 295-308. Chapman Hall, London 1994.

530. Kryger G, Silman I, Sussman JL. Structure of acetylcholinesterase complexed with E2020 (Aricept): implications for the design of new anti-Alzheimer drugs. Structure Fold Des 1999 Mar 15;7(3):297-307

531. Kukull W A, Brenner DE, Speck CE, et al. Causes of death associated with Alzheimer's

disease: variation by level of cognitive impairment before death. J Am Geriatr Soc 1994; 42:723-726.

532. Kumar R. Efficacy and safety of SB 202026 as a symptomatic treatment for Alzheimer's disease. Ann Neurol 1996; 46:A40.

533. Kurtz A. Maximising the ABC of Dementia. International Meeting on Dementia. Creta. El médico interactivo, 21/07/00. http://www.medynet.com/index.htm

534. Kwon J. Tau Mutations Directory, 03/04/2000. http://www.alzforum.org/members/research/tau/tau_references.html

535. Lachner G, Engel RR: Differentiation of dementia and depression by memory tests: A meta-analysis. J Nerv Ment Dis 1994; 182:34-39.

536. La Ferla FM et al. The Alzheimer's beta peptide induces neurodegeneration and apoptotic cell death in transgenic mice. Nat Genet 1995; 9:21-30.

537. Lahiri DK, Glasky MS, Farlow MR. Increased secretion of the b-amyloid precursor protein in PC12 cells treated with a memory-enhancing drug AIT-082. World Alzheimer Congress, Washington DC, 11-17 julio 2000.

538. Lamb BT, Call LM, Slung HH, et al. Altered metabolism of familial Alzheimer's disease-linked amyloid precursor protein variants in yeast artificial chromosome transgenic mice. Hum Mol Genet 1997;6:1535-1541.

539. Lampe TH, Bird TD, Nochlin D et al. Phenotype of chromosome 14-linked familial Alzheimer's disease in a large kindred. Ann Neurol 1994; 36:368-378.

540. Larrabee G, Crook T. Assessment of drug effects in age-related memory disorders: Clinical, theoretical, and psychometric considerations. Psychopharmacol Bull 1988; 24:515-522.

541. La Rue A. Aging and neuropsychological assessment. Plenum Press, New York 1992.

542. Larson EB, Reifler BV, Sumi SM, et al: Diagnostic evaluation of 200 elderly outpatients with suspected dementia. J Gerontol 1985; 40:536-543.

543. Larson T, Sjögren T, Jacobson G. Senile dementia. Acta Psychiat Scand 1963, suppl 167.

544. Launer LJ. The complex relation between blood pressure and the dementias. World Alzheimer Congress, Washington DC, 11-17 julio 2000.

545. Lawlor B. Tratamiento farmacológico. En: Finkel SI. Síntomas Conductuales y Psicológicos en la Demencia. International Psycogeriatric Association. Educational Pack (version española). Madrid 2000.

546. Lawlor BA, Alsen PS, Greene C et al. Selegiline in the treatment of behavioral disturbance in Alzheimer's disease. Int J Geriatr Psychiatry 1997; 12:319-322.

547. Lázaro Carreter F. El dardo en la palabra. Galaxia Gutenberg, Círculo de lectores, Barcelona 1997.

548. Lee H, Cooney JM, Lawlor BA. The use of risperidone, an atypical neuroleptic, in Lewy body disease. Int J Geriatr Psychiatry 1994; 9:415-417.

549. Lee PN. Smoking and Alzheimer's disease: A review of the epidemiological evidence. Neuroepidemiology 1994; 13:131-144.

550. Lee VM-Y, Balin BJ, Otvos L Jr et al. A68: A major subunit of paired helical filaments and derivatized forms of normal tau. Science 1991; 251:675-678.

551. Lees AJ. Conferencia en Reunión del Grupo de Movimientos anormales. Reunión ordinaria de la Sociedad Española de Neurología. Barcelona, diciembre 1998.

552. Leibovici D, Ritchie K, Ledesert B, Touchon I. Does education level determine the course of cognitive decline? Age Ageing 1996; 25:392-397.

553. Leibovici A, Tariot PN: Carbamazepine treatment of agitation associated with dementia. J Geriatr Psychiatry Neurol 1:110-112, 1988

554. Letenneur L, Orgogozo JM, Lacoste C et al. Association between dementia, Alzheimer's disease and wine consumption in Bordeaux area. Neurology 1997; 48 (suppl): A364.

555. Levin HS, Mattis S, Ruff RM et al. Neurobehavioral outcome following minor head injury: A three-center study. J Neurosurg 1987; 66:234-243.

556. Levy-Lahad E, Wijsman EM, Nemens E et al. A familial Alzheimer's disease locus on chromosome 1. Science 1995; 269:970-973.

557. Liaño H. Cerebro de hombre, cerebro de mujer. Ediciones B, Barcelona 1998.

558. Li L, Li B, Liu H-b et al. Effects of chinese medicinal herb combination L962 capsule on four kinds of dementia-mimic animal models. World Alzheimer Congress, Washington DC, 11-17 julio 2000. .

559. Li M, Ona V, Guegan C, Chen M et al. Functional role of caspase-1 and caspase-3 in an ALS transgenic mouse model. Science 2000. http://www.alzforum.org/members/

560. Liberatore GT, Jackson-Lewis V, Vukosavic S et al. Inducible nitric oxide synthase stimulates dopaminergic neurode-generation in the MPTP model of Parkinson disease. Nat Medicine 1999; 5:1403-1409.

561. Linn RT, Wolf PA, Bachman DL, et al: The 'preclinical phase' of probable Alzheimer's disease. Arch Neurol 52:485-490, 1995

562. Lippa CF, , Saunders AM, Smith TW et al. Familial and sporadic Alzheimer's disease: neuropathology cannot exclude a final common pathway. Neurology 1996; 46:406-412.

563. Lippa CF, Smith TW, Saunders AM et al. Apolipoprotein E-E2 and Alzheimer's disease: genotype influences pathologic phenotype. Neurology 1997; 48:515-519.

564. Liu CK, Lin RT, Lai CL, Tai CT, Yen YY, Howng SL. Alzheimer's disease and vascular dementia in Taiwan: prevalence and incidence of 2915 elderly community residents. En: Iqbal K, Winblad B, Nishimura T, Takeda M, Wisniewsky HM (eds). Alzheimer's disease: biology, diagnosis and therapeutics, pp 21-31. Willey, Chichester 1997.

565. Liu J, Wang X, Shigenaga MK et al. Immobilization stress causes oxidative damage to lipid, protein and DNA in the brain of rats. FASEB J 1996; 10:1532-1538.

566. Livingston G, Sax K, Willison J et al: The Gospel Oak Study stage II: The diagnosis of dementia in the community. Psychol Med 1990; 20:881-889.

567. Locascio JJ, Growdon JH, Corkin S. Cognitive tesst performance in detecting, staging, and tracking Alzheimer's disease. Arch Neurol 1995; 52:1087-1099.

568. Loewenstein DA, Barker WW, Bravo M et al. Utility of a verbal fluency test in the detection of early Alzeimer's disease among english and spanish speakers. American Academy of Neurology, 52nd Annual Meeting. San Diego 29 abril-6 mayo 2000.

569. Loewenstein RJ, Weingarten H, Gillin JC, et al: Disturbances of sleep and cognitive functioning in patients with dementia. Neurobiol Aging 3:371-377, 1982

570. Lombardi V, Cacabelos R, Pérez P et al. Cerebrolysin improves memory performance and the brain bioelectrical activity pattern in elderly humans. World Alzheimer Congress, Washington DC, 11-17 julio 2000. .

571. Lominchar Espada J. Conferencia-coloquio sobre Calidad de vida y enfermedad de Alzheimer. Valencia 2000. El médico interactivo, 21/07/00. http://www.medynet.com

572. Longo VG: Behavioral and electroencephalographic effects of atropine and related compounds. Pharmacol Rev 18:965-996, 1966

573. Lopera F, Ardilla A, Martínez A et al. Clinical features of early-onset Alzheimer's disease in a large kindred with an E208A presenilin-1 mutation. JAMA 1997; 277:793-799.

574. López OL, López-Pousa S, Kamboh MI, Adroer R, Oliva R, Lozano-Gallego M, Becker JT, DeKosky ST. Apolipoprotein E polymorphism in Alzheimer's disease: a comparative study of two research populations from Spain and the United States. Eur Neurol. 1998; 39:229-233.

575. López de Abiada JM. Goethe. Júcar, Madrid 1985.

576. López de Munain A. ApoE y enfermedad de Alzheimer. En: Alberca Serrano R, López-Pousa S. Enfermedad de Alzheimer y otras demencias, pp 159-168. IM&C, Madrid 1998.

577. López-Ibor JJ, Ortiz Alonso T, López-Ibor Alcocer MI. Lecciones de Psicología Médica. Masson, Barcelona 1999.

578. López-Pousa S. Actualización en demencias. Curso de formación continuada. JR Prous, Barcelona 1995.

579. López-Pousa S, Vilalta Franch J, Llinás Reglá J. Demencias. En: Pascual-Castroviejo I (ed). Libro del año de Neurología 1992. Saned, Madrid 1992.

580. López-Pousa S, Vilalta Franch J, Llinás Reglá J. Manual de demencias. Prous Science, Barcelona 1996.

581. López-Sánchez JM, Higueras Aranda A. Compendio de Psicopatología. Círculo de estudios psicopedagógicos, Granada 1996.

582. Loreck DJ, Folstein MF. Depressión in Alzheimer's disease. En: Starkstein SE, Robinson RG (eds). Depression in neurologic disease, pp 50-62. John Hopkins University Press, Baltimore 1993.

583. Lorenzo A et al. Nat Neurosci. 2000;3(5):460-64. Do A-beta and APP Team Up to Kill Neurons? http://www.alzforum.org/ members/research/news/index.html

584. Lu KP, Wulf G, Zhou XZ et al. The prolylisomerase Pin1 restores the function of Alzheimer-associated phosphorylated tau protein. Nature 1999; 399:784-788.

585. Luchins DJ, Dojka D: Lithium and propranolol in aggression and self-injurious behavior in the mentally retarded. Psychopharmacol Bull 25:372-375, 1989

586. Lukiw W et al. Neuroinflammation in Alzheimer's Disease. World Alzheimer Congress, Virtual Conference, July 9-13 2000. http://www.alzforum.org/members/

587. Luxenberg JS, Plato CC, Fox KM et al. Digital and palmar dermatoglyphics in dementia of the Alzheimer type. Am J Med Genet 1988; 30: 733-740.

588. Lyketsos CG, McLay R. Nulliparity and late menopause are associated with less age-related cognitive decline. World Alzheimer Congress, Washington DC, 11-17 julio 2000.

589. Lyketsos CG, Sheppard JME, Steele CD et al. A randomized, placebo-controlled, double-blind, clinical trial of sertraline in the treatment of major depression complicating Alzheimer disease: initial results from the DIADS study. World Alzheimer Congress, Washington DC, 11-17 julio 2000. (b). .

590. Lyketsos CG, Steinberg M, Breitner, JCS et al. Mental and behavioural disturbances in dementia: findings from the Cache County Study on Memory in Aging. World Alzheimer Congress, Washington DC, 11-17 julio 2000 .

591. Maestre G, Ottman R, Stern Y et al. Apolipoprotein E And Alzheimer's Disease: Ethnic variation in genotypic risks. Ann Neurol 1995; 37:254-259.

592. Magavi SS, Leavitt BR, Macklis JD. Induction of neurogenesis in the neocortex of adult mice. Nature 2000; 405:951-955.

593. Mahendra B. Dementia. A survey of the syndrome of dementia. MTP Press Ltd, Lancaster 1987.

594. Mahony JB, Woulfe J, Muñoz D et al. Identification of Chlamydia pneumoniae in the Alzheimer's brain. World Alzheimer Congress, Washington DC, 11-17 julio 2000.

595. Mallet L, Kuyumjian J. Indomethacin-induced behavioral changes in an elderly patient with dementia. Ann Pharmacother 1998; 32:201-203.

596. Manly JJ, Jacobs DM, Mayeux R. Alzheimer disease among different ethnic and racial groups. En: Terry RD, Katzman R, Bick KL, Sisodia S. Alzheimer disease, pp 117-132. Lippincott Williams & Wilkins, Philadelphia 1999.

597. Mann DMA: The topographic distribution of brain atrophy in Alzheimer's disease. Acta Neuropathol 1991; 1991:81-86.

598. Manning CA, Ragozzino ME, Gold PE: Glucose enhancement of memory in patients with probable senile dementia of the Alzheimer's type. Neurobiol Aging 14:523-528, 1993

599. Manubens Bertrán JM. Demencias, deficits vitamínicos y nutricionales. En: Alberca Serrano R, López-Pousa S. Enfermedad de Alzheimer y otras demencias pp 677-687. IM&C, Madrid 1998.

600. Marcoux FW, Morawet RB, Crowell RM et al. Differential regional vulnerability in transient focal cerebral ischemia. Stroke 1982; 13:339-346.

601. Margeneau H. Elementos metafísicos en la física. Revista de Física moderna (citado por Carles Egea).

602. Markesbery WR, Ehmann WD: Brain trace elements in Alzheimer disease. In: Terry RD, Katzman R, Bick KL (eds): Alzheimer Disease, pp 353-367. Raven, New York 1994.

603. Marina JA. La memoria creadora. En: Ruiz-Vargas JM (ed.). Claves de la memoria. Trotta, Madrid 1997.

604. Markesbery W. Neuropathological criteria for the diagnosis of Alzheimer's disease. Neurobiol Aging 1997; 18:S13-S19.

605. Markowitsch H. Diencephalic amnesia: a reorientation towards tracts. Brain Research Rev 1988; 13:351-370.

606. Marsden CD, Harrison MFG: Outcome of investigation of patients with presenile dementia. BMJ 1972; 2:249-252.

607. Martín A, Wiggs CL, Ungerleider LG, Haxby JV. Neural correlates of category-specific knowledge. Nature 1996; 379:499-505.

608. Martin DC, Miller JK, Kapoor W et al: A controlled study of survival with dementia. Arch Neurol 1987; 44:1122-1126.

609. Martin GR, Danner DB, Hoolbrook NJ. Aging causes and defenses. Annu Rev Med 1993; 44:419-429.

610. Martin JJ, Gheuens J, Bruyland M, et al: Early-ons et alzheimer's disease in 2 large Belgian families. Neurology 1991; 41:62-68.

611. Martín R. Neuroprotección preventiva. Rev Neurol (Barc.) 1995; 23:30-32.

612. Martín de la Plaza L. En: Morata Pérez JM (ed). Luis Martín de la Plaza. Poesías completas. Servicio de Publicaciones, Diputación Provincial, Málaga 1995.

613. Martínez Lage JM. Dieta mediterránea para prevenir enfermedad de Alzheimer. Conferencia-coloquio sobre Calidad de vida y enfermedad de Alzheimer. Valencia 2000. El médico interactivo, 21/07/00. http://www.medynet.com/index.htm

614. Martínez Lage JM. Relaciones entre la enfermedad cerebro-vascular y la enfermedad de Alzheimer. Conferencia, Salamanca 2000. El médico interactivo, 21/07/00. http://www.medynet.com/index.htm

615. Martínez Lage JM, Alberca Serrano R. IV Curso Nacional de Enfermedad de Alzheimer. Sevilla, 23-24 septiembre 1999. (Resúmenes: EuroGraf Navarra, Mutilva Baja 2000).

616. Martínez Lage M, Martínez-Lage Álvarez P. Concepto, criterios diagnósticos y visión general de las demencias. En: López-Pousa S, Vilalta Franch J, Llinás Reglá J (eds). Manual de demencias. Prous Science, Barcelona 1996.

617. Martínez Lage JM, Oliveros Cid A. Patogenia comprehensiva de la enfermedad de Alzheimer. En: Martínez Lage JM, Alberca Serrano R. IV Curso Nacional de Enfermedad de Alzheimer. Sevilla, 23-24 septiembre 1999. (EuroGraf Navarra, Mutilva Baja 2000).

618. Martínez Saura F. La Medicina romana (desde la perspectiva de *De Medicina* de A. Cornelio Celso). Edición de Smith-Kline-Beecham, Madrid 1996.

619. Martyn CN, Osmond C, Edwardson JA, et al: Geographical relation between Alzheimer's disease and aluminum in drinking water. Lancet 1989; 1:59-62.

620. Masliah E. Transgenic animal models of Alzheimer disease. En: Terry RD, Katzman R,

Bick KL, Sisodia S. Alzheimer disease, pp 245-261. Lippincott Williams & Wilkins, Philadelphia 1999.

621. Masliah E, Mallory M, Hansen L et al. Patterns of aberrant sprouting in Alzheimer's disease. Neuron 1991; 6:729-739.

622. Masur DM, Sliwinski M, Lipton RB, et al: Neuropsychological prediction of dementia and the absence of dementia in healthy elderly persons. Neurology 44:1427-1432, 1994

623. Matías-Guiu J. Neuroepidemiología. JR Prous, Barcelona 1993.

624. Matías-Guiu J, Culebras A, Román GC. Nuevos conceptos en demencia vascular. JR Prous, Barcelona 1993.

625. Maupassant G. El Horla (1887). El Horla y otros cuentos de crueldad y delirio. Valdemar (Enokia), Madrid 1996.

626. Maurer K, Ihl R, Dierks T, Frolich L. Clinical efficacy of Ginkgo biloba special extract EGb 761 in dementia of the Alzheimer type. J Psychiatr Res 1997; 31:645-655.

627. Max W: The economic impact of Alzheimer's disease. Neurology 1993; 43(suppl 4): S6-S10.

628. Mayeux R. Ethnic variability in genotype risks. World Alzheimer Congress, Washington DC, 11-17 julio 2000. .

629. Mayeux R, Ottman R, Maaestre a, et al. Synergistic effects of traumatic head injury and apolipoprotein-E4 in patients with Alzheimer's disease. Neurology 1995;45:555-557.

630. Mayeux R, Ottman R, Tang M-X, et al: Genetic susceptibility and head injury as risk factors for Alzheimer's disease among community-dwelling elderly persons and their first-degree relatives. Ann Neurol 1993; 33:494-501.

631. Mayeux R, Sano M, Chen J et al: Risk of dementia in first-degree relatives of patients with Alzheimer's disease and related disorders. Arch Neurol 1991; 48:269-273.

632. Mayeux R, Stem Y, Ottman R, et al. The apolipoprotein epsilon 4 allele in patients with Alzheimer's disease. Ann Neurol 1993;34: 752-754.

633. Mayeux R, Stern Y, Spanton S: Heterogeneity in dementia of the Alzheimer type: Evidence of subgroups. Neurology 1985; 35:453-461.

634. McCaddon A, Kelly CL. Familial Alzheimer's disease and vitamin B12 deficiency. Age Ageing 1994; 23:334-337.

635. McCarty MF. Vascular nitric oxide, sex hormone replacement, and fish oil may help to prevent Alzheimer's disease by suppressing synthesis of acute-phase cytokines. Med Hypotheses 1999; 53:369-374.

636. McDonough EM, Grossberg JA, Grossberg GT. Factores protectores en la enfermedad de Alzheimer: Revisión. En: Fitten J, Frisoni G, Vellas B. Investigación y práctica en la enfermedad de Alzheimer. Glosa, Barcelona 1998.

637. McGeer PL. Innate immunity, autotoxicity and degenerative neurological disease. World Alzheimer Congress, Washington DC, 11-17 julio 2000.

638. McGeer PL, Harada, Kimura H, McGeer EG, Schulzer M. Prevalence of dementia amongst elderly Japanese with leprosy: Apparent effect of chronic drug therapy. Dementia 1992; 3:146-149. (a)

639. McGeer PL. Itakagi S, Akiyama H, McGeer EG. Immune system response in Alzheimer's disease. En: Finch CE, Davies P (eds). The molecular bology of Alzheimer's disease, pp 47-50. CSH, New York 1988.

640. McGeer PL, McGeer E, Rogers J, Sibley J. Anti-inflammatory drugs and Alzheimer's disease. Lancet 1990;335:1037.

641. McGeer PL, Rogers J. Anti-inflammatory agents as a therapeutic approach to Alzheimer's disease. Neurology 1992; 42:447-449.

642. McGeer PL, Rogers J, McGeer EG. Neuroimmune mechanisms in Alzheimer disease pathogenesis. Alzheimer Dis Assoc Disord 1994; 8:149-158.

643. McGeer PL, Schulzer M, McGeer EG. Arthitis and anti-inflammatory agents as possible protective factors for Alzheimer's disease: a review of 17 epidemiologic studies. Neurology 1996;47:425-432.

644. McKahn G et al. Clinical diagnosis of Alzheimer's disease. Report of the NINCDS-ADRDA Work Group under the auspices of Department of Health and Human Services Task Force on Alzheimer's Disease. Neurology 1984; 34:939-944.

645. McKeith IG, Ballard CG, Harrison RW. Neuroleptic sensitivity to risperidone in Lewy body dementia. Lancet 1995; 346:699.

646. Meade T et al. MRI captures gene expression. Nature Biotechnology 2000 (03/2000) http://www.alzforum.org/members/

647. Mechoulam R. Recent advantages in cannabinoid research. Forsch Komplementarmed 1999; 6 Suppl 3:16-20

648. Meguro K, Shimada M, Yamaguchi S et al. Cognitive function and frontal lobe atrophy is affected by education in normal aging: Implications for dementia as 'age-related' disorders and the reserve hypothesis. World Alzheimer Congress, Washington DC, 11-17 julio 2000. .

649. Mehta PD, Pirttila T, Mehta SP et al. Plasma and cerebrospinal fluid levels of amyloid beta proteins 1-40 and 1-42 in Alzheimer disease. Arch Neurol 2000; 57:100-105.

650. Mellow AM, Solano-Lopez C, Davis S: Sodium valproate in the treatment of behavioral disturbance in dementia. J Geriatr Psychiatry Neurol 6:205-209, 1993

651. Méndez MF, Younesi FL, Perryman KM. Use of donepezil for vascular dementia: preliminary clinical experience. J Neuropsychiatry Clin Neurosci 1999; 11:268-270.

652. Méndez MF, Catanzaro P, Doss RC, et al: Seizures in Alzheimer's disease: Clinicopathological study. J Geriatr Psychiatry Neurol 1994; 7:230-233.

653. Méndez MF, Méndez MA, Martin R, et al: Complex visual disturbances in Alzheimer's disease. Neurology 1990; 40:439-443.

654. Mesulam M. The Forum Interviews (by Chris Wiehl), 07/04/2000. http://www.alzforum.org /members/forums/interview/index.html

655. Michel BF, Mazaux JM, Chave B, et al. Deterioro de la memoria en la enfermedad pulmonar obstructiva crónica con hipoxemia. En: Fitten J, Frisoni G, Vellas B. Investigación y práctica en la enfermedad de Alzheimer. Glosa, Barcelona 1998.

656. Miklossy J: Alzheimer's disease: A spirochetosis? Neuroreport 4:841-848, 1993

657. Miller BL, Cummings J, Mishkin F et al. Emergence of artistic talent in frontotemporal dementia. Neurology 1998; 51:978-982.

658. Miller EN. California Computerized Assessment Package (CalCAP). Norland Software, Los Angeles 1993.

659. Miller MM, Franklin KB. Theoretical basis for the benefit of postmenopausal estrogen substitution. Exp Gerontol 1999; 34:587-604.

660. Mimori Y, Yamada M, Sasaki H et al. The relationship between motor performance and cognitive function in older Japanese subjects. World Alzheimer Congress, Washington DC, 11-17 julio 2000.

661. Miquel J, de Juan E, Sevilla I, Ribera D. Memoria y aprendizaje: estudios experimentales. En: Barcia Salorio D (ed). Trastornos de la memoria. Editorial MCR, Barcelona 1992.

662. Mirra S. La enfermedad de Alzheimer y otras demencias. Consideraciones neuropatológicas. En: Heston LL (ed.). Avances en la enfermedad de Alzheimer y estados similares. J&C Ediciones Médicas, Barcelona 1998.

663. Mirra SS, Heyman A, McKeel DW et al. The Consortium to establish a registry for Alzheimer's disease (CERAD). II. Standardization of the neuropathologic assessment of Alzheimer's disease. Neurology 1991; 41:479-486.

664. Mizutani T. Pathological diagnosis of Alzheimer-type dementia for old-old and oldest-old patients. Pathol Int 1996; 46:842-854.

665. Mohr E, Schlegel J, Fabbrini G, et al: Clonidine treatment of Alzheimer's disease. Arch Neurol 46:376-378, 1989

666. Molsa PK, Marttila RJ, Rinne UK. Long-term survival and predictors of mortality in Alzheimer's disease and multi-infarct dementia. Acta Neurol Scand 1995;91:159-164.

667. Monsch AU, Bondi MW, Paulsen JS et al. A comparison of category and letter fluency in Alzheimer's disease and Huntington's disease. Neuropsychology 1994; 8:25-30.

668. Moracho O et al. Análisis de la eficacia de los tratamientos y coste de la enfermedad de Alzheimer en Euskadi. Departamento de Sanidad del Gobierno vasco. El médico interactivo, 21/07/00. http://www.medynet.com/index.htm

669. Moritz DJ, Fox PJ, Luscombe FA, Kraemer HC. Neurological and psychiatric predictors of mortality in patients with Alzheimer's disease. Br J Psychiatry 1993; 163:364-368.

670. Morris CH, Hope RA, Fairburn CG. Eating habits in dementia: A descriptive study. Br J Psychiatry 1989; 154:801-806.

671. Morris D. El libro de las edades. Grijalbo, Barcelona 1985.

672. Morris JC. Clinical presentation and course of Alzheimer's disease. En: Terry RD, Katzman R, Bick KL, Sisodia S. Alzheimer disease, pp 11-24. Lippincott Williams & Wilkins, Philadelphia 1999.

673. Morris JC, Edland S, Clark C et al. The Consortium to Establish a Registry for Alzheimer's Disease (CERAD). IV. Rates of cognitive change in the longitudinal assessment of probable Alzheimer's disease. Neurology 1993; 43:2457-2465.

674. Morris JC, Heyman A, Mohs RC et al. The Consortium to Establish a Registry for Alzheimer's Disease (CERAD). I. Clinical and neuropsychological assessment of Alzheimer's disease. Neurology 1989; 39:1159-1165.

675. Morris JC, Hurst E, McKeel DW et al. Healthy brain aging: lessons from nonagenarians and centenarians. World Alzheimer Congress, Washington DC, 11-17 julio 2000.

676. Morris JC, McKeel DW Jr, Storandt M et al. Very mild Alzheimer's disease: Informant based clinical, psychometric, and pathologic distinction from normal aging. Neurology 1991; 41:469-478.

677. Morris JC, Storandt M, McKeel DW et al. Cerebral amyloid deposition and diffuse plaques in "normal" aging: evidence for presymptomatic and very mild Alzheimer's disease. Neurology 1996; 46:707-719.

678. Morrison MF. Androgens in the elderly: will androgen replacement therapy improve mood, cognition, and quality of life in aging men and women. Psychopharmacol Bull 1997;33:293-6

679. Mortimer JA. Do psychosocial risk factors contribute to Alzheimer's disease? In: Henderson AS, Henderson IH, eds. Etiology of dementia of Alzheimer's type. New York: John Wiley and Sons, 1988:39-52.

680. Mortimer JA. ¿Es la enfermedad de Alzheimer una enfermedad de por vida? Factores de riesgo para la enfermedad anatomopatológica y clínica. En: Heston LL (ed.). Avances en la enfermedad de Alzheimer y estados similares. J&C Ediciones Médicas, Barcelona 1998.

681. Mortimer JA, Graves AB: Education and other socioeconomic determinants of dementia and Alzheimer's disease. Neurology 43(suppl 4): S39-S44, 1993

682. Mortimer JA, Markesbery WR, Snowdon DA. Apolipoprotein E-ε4 as a risk factor for Alzheimer and non-Alzheimer's dementias: Findings from the Nun Study. World Alzheimer Congress, Washington DC, 11-17 julio 2000.

683. Mouradian MM, Giuffra M, et al: Somatostatin replacement therapy for Alzheimer dementia. Ann Neurol 30:610-613, 1991

684. Mulnard RA. Results of a recent treatment trial in Alzheimer's disease. World Alzheimer Congress, Washington DC, 11-17 julio 2000.

685. Mulnard RA, Cotman CW, Kawas C et al. Estrogen replacement therapy for treatment of mild to moderate Alzheimer disease: a randomized controlled trial. Alzheimer's Disease Cooperative Study. JAMA 2000; 283: 1007-1015.

686. Muñoz-García D, Pendlebury WW, Kessler JB, et al: An immunocytochemical comparison of cytoskeletal proteins in aluminum-induced and Alzheimer-type neurofibrillary tangles. Acta Neuropathol 1986; 70:2433-2438.

687. Muñoz Molina A. Memoria y ficción. En: Ruiz-Vargas JM (ed.). Claves de la memoria. Trotta, Madrid 1997.

688. Murphy C, Bacon AW, Bondi MW, Salmon DP. Apolipoprotein E status is associated with odor identification deficits in nondemented older persons. Ann N Y Acad Sci 1998; 30:744-750.

689. Murray RM, Greene JG, Adams JH. Analgesics abuse and demntia. Lancet 1971; ii:242-245.

690. Myers RH, Schaefer EJ, Wilson PWF et al. Apolipoprotein E E4 association with dementia in a population-based study. Neurology 1996; 46:673-677.

691. Nava F, Carta G, Battasi AM, Gessa GL. D(2) dopamine receptors enable Delta(9)-tetrahydrocannabinol induced memory impairment and reduction of hippocampal extracellular acetylcholine concentration. Br J Pharmacol 2000; 130:1201-1210.

692. Nebes RD: Semantic memory in Alzheimer's disease. Psychol Bull 1989; 106:377-394.

693. Nee LE, Polisnsky RJ, Eldridge R, et al: A family with histologically confirmed Alzheimer's disease. Arch Neurol 1983; 40:203-208.

694. Newhouse PA, Sunderland T, Tariot PN, et al: Intravenous nicotine in Alzheimer's disease: A pilot study. Psychopharmacology 95:171-175, 1988

695. Nicholas M, Obler L, Albert M, Helm-Estabrooks N. Empty speech in Alzheimer's disease and fluent aphasia. J Speech Hear Res 1985; 28:405-410.

696. Nielsen I, Hamma A, Biorn-Henriksen T. Follow-up 15 years after a geronto-psychiatric prevalence study: conditions concerning death, cause of death, and life expectancy in relation to psychiatric diagnosis. J Gerontol 1977;32:554-561.

697. Nietzsche F. Ecce homo (1888). (Trad. Carretero J). M.E. Editores, Madrid 1993.

698. Niskanen L, Piirainen M, Koljonen M, Uusitupa M. Resting energy expenditure in relation to energy intake in patients with Alzheimer's disease, multi-infarct dementia and in control women. Age Ageing 1993; 22:132-137.

699. Nochlin D, Shaw CM, Campbell LA, Kuo CC. Failure to detect Chlamydia pneumoniae in brain tissues of Alzheimer's disease. Neurology 1999; 53:1888.

700. Nochlin D, van Belle G, Bird TD, Sumi SM. Comparison of the severity of neuropathologic changes in familial and sporadic Alzheimer's disease. Alzheimer Dis Assoc Disord 1993; 362:59-62.

701. Nolan KA, Black RS, Sheu KFR, et al: A trial of thiamine in Alzheimer's disease. Arch Neurol 48:81-83, 1991

702. Nyth AL, Gottfries CG: The clinical efficacy of citalopram in treatment of emotional disturbances in dementia disorders. Br J Psychiatry 157:894-901, 1990

703. O'Brien JT, Beats B. Benign senescent forgetfulness and age associate memory impairment. En: Bums A, Ley L (eds). Dementia, pp 295-308. Chapman Hall, London 1994.

704. Obrist WD. Electroencephalographic changes in normal aging and dementia. En: Hoffmeister F, Muller C (eds): Brain function in old age, pp 102-111. Springer-Verlag, Berlin 1979.

705. O'Connell JE, Gray CS, French JM, Robertson IH. Atrial fibrillation and cognitive function: case-control study. J Neurol Neurosurg Psychiatry 1998; 65:386-389.

706. O'Connor DW, Pollitt PA, Hyde JB, et al: Clinical issues relating to the diagnosis of mild dementia in a British community survey. Arch Neurol 48:530-534, 1991

707. O'Connor DW, Pollitt PA, Roth M, et al: Memory complaints and impairment in normal, depressed, and demented elderly persons identified in a community survey. Arch Gen Psychiatry 47:224-227, 1990

708. Ogunniyi AO, Murrell JR,Gureje O et al. ApoE ε4 is not a significant risk factor for AD in Nigerian Africans. World Alzheimer Congress, Washington DC, 11-17 julio 2000.
709. Ohm TG, Kirca M, Bohl J et al. Apolipoprotein E polymorphism influences not only cerebral senile plaque load but also Alzheimer-type neurofibrillary tangle formation. Neuroscience 1995; 66:583-587.

710. Okawa M, Mishima K, Hishikawa Y, et al: Circadian rhythm disorders in sleep-waking and body temperature in elderly patients with dementia and their treatment. Sleep 14:478-485, 1991

711. Olin JT, Fox LS, Pawluczyk S et al. Targeting specific behavioral symptoms in Alzheimer's disease using carbamazepine: Results of a pilot, placebo-controlled, randomized, 6-week trial. World Alzheimer Congress, Washington DC, 11-17 julio 2000.

712. Olton DS. Dementia: Animal models of the cognitive impairments following damage to the basal forebrain cholinergic system. Brain Res Bull 1990; 25:499-502.

713. Onodera K, Miyazaki S, Imaizumi M et al. Improvement by FUB 181, a novel histamine H3-receptor antagonist, of learning and memory in the elevated plus-maze test in mice. Naunyn Schmiedebergs Arch Pharmacol 1998; 357:508-513.

714. Oppenheim G: The earliest signs of Alzheimer s disease. J Geriatr Psychiatry Neurol 1994; 7:188-122.

715. Orgogozo JM, Dartigues JF, Lafont S et al. Wine consumption and dementia in the elderly: A prospective community study in the Bordeaux area. Rev Neurol 1997; 153:185-192.

716. Ortega y Gasset J. Estudios sobre el amor. Diario "El Sol", Madrid, 1926-1927. Para la cultura del amor (Ortega Spottorno A, introd.). El arquero, Madrid 1988.

717. Ostwald SK, Snowdon DA, Rysavy DM et al. Manual dexterity as a correlate of dependency in the elderly. J Am Geriatr Soc 1989; 37:963-969.

718. Osuntokun BO, Hendrie HC, Ogunniyi AO, et al. Cross-cultural studies in Alzheimer's disease. Ethn Dis 1992;2:352-357.

719. Osuntokun BO, Ogunniyi A, Junaid TA, Lekwauwa UG. Autopsy survey for Alzheimer's disease in nigerian africans: a preliminary report. Afr J Med Med Sci 1995; 24:75-79.

720. Osuntokun BO, Ogunniyi AO, Lekwauwa aU, Oyediran AB. Epidemiology of age-related dementias in the Third World and aetiological clues of Alzheimer's disease. *Trop Geogr Med* 1991;43:345-351.

721. Osuntokun BO, Sahota A, Ogunniyi A. Lack of an association between apolipoprotein E epsilon 4 and Alheimer's disease in elderly Nigerians. Ann Neurol 1995; 38:463-465.

722. Otomo E: Electroencephalography in old age: Dominant alpha pattern. Electroenceph Clin Neurophysiol 1966; 21:489-491.

723. Ott BR, Lapane KL, Owens NJ. Sex hormone drugs and behavioral problems in male nursing home residents. World Alzheimer Congress, Washington DC, 11-17 julio 2000.
724. Ousset PJ, Hostier P, Stephan E, Petit S, Lauque S, Vidal C, Steru L, Ghisolfi-Marque A, Micas M, Vellas B, Albarede JL. Realización del estudio ELSA (Estudio longitudinal y se-guimiento de la enfermedad de Alzheimer). En: Comité Científico Internacional. Enferme-dad de Alzheimer. Glosa, Barcelona 1998.

725. Ousset PJ, Vellas B, Ghisolfi-Marque A et al. Tipología clínica de las demencias vasculares y de tipo Alzheimer: Resultados de la evaluación gerontológica de 178 pacientes. En: Comité Científico Internacional. Enfer-medad de Alzheimer. Glosa, Barcelona 1998.

726. Padovani A, Borroni B, Colciaghi F et al. Amyloid precursor protein in platelets of patients with Alzheimer's disease: biological effect of acetylcholinesterase inhibitors (Donepezil) treatment. World Alzheimer Congress 2000, Washington DC, 11-17 julio 2000.

727. Paganini-Hill A, Henderson VW. Estrogen deficiency and risk of Alzheimer's disease in women. Am J Epidemiol 1994; 140:256-261.

728. Palacios S. III Symposium Internacional de Ginecología y Menopausia (S.I.G.E.M.), Madrid 25-26 febrero 2000. El médico interactivo, 21/07/00. http://www.medynet.com/index.htm

729. Panski B, Allen DJ. Review of Neuroscience. Macmillan Publishing, New York 1980.

730. Papasozomenos SC. The heat shock-induced hyperphosphorylation of tau is estrogen-independent and prevented by androgens: implications for Alzheimer disease. Proc Natl Acad Sci USA 1997; 94: 6612-6617.

731. Pascual Millán LF. Otros estudios en la enfermedad de Alzheimer. En: Alberca Serrano R, López-Pousa S (eds). Enfermedad de Alzheimer y otras demencias, pp 311-318. IM&C, Madrid 1998.

732. Pascual Millán LF, Barquero Jiménez MS, Carnero Pardo C. I Curso Neurología de Conducta y Demencias. Saned, Madrid 1999.

733. Pascual Millán LF, Fernández T, Navas I, Escalza I. El recuerdo de la edad actual como una función de la memoria declarativa. Neurología 2000; 15:266-267.

734. Pascual Millán LF, Fernández T, Tejero C et al. Aetagnosis y aetamnesia, dos nuevos términos para designar el recuerdo y la amnesia de la propia edad. I Conferencia Nacional de Alzheimer. Libro de Resúmenes, pp 173-174. Pambplona, 6-9 noviembre 1997.

735. Patel NB, Kalaria RN, Kioy P et al. High APOE-4? allele frequencies in elderly Kikuyu in Kenya. World Alzheimer Congress, Washington DC, 11-17 julio 2000.

736. Patel N, Spangler EL, Greig NH et al. Phenserine, a novel acetylcholinesterase inhibitor, attenuates impaired learning of rats in a 14-unit T-maze induced by blockade of the N-methyl-D-aspartate receptor. Neuroreport 1998; 9:171-176.

737. Patel SV: Pharmacotherapy of cognitive impairment in Alzheimer's disease: A review. J Geriatr Psychiatry Neurol 8:81-95, 1995

738. Patterson JF: A preliminary study of carbamazepine in the treatment of assaultive patients with dementia. J Geriatr Psychiatry Neurol 1:21-23, 1988

739. Pearson RC et al. Anatomical correlates of the distribution of the pathological changes in the neocortex in Alzheimer's disease. Proc Natl Acad Sci USA 1985; 82:4531-4534.

740. Penfield W, Perot P. The brain record of auditory and visual experience: a final summary and discussion. Brain 1963; 86:595-696.

741. Penn RD, Martin EM, Wilson RS, Fox JH, Savoy SM. Intraventricular bethanechol infusion for Alzheimer's disease: results of double-blind and escalating-dose trials. Neurology 1988; 38:219-222.

742. Peña-Casanova J. Exploración neuropsicológica de la demencia. En: Alberca Serrano R, López-Pousa S. Enfermedad de Alzheimer y otras demencias, pp 49-73. IM&C, Madrid 1998.

743. Perl DP, Brody AR: Alzheimer's disease: X-ray spectrometric evidence of aluminum accumulation in neurofibrillary tangle-bearing neurons. Science 1980; 208:297-299.

744. Perry EK, Tomlinson BE, Blessed G et al.: Correlation of cholinergic abnormalities with senile plaques and mental test scores in senile dementia. BMJ 1978; 2:1457-1459.

745. Perry RH. Recent advances in neuropathology. Br Med Bull 1986; 42:34-41.

746. Persson G, Skoog IA. A prospective population study of psychosocial risk factors for late onset dementia. Int J Geriat Psychiat 1996; 11:15-22.

747. Peters BH, Levin HS: Effects of physostigmine and lecithin on memory in Alzheimer disease. Ann Neurol 6:219-221, 1979

748. Petersen RC. Mild cognitive impairment: transition between aging and Alzheimer's disease. Neurología 2000; 15:93-101.

749. Petersen RC: Scopolamine state-dependent memory processes in man. Psychopharmacol-ogy 64:309-314, 1979

750. Petersen RC, Grundman M. Memory Impairment Study (estudio prospectivo en desarrollo). Citado en Clinical Psychiatry News 2000 4:8.

751. Petersen RC, Smith GE, Ivnik RJ et al. Memory function in very early Alzheimer's disease. Neurology 1994; 44:867-872.

752. Petersen RC, Smith GE, Tangalos EG, Kokmen E, Ivnik RJ. Longitudinal outcome of patients with a mild cognitive impairment. Ann Neurol 1993;34:294-295.

753. Petersen RC, Smith GE, Waring SC et al. Mild cognitive impairment: clinical characterization and outcome. Arch Neurol 1999; 56:303-308.

754. Peterson DA, Gage FH. Trophic factor therapy for neuronal death. En: Terry RD, Katzman R, Bick KL, Sisodia S. Alzheimer disease, pp 373-388. Lippincott Williams & Wilkins, Philadelphia 1999.

755. Petot GJ, Cook TB, Chen CH et al. A high fat diet during adulthood increases risk for Alzheimer's disease for those with the ApoE-ε4 allele. World Alzheimer Congress, Washington DC, 11-17 julio 2000.

756. Pfeffer RI, Kurosaki IT, Harrah CH, et al. Measurement of functional activities in older adults in the community. J Gerontol 1982; 37:323-329.

757. Piedrabuena León E. Aspectos legales de las demencias. En: Alberca Serrano R, López-Pousa S. Enfermedad de Alzheimer y otras demencias, p 117-124. IM&C, Madrid 1998.

758. Pietrini P, Furey ML, Graff-Radford N, Freo U, Alexander GE, Grady CL, Dani A, Mentis MJ, Schapiro MB. Preferential Metabolic Involvement Of Visual Cortical areas in a subtype of Alzheimer's disease: clinical implications. Am J Psychiatry 1996; 153:1261-1268.

759. Pietrini P, Strassburger TL, Alexander GE et al. Heterogeneity of regional cerebral glucose metabolic patterns in neuro-pathologically confirmed Alzheimers disease patients. World Alzheimer Congress, Washington DC, 11-17 julio 2000.

760. Pihlajamaki M, Tanila H, Hanninen T et al. Verbal fluency activates the left medial temporal lobe: a functional magnetic resonance imaging study. World Alzheimer Congress 2000, Washington DC, 11-17 julio 2000.

761. Pinel Ph. Traité médico-philosophique sur l'aliénation mental. Brosson, Paris 1809. (citado por Shorter)

762. Plauto TM. Mercator, I, v.82.

763. Pohjasvaara T, Erkinjuntti T, Ylikoski R et al. Clinical determinants of poststroke dementia. Stroke 1998; 29:75-81.

764. Pollen DA. Hanna's Heirs. The quest for the genetic origin of Alzheimer's disease. Oxford University Press, New York 1993.

765. Portera A. Congreso "La enfermedad de Alzheimer (Novedades terapéuticas)", Colegio Médicos de Madrid, Madrid 26-27 marzo 2000. El médico interactivo, 21/07/00. http://www.medynet.com/index.htm

766. Post SG, Whitehouse PJ, Binstock RH et al. The clinical introduction of genetic testing for Alzheimer disease: an ethical perspective. JAMA 1997; 277:832-836.

767. Potkin SG, Messina JC, Graham S. Safety of rivastigmine in Alzheimer's disease: pooled results from phase III studies. World Alzheimer Congress, Washington DC, 11-17 julio 2000.

768. Price DL, Whitehouse PJ, Struble RG, et al. Basal forebrain choliner- gic neurons and neuritic plaques in primate brain. In: Katzman R, ed. Banbury report 15, biological aspects of Alzheimer's disease, pp 65-77. Cold Spring Harbor, New York 1983.

769. Price DL, Sisodia SS, Gandy SE. Amyloid beta amyloidosis in Alzheimer's disease. Curr Opin Neurol 1995; 8:268-274.

770. Prinz PN, Peskind ER, Vitaliano PP, et al: Changes in the sleep and waking EEGs of nondemented and demented elderly subject. J Am Geriatr Soc 30:86-93, 1982

771. Probst A, Langui D, Ulrich J. Alzheimer's disease: A description of the structural lesions. Brain Pathol 1991; 1:229-239.

772. Proust M. Du côté de chez Swann (À la recherché du temps perdu). Traducción de Pedro Salinas: Por el camino de Swann (En busca del tiempo perdido). Unidad Editorial, Madrid 1999.

773. Pryse-Phillips W. Companion to Clinical Neurology. Little, Brown and Co, Boston 1995. (*passim*)

774. Qiu C, Karp A, Bellander T et al. Main occupation and risk of Alzheimer's disease and dementia: Preliminary results from a community-based longitudinal study. World Alzheimer Congress, Washington DC, 11-17 julio 2000.

775. Quevedo y Villegas F (1580-1645). Salmo XXVIII (Las tres Musas, 255, a). En: Blecua JM (ed): Francisco de Quevedo. Poesía original completa. Planeta, Barcelona 1981.

776. Rabey JM, Treves TA, Neufeld MY, et al: Low-dose clozapine in the treatment of levodopa-induced mental disturbances in Parkinson's disease. Neurology 45:432-434, 1995

777. Rabins PV, Mace NL, Lucas MJ: The impact of dementia on the family. JAMA 248:333-335, 1982

778. Rainero I, Bergamini L, Bruni AC, et al: A new Italian pedigree with early-ons et alzheimer s disease. J Geriatr Psychiatry Neurol 1993; 6:28-32.

779. Rapcsak SZ, Croswell SC, Rubens AB. Apraxia in Alzheimer's disease. Neurology 1989; 39:664-668.

780. Rapoport SI, Pettigrew KD, Schapiro MB. Discordance and concordance of dementia of the Alzheimer type (DAT) in monozygotic twins indicate heritable and sporadic forms of Alzheimer's disease. Neurology 1991; 41:1549-1553.

781. Rasmusson DX et al. Head injury as a risk factor in Alzheimer's disease. Brain Inj 1995; 9:213-219.

782. Real Academia Española. Diccionario de la lengua española. Espasa, Madrid 1992.

783. Rebok GW, Rovner BW, Folstein MF. Sleep disturbance on Alzheimer's disease: relationship to behavioral problems. Aging 1991; 3:193-196.

784. Reding M, Haycox J, Blass J: Depression in patients referred to a dementia clinic: A three year prospective study. Arch Neurol 1985; 42:894-896.

785. Regestein QR: Sleep and insomnia in the elderly. J Geriatr Psychiatry 13:153-171, 1980

786. Regeur L, Jensen GB, Pakkenberg H et al. No global neocortical nerve cell loss in brains from patients with senile dementia of the Alzheimer's type. Neurbiol Aging 1994; 15:347-352.

787. Reiman EM, Uecker A, Caselli RJ et al. Hippocampal volumes in cognitively normal persons at genetic risk for Alzheimer's disease. Ann Neurol 1998; 44:288-291.

788. Reisberg B, Feris SH, Mony D, De Leon J, Crook T. The global deterioration scale for assessment of primary degenerative dementia. Am J Psychiatry 1982; 139:1136-1139.

789. Reisberg B, Windscheif U, Ferris SH, Hingorani VN. Memantine in moderately severe to severe Alzheimer's disease (AD): Results of a placebo-controlled 6-month trial. World Alzheimer Congress, Washington DC, 11-17 julio 2000.

790. Renvall MJ, Spindler A, Ramsdell JW, Paskvan MA. Nutritional status in noninstitutionalized Alzheimer's patients. Am J Med Sci 1989; 298:20-27.

791. Resnick SM, Davatzikos C, Kraut MA, Zonderman AB. Longitudinal brain changes in older adults. World Alzheimer Congress, Washington DC, 11-17 julio 2000.

792. Revilla F. Diccionario de iconografía y simbología. Ed. Cátedra, Madrid 1995.

793. Reyes PF, Deems DA, Suarez MG: Olfactory-related changes in Alzheimer's disease: A quantitative neuropathologic study. Brain Res Bull 1993; 32:1-5.

794. Reynolds CF, Jennings R, Hoch CC, et al: Daytime sleepiness in the healthy "old old": A comparison with young adults. J Am Geriatr Soc 39:957-962, 1991

795. Ribot TH. Les maladies de la mémoire. JB Ballière, Paris 1881. Traducción al inglés: The diseases of memory (Ftizgerald J). Humboldt Library of Popular Science Literature, 46:453-500, New York 1883. Traducción al español: Las enfermedades de la memoria. Librería Fernando Fé, 1899.

796. Riepe MW, Wunderlich AP, Tomczak R, Groen G. Gender differences of visuospatial performance. World Alzheimer Congress, Washington DC, 11-17 julio 2000.

797. Rich JB et al. Non-steroidal anti-inflammatory drugs in Alzheimer's disease. Neurology 1995; 45:51-55.

798. Riggs JE. Población senil, consecuencia de la carga de las enfermedades neurológicas. En: Riggs JE (ed). Neurología de la senectud (Traducción: Blengio JR). Clínicas neurológicas de Norteamérica 1998; 3:595-600. McGraw-Hill Interamericana, México 1998.

799. Ringman JM, Cummings JL. Metrifonate: update on a new antidementia agent. J Clin Psychiatry 1999; 60:776-782.

800. Risse SC, Barnes R: Pharmacologic treatment of agitation associated with dementia. J Am Geriatr Soc 34:368-376, 1986

801. Ritchie K. Memory impairment in the elderly: age-related versus aging-related changes. World Alzheimer Congress, Washington DC, 11-17 julio 2000.

802. Riley KP, Snowdon DA, Saunders AM et al. Cognitive function and apolipoprotein E in very old adults: findings from the Nun Study. J Gerontol B Psychol Sci Soc Sci 2000;55:S69-75

803. Ritchie K, Kildea D. Is senile dementia "age-related" or "ageing-related"? Evidence from meta-analysisi of dementia prevalence in the oldest old. Lancet 1995; 346:931-934.

804. Robles Bayón A. Otras demencias degenerativas de predominio cortical: demencia con cuerpos de Lewy, demencias de comienzo focal, atrofias lobulares y otras demencias infrecuentes. En: Alberca Serrano R (ed). Demencias: diagnóstico y tratamiento. Masson, Barcelona 1998.

805. Robles Bayón A. Degeneración frontotemporal. En: Grupo de Estudio de Neurología de la Conducta y Demencias (ed). Guías en demencias, pp 67-75. Masson, Barcelona 2000.

806. Robbins TW, James M, Owen AM et al. Cambridge Neuropsychological Test Automated Battery (CANTAB): a factor analytic study of a large sample of normal elderly volunteers. Dementia 1994; 5:266-281.

807. Roberts GW, Gentleman SM, Lynch A et al: Beta A4 amyloid protein deposition in brain after head trauma. Lancet 1991;338:1422-1433.

808. Robles A, Rodríguez RM, Aldrey JM, Vadillo J, Suárez P, Lema M, Noya M. Diagnóstico clínico de la demencia asociada a cuerpos de Lewy corticales. Rev Neurol (Barc.) 1995; 23:62-66.

809. Rocca WA, Bonaiuto S, Lippi A et al: Prevalence of clinically diagnosed Alzheimer's disease and other dementing disorders: A door-to-door survey in Appignano, Macerato Province, Italy. Neurology 1990; 40:626-631.

810. Rockenstein E, Mallory M, Mante M et al. Effects of cerebrolysin in human APP transgenic animal models of Alzheimer's disease. World Alzheimer Congress, Washington DC, 11-17 julio 2000. .

811. Rockwood K. Clinical review of non-cholinergic therapies. World Alzheimer Congress, Washington DC, 11-17 julio 2000. .

812. Rockwood K, Kershaw P. Galantamine's clinical benefits are not offset by sleep disturbance: a 3-month placebo-controlled study in patients with Alzheimer's disease. World Alzheimer Congress, Washington DC, 11-17 julio 2000.

813. Rogers SL, Farlow ML, Doody RS, Friedhoff LT, Mohs R and the Donepezil Study Group. A 24-weeks, double-blind, placebo-controlled trial of donepezil in patients with Alzheimer's disease. Neurology 1998; 50:1-9.

814. Rogers SL, Friedhoff LT and the Donepezil Study Group. The efficacy and safety of donepezil in patients with Alzheimer's disease: results of a IS multicentre, randomised, double-blind, placebo-controlled trial. Dementia 1996; 7:293-303.

815. Rolak LA. Neurology secrets. Hanley & Belfus Inc, Philadelphia 1993.

816. Rombouts SARB, Barkhof F, Witter MP, Scheltens P. Unbiased detection of atrophy in mild to moderate Alzheimer's disease. World Alzheimer Congress, Washington DC, 11-17 julio 2000.

817. Ron MA. Síntomas neuropsiquiátricos en la enfermedad de Alzheimer. En: Martínez Lage JM, Alberca Serrano R. IV Curso Nacional de Enfermedad de Alzheimer. Sevilla, 23-24 septiembre 1999. (Resúmenes: EuroGraf Navarra, Mutilva Baja 2000).

818. Rose FC, Bynum WF. Historical aspects of the Neurosciences. Raven Press, New York 1982.

819. Rosen G. Cross cultural and historical approaches. En: Hoch PH, Zubin J (eds). Psychopathology og ageing. Grune and Stratton, New York 1961.

820. Rosenberg RN, Richter RW, Risser RC, et al. Genetic factors for the development of Alzheimer disease in the Cherokee Indian. Arch Neurol1996;53:997-1000.

821. Rosenthal M, Stelian J, Wagner J, Berkman P. Isr J Psychiatry Relat Sci 1999; 36:29-34.

822. Roses AD. Apolipoprotien E alleles as risk factors in Alzheimer's disease. *Annu Rev Med* 1996;47:387-400.

823. Ross JS, Shua-Haim JR, Smith J. Safety/efficacy of tetrahydrocannabinol (Marinol) in the treatment of Alzheimer's disease patients with refractory agitation.
World Alzheimer Congress, Washington DC, 11-17 julio 2000.

824. Rovner BW, Broadhead J, Spencer M et al. Depression and Alzheimer's disease. Am J Psychiatry 1989; 146:350-353.

825. Rovner BW, German PS, Brant LJ et al. Depression and mortality in nursing homes. JAMA 1991; 265:993-996.

826. Roy N et al. Nature 2000; 6:271-276. http://www.alzforum.org/members/research/news/index.html

827. Rowe J, Kahn R: Human aging: Usual and successful. Science 1987; 237: 143-149.

828. Rozzini R, Ferrucci L, Losonczy K, Havlik RJ, Guralnik IM. Protective effect of chronic NSAID use on cognitive decline in older persons. J Am Geriatr Soc 1996;44:1025-1029.

829. Ruitenberg A, Swieten JC, Hofman A, Breteler MMB. Alcohol consumption and risk of dementia: results from the Rotterdam Study. World Alzheimer Congress, Washington DC, 11-17 julio 2000. .

830. Ruiz J (Arcipreste de Hita). Libro de buen amor (c.1343). Editorial Alba, Madrid 1996.

831. Ruiz-Vargas JM (ed.). Claves de la memoria. Trotta, Madrid 1997.

832. Sabina J. Calle melancolía. Malas compañías. CBS 1980.

833. Sabina J. Contigo. Yo, mi, me, contigo. Ariola 1996.

834. Sabina J. Pastillas para no soñar. Física y química. Ariola 1992.

835. Sahakian B, Jones G, Levy R et al. The effects of nicotine on attention, information processing and short-term memory in patients with dementia of the Alzheimer type. Er J Psychiatry 1989; 154:797-800.

836. Sahara N et al. Identification and characterization of presenilin 1-467, 1-463 and 1-374. Febs Lett 1996; 381:7-11.

837. Salib E, Hillier V. A case-control study of smoking and Alzheimer's disease. Int J Geriat Psychiat 1997; 12:363-368.

838. Salinas P. La voz a ti debida. Orbis, Barcelona 1997.

839. Salmon DP, Bondi MW. Neuro-psychology of Alzheimer's disease. En: Terry RD, Katzman R, Bick KL, Sisodia S. Alzheimer disease, pp 39-56. Lippincott Williams & Wilkins, Philadelphia 1999.

840. Salzman C: Cognitive improvement following benzodiazepine discontinuation in elderly nursing home residents. Int J Geriatr Psychiat 7:89-93, 1992

841. Samuels SC, Davis KL. A risk-benefit assessment of tacrine in the treatment of Alzheimer's disease. Drug Safety 1997; 16:66-77.

842. Sandman PO et al. Nutritional status and dietary intake in institutionalized patients with Alzheimer's disease and multiinfarct dementia. J Am Geriatr Soc 1987; 35:31-38.

843. Sanford JRA: Tolerance of debility in elderly dependents by supporters at home: Its significance for hospital practice. BMJ 3:471-473, 1975

844. Sano M, Ernesto C, Thomas RG et al. A controlled trial of selegiline, alfa-tocopherol, or both as treatment for Alzheimer's disease. The Alzheimer's Disease Cooperative Study. N Engl J Med 1997; 336:1216-1222.

845. Sasaki H, Muramoto O, Kanazawa I et al. Regional distribution of amino acid transmitters in postmortem brains of presenile and senile dementia of Alzheimer type. Ann Neurol 1986; 19:263-269.

846. Satz P: Brain reserve capacity on symptom onset after brain injury: A formulation and review of evidence for threshold theory. Neuropsychology 7:273-295, 1993

847. Saxe SR, Wekstein MW, Kryscio RJ et al. Alzheimer's disease, dental amalgam and mercury. J Am Dent Assoc 1999;130191-199.

848. Scahill RI, Jenkins R. A critical comparison of hippocampal and global rates of atrophy in Alzheimer's disease. World Alzheimer Congress, Washington DC, 11-17 julio 2000.

849. Sawada H, Ibi M, Kihara T et al. Estradiol protects mesencephalic dopaminergic neurons from oxidative stress-induced neuronal death. J Neurosci Res 1998; 54:707-719.

850. Schachter F, Faure-Delanef L, Guenot F et al. Genetic association with human longevity at the ApoE and ACE loci. Nat Genet 1994; 6:29-32.

851. Scheff SW, Price DA. Synapse loss in the temporal lobe in Alzheimer's disease. Ann Neurol 1993; 33:190-199.

852. Schneider JA, Wilson RS, Li JL et al. Apolipoprotein E, amyloid beta 40 and 42, and cognitive function in aging and Alzheimer's disease. World Alzheimer Congress, Washington DC, 11-17 julio 2000.

853. Schneider LS, Pollock VE, Lyness SA: A meta-analysis of controlled trials of neuroleptic treatment in dementia. J Am Geriatr Soc 38:553-563, 1990

854. Schneider LS, Sobin PB: Non-neuroleptic treatment of behavioral symptoms and agitation in Alzheimer's disease and other dementia. Psychopharmacol Bull 28:71-79, 1992

855. Schneider LS. Farmacología de la Enfermedad de Alzheimer: Hoy y mañana. Foro Alzheimer XXI: Ciencia y Sociedad. Madrid 14-16 junio 2000. El médico interactivo, 21/07/00. http://www.medynet.com /index.htm

856. Schenk D, Barbour R, Dunn W et al. Immunization with amyloid-beta attenuates Alzheimer-disease-like pathology in the PDAPP mouse. Nature 1999; 400:173-177.

857. Schenk D et al. World Alzheimer Congress, Washington DC, 11-17 julio 2000.

858. Schlegel J, Mohr E, Williams J, et al: Guanfacine treatment of Alzheimer's disease. Clin Pharmacol 12:124-128, 1989

859. Schmand B, Smit JH, Geerlings MI, Lindeboom J. The Effects Of Intelligence And Education on the development of dementia. A

test of the brain reserve hypothesis. Psychol Med 1997; 27:1337-1344.

860. Schneider LS. New therapeutics approaches to Alzheimer's disease. J Clin Psychiatry 1996; 57 (suppl 14):30-36.

861. Schneider LS, Tariot P, Lebowitz B. Health outcomes and effectiveness of atypical antipsychotics in outpatients with psychosis or agitation associated with Alzheimer's disease. World Alzheimer Congress, Washington DC, 11-17 julio 2000.

862. Schoenberg BS, Anderson DW, Haerer AF. Severe dementia: Prevalence and clinical features in a biracial US population. Arch Neurol 1985; 42:740-743.

863. Schofield P, Mosesson RE, Stern Y et al. The age at onset of Alzheimer's disease and an intracranial area measurement. Arch Neurol 1995; 52:95-98.

864. Schupf N, Kapell D, Lee JH et al. Increased risk of Alzheimer's disease in mothers of adults with Down's syndrome. Lancet 1994; 344:353-356.

865. Scinto LFM, Doffner KR, Dressler D et al. A potential non-invasive neurobiological test for Alzheimer's disease. Science 1994; 266:1051-1054.

866. Scott SA, DeKosky ST, Sparks DL et al. Amygdala cell loss and atrophy in Alzheimer's disease. Ann Neurol 1992; 32:555-563.

867. Scoville W, Milner B. Loss of recent memory after bilateral hippocampal lessions. J Neurol Neurosurg Psychiatry 1957; 20:11-21.

868. Scremin OU, Li MG, Scremin AM, Jenden DJ. Cholinesterase inhibition improves blood flow in the ischemic cerebral cortex. Brain Res Bull 1997; 42:59-70.

869. Searle J. Minds, brains and science. Harvard University Press, Cambridge MA 1984.

870. Seco M. Diccionario de dudas y dificultades de la lengua española. Espasa, Madrid 1998.

871. Selkoe DJ. Alzheimer's disease: a central role for amyloid. J Neuropathol Exp Neurol 1994; 53:438-447.

872. Selkoe DJ. Alzheimer's disease: genotypes, phenotypes and treatments. Science 1997; 275;630-631.

873. Selnes OA, Carson K, Rovner B, Gordon B. Language dysfunction in early- and late-onset possible Alzheimer's disease. Neurology 1988; 38:1053-1056.

874. Seltzer B, Sherwin I. A comparison of clinical features in early- and late-onset primary degenerative dementia: one entity or two? Arch Neurol 1983; 40:143-146.

875. Seltzer B, Shetwin I: Fingerprint pattern differences in early- and late-onset primary degenerative dementia. Arch Neurol 1986; 43:665-668.

876. Serby M, Larson P, Kalkstein D. The nature and course of olfactory deficits an Alzheimer's disease. Am J Psychiatry 1991; 148:357-360.

877. Serra-Mestres J. Depresión y enfermedad de Alzheimer. Continua neurologica 1998; 1:34-46.

878. Seshadri S, Drachman DA, Lippa CF. Apolipoprotein E E4 allele and the lifetime risk of Alzheimer's disease. What psysicians know, and what they should know. Arch Neurol 1995; 52:1074-1079.

879. Shakespeare W. Hamlet II, 2. Obras completas (traducción de Luis Astrana Marín. Aguilar, Madrid 1960.

880. Shakespeare W. Hamlet III, 1. Obras completas (traducción de Luis Astrana Marín. Aguilar, Madrid 1960.

881. Shakespeare W. King Lear, I, 2 (c. 1605). El rey Lear. Obras completas (traducción de Luis Astrana Marín. Aguilar, Madrid 1960.

882. Shakespeare W. Macbeth I, 7. Obras completas (traducción de Luis Astrana Marín. Aguilar, Madrid 1960.

883. Shakespeare W. Much ado about nothing, III, 5. Mucho ruido y pocas nueces.

Obras completas (traducción de Luis Astrana Marín. Aguilar, Madrid 1960.

884. Shelton PS, Brooks VG. Estrogen for dementia-related aggression in elderly men. Ann Pharmacother 1999; 33; 808-812.

885. Sherman C. Fármacos de primera elección para esquizofrénicos de edad avanzada. Clinical Psychiatry News 1999; 3:12. (edición en español).

886. Sherwin BB. Can estrogen keep you smart? Evidence from clinical studies. J Psychiatry Neurosci 1999; 24:315-321.

887. Shikiar R, Shakespeare A, Sagnier PP et al. The impact of metrifonate therapy on caregivers of patients with Alzheimer's disease: results from the MALT clinical trial. Metrifonate in Alzheimer's Disease Trial. : J Am Geriatr Soc 2000; 48:268-274.

888. Shiosaka S. Attempts to make models for Alzheimer s disease. Neurosci Res 1992; 13:237-255.

889. Shorter E. A history of Psychiatry. John Wiley & Sons, New York 1997.

890. Shua-Haim JR, Ross JS, Smith J. Safety and tolerability of high dose Aricept (donepezil) in patients with Alzheimer's Disease. World Alzheimer Congress, Washington DC, 11-17 julio 2000.

891. Shupf N. Epidemiology of dementia in Down síndrome. World Alzheimer Congress, Washington DC, 11-17 julio 2000. .

892. Shuttleworth EC, Huber S J. The naming disorder of dementia of Alzheimer type. Brain Lang 1988; 39:222-234.

893. Simpson DM, Foster D: Improvement in organically disturbed behavior with trazodone treatment. J Clin Psychiatry 47:191-193, 1986

894. Sinatra MG, Boeri R, Del Ton F et al. Neuropsychological evaluation in transient ischemic attacks and minor stroke. J Neurol 1984; 231:194-195.

895. Singh S, Mulley GP, Losowsky MS. Why are Alzheimer patients thin? Age Ageing 1988; 17:21-28.

896. Sinha S, Lieberburg I. Cellular mechanisms of beta-amyloid production and secretion. Proc Natl Acad Sci USA 1999; 96:11049-11053.

897. Sjögren T, Sjögren H, Lindgren AGH. Morbus Alzheimer and Morbus Pick: genetic, clinical, and pathoanatomical study. Acta Psychiat Scand 1952; suppl 82.

898. Skae D. A rational and practical classification of insanity. Journal of Mental Science 1863; 9:309-319 (Citado por Shorter).

899. Skoog I, Nilsson L, Palmertz B et al: A population-based study of dementia in 85-year-olds. N Engl J Med 1993; 328:153-158.

900. Skovronsky DM, et al. Proc National Acad Sci (USA) 2000; 97:7609-7614. http://www.alzforum.org/members/research/news

901. Small GW et al. Apolipoprotein E type 4 allele and cerebral glucose metabolism in relatives at risk for familial Alzheimer's disease. JAMA 1995; 273:942-947.

902. Small GW, Rabins PV, Barry PP et al. Diagnosis and treatment of Alzheimer disease and related disorders. Consensus statement of the American Association for Geriatric Psychiatry, the Alzheimer's Association, and the American Geriatrics Society. JAMA 1997; 278:1363-1371.

903. Small SA. Sobre RM funcional en la EA. Academia Americana de Neurología 1999. Citado en Clinical Psychiatry News 2000; 2:4.

904. Schmidt R, Hayn M, Reinhart B, Roob G, Schmidt H, Schumacher M, Watzinger N, Launer LJ. Plasma antioxidants and cognitive performance in middle-aged and older adults: results of the Austrian Stroke Prevention Study. J Am Geriatr Soc 1998; 46:1407-1410.

905. Smith A. Age differences in encoding, storage and retrieval. In: Pooh LW, Fozard JL, Cernak LS et al (eds). New Directions in Memory and Aging, pp 23-46. Erlbaum, Hillside, NJ 1980

906. Smith DE et al. Age-associated neuronal atrohy occurs in the primate brain and is

reversible by growth factor gene therapy. Proc Natl Acad Sci USA 1999; 96:10893-10898.

907. Smith TW, Anwer U, De Girolami U et al. Vacuolar change in Alzheimer's disease. Arch Neurol 1987; 44:1225-1228.

908. Snowdon DA, Kemper SJ, Mortimer JA et al. Linguistic ability in early life and cognitive function and Alzheimer 's disease in late life: findings from the Nun Study. JAMA 1996; 275:528-532.

909. Snowdon DA, Ostwald SK, Kane RL. Education, survival, and independence in elderly Catholic sisters, 1936-1988. J Epidemiol 1989; 130:999-1012.

910. Snowdon DA; Greiner LH; Markesbery WR. Linguistic ability in early life and the neuropathology of Alzheimer's disease and cerebrovascular disease. Findings from the Nun Study. Ann N Y Acad Sci 2000; 903:34-38.

911. Snowdon DA, Tully CL, Smith CD et al. Serum folate and the severity of atrophy of the neocortex in Alzheimer disease: findings from the Nun study. Am J Clin Nutr 2000; 71:993-998.

912. Soas A. World Alzheimer Congress, Washington DC, 11-17 julio 2000.

913. Sobin P, Schneider L, McDermott H: Fluoxetine in the treatment of agitated dementia. Am J Psychiatry 146:1636, 1989

914. Soininen H. EEG and computed tomography findings in alzheimer's disease. En: Rose CF (ed). Modern approaches to eht dementias. II, Clinical and therapeutic aspects. Karger, London 1985.

915. Soininen H, Heinonen OP. Clinical and etiological aspects of senile dementia. Eur Neurol 1982; 21:401-410.

916. Solomon DS, Petrie WM, Hart JR, Brackin HB. Olfactory dysfunction discriminates Alzheimer's dementia from major depression. J Neuropsychiatr Clin Neuroscience 1998; 10:64-67.

917. Spagnoli A, Lucca U, Menasce G, et al: Long-term acetyl-L-carnitine treatment in Alzheimer's disease. Neurology 41:1726-1732, 1991

918. Sparks DL, Hunsaker JC 3d, Scheff SW et al. Cortical senile plaques in coronary artery disease, aging and Alzheimer's disease. Neurobiol Aging 1990;11:601-607.

919. Spector TD, Silman AJ. Does negative association between rheumatoid arthritis and schizophrenia provide clues to the etiology of rheumatoid arthritis? Brit J Rheumatol 1987; 26:307-310.

920. Spinoza B. Ethica ordine geometrico demonstrata (1677). Ética. Editora Nacional, 1980.

921. Squire L, Zola-Morgan S. Memory, brain system and behaviour. Trends in Neuroscience 1988; 11:170-175.

922. Starkstein SE, Robinson RG: Dementia of depression in Parkinson's disease and stroke. J Nerv Ment Dis 179:593-601, 1991

923. Stein DJ, Laszlo B, Marais E et al. Hoarding symptoms in patients on a geriatric psychiatry inpatient unit. S Afr Med J 1997; 87:1138-1140.

924. Stern Y, Gurland B, Tatemichi TK et al. Influence of education and occupation on the incidence of Alzheimer's disease. JAMA 1994; 271:1004-1010.

925. Stern Y, Sano M, Mayeux R: Long-term administration of oral physostigmine in Alzheimer's disease. Neurology 38:1837-1841, 1988

926. Stevenson RL. Virginibus puerisque and other papers (1881). Virginibus puerisque y otros ensayos. Alianza, Madrid 1994.

927. Stewart WF, Kawas C, Corrada M, Mener EJ. Risk of Alzheimer's disease and duration of NSAID use. Neurology 1997;48:626-632.

928. Still CN, Kelley P: On the incidence of primary degenerative dementia vs. water flouride content in South Carolina. Neurotoxicology 1980; 1:125-131.

929. Stoudemire A, Dessonville Hill C, Morris R, et al: Improvement in depression-related

cognitive dysfunction following ECT. J Neuropsychiatry Clin Neurosci 7:31-34, 1995

930. Stoudemire A, Hill C, Gulley LR et al: Neuropsychological and biomedical assessment of depression-dementia syndromes. J Neuropsychiatry Clin Neurosci 1989; 1:347-361.

931. Straus E. Las huellas mnésicas. Psicología fenomenológica. Paidós, Barcelona 1971.

932. Strauss ME, Pasupathi M: Primary caregivers' descriptions of Alzheimer patients' personality traits: Temporal stability and sensitivity to change. Alzheimer Dis Assoc Disord 1994; 8:166-176.

933. Street JS, Clark WS, Juliar BE et al. Long-term efficacy of olanzapine in the control of psychotic and behavioral symptoms in patients with Alzheimer's dementia. World Alzheimer Congress, Washington DC, 11-17 julio 2000. .

934. Streit WJ, Walter SA, Pennell NA. Reactive microgliosis. Progress in Neurobiol 1999 57: 563-581.

935. Struble RG, Powers RE, Casanova MF et al. Neuropeptidergic systems in plaques of Alzheimer s disease. J Neuropath Exp Neurol 1987; 46:567-584.

936. Struwe F. Histopathologische Untersuchungen uber Entstehung und Wesen der senilen Plaques. Zeitschrift fur die gesamte Neurologie und Psychiatrie 1929; 122:291 (cit. Mahendra 1987).

937. Suárez R, Cano C, Montanez P et al. Sociocultural impact of Alzheimer disease in a group of families. A case study in medical anthropology. World Alzheimer Congress, Washington DC, 11-17 julio 2000. .

938. Sulkava R, Haltia M, Paetau A, Wickstrom J, Palo J. Accuracy of clinical diagnosis in promary degenerative dementia: correlation with neuropathological findings. J Neurol Neurosurg Psychiatry 1983; 46:9-13.

939. Sumner BE, Fink G. Testosterone as well as estrogen increases serotonin2A receptor mRNA and binding site densities in the male rat brain. Brain Res Mol Brain Res 1998; 59:205-214.

940. Summers WK, Majovski LV, Marsh GM, et al: Oral tetrahydroaminoacridine in long-term treatment of senile dementia, Alzheimers type. N Engl J Med 315:1241-1245, 1986

941. Sunderland A, Harris JE, Baddeley AD. Do laboratory tests predict everyday memory? A neuropsychological study. J Verb_Learn Behau 1983; 22:341-357.

942. Suter OC, Kraftsik R, Darekar P, Miklossy J. Cerebral hypoperfusion causes boundary zone cortical infarts in Alzheimer's diesease. World Alzheimer Congress, Washington DC, 11-17 julio 2000. .

943. Swaab DF, Hofman MA, Lucassen PJ et al. Functional neuroanatomy and neuropathology of the human hypothalamus. Anat Embryol (Berl) 1993; 187:317-330.

944. Swaab DF, Van Someren EJ, Zhou JN, Hofman MA. Biological rhythms in the human life cycle and their relationship to functional changes in the suprachiasmatic nucleus. Prog Brain Res 1996; 111:349-368.

945. Swearer JM, Drachman DA, O'Donnell BF, et al: Troublesome and disruptive behaviors in dementia: Relationships to diagnosis and disease severity. J Am Geriatr Soc 1988; 36:784-790.

946. Tabaton M, Cammarata S, Mancardi GL et al. Abnormal tau-reactive filaments in olfactory mucosa in biopsy specimans of patients with probable Alzheimer's disease. Neurology 1991; 41:391-394.

947. Talamo BR, Rudel RA, Kosik KS, et al. Pathological changes in olfactory neurons in patients with Alzheimer's disease. Nature 1989; 337:736-739.

948. Talbot CE, Lendon C, Craddock N et al. Protection against Alzheimer's disease with ApoE E2. Lancet 1994; 343:1432-1433.

949. Tang MX, Cross PS, Andrews H et al. Incidence Rates of Alzheimer's Disease Among Elderly Blacks, Caribbean-Hispanics and Whites in Northern Manhattan. World Alzheimer Congress, Washington DC, 11-17 julio 2000.

950. Tang MX, Jacobs D, Stern Y et al. Effect of estrogen during menopause on risk and age at onset of Alzheimer's disease. Lancet 2000; 348:429-432.

951. Tang MX, Maestre G, Tsai WY et al. Effect of age, ethnicity, and head injury on the association between APOE genotypes and Alzheimer's disease. Ann NY Acad Sci 1996; 802:6-15.

952. Tang M-X, MaestreG, TsaiW-Y, etal. Relative risk of Alzheimer's disease and age-at-onset distributions, based on *APOE* genotypes among elderly African-Americans, Caucasians, and Hispanics in New York City. *Am J Hum Genet* 1996;58:574-584.

953. Tang MX, Stern Y, Marder K, Bell K, Gurland B, Lantigua R, Andrews H, Feng L, Tycko B, Mayeux R. The APOE-epsilon4 allele and the risk of Alzheimer disease among african-americans, whites, and hispanics. JAMA 1998; 279:751-755.

954. Tariot PN, Cohen RM, Sunderland T et al. L-Deprenyl in Alzheimer's disease. Arch Gen Psychiatry 1987; 44:427-433.

955. Tariot P, Cohen R, Welkowitz J, et al. Multiple-dose arecoline infu- sions in Alzheimer's disease. Arch Gen Psychiatry 1988; 45:901-905.

956. Tariot PN, Kershaw P. Galantamine postpones the emergence of behavioral symptoms in Alzheimers disease: a 5-month, randomized, placebo-controlled study. World Alzheimer Congress, Washington DC, 11-17 julio 2000.

957. Tatemichi TK. How acute brain failure becomes chronic: A view of the mechanisms of dementia related to stroke. Neurology 1990; 40:1652-1659.

958. Teipel SJ, Rapoport SI, Bayer W, Alexander GE. Age-transformation of hippocampal volumes improves diagnostic accuracy in Alzheimer's disease. World Alzheimer Congress, Washington DC, 11-17 julio 2000. .

959. Terencio P. Phormio, IV, v. 575.

960. Teri L, Hughes JP, Larson EB: Cognitive deterioration in Alzheimer's disease: Beha-vioral and health factors. J Gerontol 1990; 45:58-63.

961. Terry RD, Katzman R: Senile dementia of the Alzheimer type: Defining a disease. En: Katzman R, Terry RD (eds): The Neurology of Aging, pp 51-84. FA Davis, Philadelphia 1983

962. Terry RD, Katzman R, Bick KL, Sisodia S. Alzheimer disease. Lippincott Williams & Wilkins, Philadelphia 1999. *(passim)*

963. Terry RD, Masliah E, Hansen LA. The neuropathology of Alzheimer disease and the structural basis of its cognitive alteracions. En: Terry RD, Katzman R, Bick KL, Sisodia S (eds). Alzheimer disease, pp 187-206. Lippincott Williams & Wilkins, Philadelphia 1999.

964. Terry RD, Masliah E, Salmon DP et al. Physical basis of cognitive alterations in Alzheimer's disease: synapse loss in the major correlate of cognitive impairment. Ann Neurol 1991; 30:572-580.

965. Tettamanti M, Casilli D, Baldinetti F et al. Donepezil Italian Global Impact Study (DIGIS). World Alzheimer Congress, Washington DC, 11-17 julio 2000. .

966. Thai LJ, Fuld PA, Masur DM et al: Oral physostigmine and lecithin improve memory in Alzheimer's disease. Ann Neurol 13:491-496, 1983

967. The American Psychiatric Association. DSM-III-R: Diagnostic and statistical manual of mental disorders. Versión española: Manual diagnóstico y estadístico de los trastornos mentales. Masson, Barcelona 1992.

968. The American Psychiatric Association. DSM-IV: Diagnostic and statistical manual of mental disorders. Versión española: Manual diagnóstico y estadístico de los trastornos mentales. Masson, Barcelona .

969. Thomas A, Paci C, Iacono D et al. Donepezil and Rivastigmine improve P300 latency and neuropsychological test scores in Alzheimer's disease patients: one year follow up compared with Vit E treated patients. World Alzheimer Congress, Washington DC, 11-17 julio 2000.

970. Thomas DR. Outcome from protein-energy malnutrition in nursing homes residents. Facts and research in gerontology. Springer, New York 1994.

971. Thomas TT, Rhodin JA, Clark LC et al. Effects of conjugated estrogens and raloxifene on inflammatory reaction induced by amyloid-b. World Alzheimer Congress, Washington DC, 11-17 julio 2000. .

972. Tierney MC, Szalai JP, Snow WG et al. Prediction of probable Alzheimer's disease in memory-impaired patients: a prospective longitudical study. Neurology 1996; 46:661-665.

973. Tolosa E, Alom J. Demencia de Alzheimer. Doyma, Barcelona 1990.

974. Tolmassoff JM, Oho T, Cuttler RG. superoxide dysmutase: correlation with life-span and specific metabolic rate in primate species. Proc Natl Acad Sci USA 1980; 77:2777-2781.

975. Tomlinson BE: Aging and the dementias. En: Adams JH, Duehen LW (eds): Greenfield's Neuropathology, pp 1284-1410. Oxford University Press, New York 1992.

976. Tomlinson BE. The pathology of Alzheimer's disease and senile dementia of the Alzheimer type. En: Kay DWK, Burrows GD (eds). Handbook of studies on psychiatric and old age. Elsevier, Amsterdan 1984.

977. Tomlinson BE, Blessed G, Roth M. Observations on the brains of demented old people. J Neurol Sci 1970; 11:205-242.

978. Tomlinson BE, Irving D, Blessed G. Cell loss in the locus coeruleus in senile dementia of Alzheimer type. J Neurol Sci 1981; 49:419-428.

979. Trabace L, Cassano T, Steardo L et al. Biochemical and neurobehavioral profile of CHF2819, a novel, orally active acetylcholinesterase inhibitor for Alzheimer's disease. J Pharmacol Exp Ther 2000; 294:187-194

980. Travniczek-Marterer A, Danielczyk W, Simanyi M, et al: Ideomotor apraxia in Alzheimer's disease. Acta Neurol Scand 1993;88:1-4

981. Tsai LH, Patrick GN, Zukerberg L et al. Conversion of p35 to p25 deregulates Cdk5 activity and promotes neurodegeneration. Nature 1999; 402:615-622.

982. Tsolaki M, Fountoulakis K, Chantzi E, Kazis A. Risk factors for clinically diagnosed Alzheimer's disease: a case-control study of a Greek population. Int Psychogeriatr 1997; 9:327-341

983. Tully CL, Snowdon DA, Markesbery WR. Serum zinc, senile plaques, and neurofibrillary tangles: findings from the nun Study. Neuroreport 1995; 6:2105-2108.

984. Tulving E. Episodic and semantic memory. An organization of memory. Academic Press, New York 1972.

985. Unger J, van Belle G, Heyman A. Cross-sectional vs. longitudinal estimates of cognitive change in the non-demented elderly: a CERAD study. J Am Geriatr Soc 1999 (citado por MORRIS 1999)

986. Urakami K, Adachi Y, Takahashi K. A community-based study of parental age at the birth of patients with dementia of the Alzheimer type. Arch Neurol 1989: 46:38-39.

987. Valdivieso Amate F. Genética de la enfermedad de Alzheimer. En: Martínez Lage JM, Alberca Serrano R. IV Curso Nacional de Enfermedad de Alzheimer. Sevilla, 23-24 septiembre 1999. (Resúmenes: Eurograf Navarra, Mutilva Baja 2000).

988. Valentí E. Aurea dicta. Dichos y proverbios del mundo clásico. Crítica, Barcelona 1987. (*passim*)

989. Van Duijn CM. Epidemiology of the dementias: recent developments and new approaches. J Neurol Neurosurg Psychiatry 1996; 60:478-488.

990. Van Duijn CM, Hofman A. Relation between nicotine intake and Alzheimer's disease. BMJ 1991;302:1491-1494.

991. Van Dujin CM, Stijnen T, Hofman A. Risk factors for Alzheimer's disease: Overview of the EURODEM collaborative re-analysis of case-control studies. Int J Epidemiol 1991; 20 (suppl 2):S4-S11.

992. van Dyck CH, Basso M, Yang J et al. Apolipoprotein E-4 allele is associated with atrophy of the amygdala in Alzheimer's disease. World Alzheimer Congress, Washington DC, 11-17 julio 2000.

993. Vanneste J, Augustijn P, Dirven C et al. Shunting normal-pressure hydrocephalus: Do the benefits outweigh the risks? A multicenter study and literature review. Neurology 1992; 42:54-59.

994. van Someren EJW, Mirmiran M, Swaab DF: Non-pharmacological treatment of sleep and wake disturbances in aging and Alzheimer's disease: Chronobiological perspectives. Behav Brain Res 57:235-253, 1993

995. Varela de Seijas Slocker E. Diagnóstico diferencial de la demencia. En: Alberca Serrano R, López-Pousa S (eds). Enfermedad de Alzheimer y otras demencias, pp 87-112. IM&C, Madrid 1998.

996. Vaswani M, Andrade C, Gowda S, Chakarvorty SK. Herbal formulation in the treatment of age-related cognitive decline in elderly subjects: A double blind study from India. World Alzheimer Congress, Washington DC, 11-17 julio 2000.

997. Vehmas AK, Kawas CH, Stewart W. Immune reactive cells in senile plaques and cognitive decline in Alzheimer's disease. World Alzheimer Congress, Washington DC, 11-17 julio 2000. .

998. Vekrellis K , Ye Z, Qiu WQ et al. Neurons regulate extracellular levels of amyloid beta-protein via proteolysis by insulin-degrading enzyme. J Neurosci 2000; 20:1657-1665.

999. Versijpt J, Decoo D, Dumont F et al. SPECT imaging of inflammation in senile dementia of the Alzheimer type: a pilot study. World Alzheimer Congress, Washington DC, 11-17 julio 2000. .

1000. Victor M, Adams RD, Collins GH. The Wernicke-Korsakoff syndrome and related neurologic disorders due to alcoholism and malnutrition. FA Davis, Philadelphia 1989.

1001. Victoroff J, Mack WJ, Lyness SA, Chui HC. Multicenter clinico´pathological correlation in dementia. Am J Psychiatry 1995; 152:1476-1484.

1002. Vitiello MV, Prinz PN, Williams DE, et al: Sleep disturbances in patients with mild-stage Alzheimer's disease. J Gerontol 45:M131-138, 1990

1003. Vogelsberg-Ragaglia V, Trojanowski JQ, Lee VMY. Cell biology of tau and cytoskeletal pathology in Alzheimer disease. En: Terry RD, Katzman R, Bick KL, Sisodia S. Alzheimer disease, pp 359-372. Lippincott Williams & Wilkins, Philadelphia 1999.

1004. Volicer L, Crino PB: Involvement of free radicals in dementia of the Alzheimer type: A hypothesis. Neurobiol Aging 11:567-571, 1990

1005. Volicer L, Stelly M, Morris J et al. Effects of dronabinol on anorexia and disturbed behavior in patients with Alzheimer's disease. Int J Geriatr Psychiatry 1997; 12:913-919.

1006. von Strauss EI, Fratiglioni L, Viitanen M et al. Gender differences in morbidity, dementia and disability. Findings from a population-based study of the oldest old in Stockholm. World Alzheimer Congress, Washington DC, 11-17 julio 2000.

1007. Vostrup S, Hemmingsen R, Henriksen L et al. Regional cerebral blood flow in patients with transient ischemic attacks studied by xenon-133 inhalation and emission tomography. Stroke 1983; 14:903-910.

1008. Wagner MT, Spangenberg KB, Bachman DL, O'Connel P. Unawareness of cognitive deficit in alzheimer's disease and related dementias. Alzheimer Dis Assoc Disord 1997; 11:121-122.

1009. Wahlin K, Basun H, Fastbom J et al. Low levels of vitamin B12 and folate in relation to incidence of Alzheimer's disease. World Alzheimer Congress, Washington DC, 11-17 julio 2000.

1010. Wahlund LO. Magnetic resonance imaging and computed tomography in Alzheimer's disease. Acta Neurol Scan Supplement 1996; 168:50-53.

1011. Wahlund LO, Basun H, Almkvist O et al. White matter hyperintensities in dementia:

does it matter? Mag Reson Imaging 1994; 12:387-394.

1012. Waldemar G et al. Impaired memory may not be a sign of Alzheimer's or other form of dementia. World Alzheimer Congress, Washington DC, 11-17 julio 2000.

1013. Waldemar G, Winblad B, Engedal K et al. Benefits of donepezil on cognition, function and/or neuropsychiatric symptoms in patients with Alzheimer's disease over one year. World Alzheimer Congress, Washington DC, 11-17 julio 2000.

1014. Walkins PB, Zimmerman HJ, Knapp MJ, et al: Hepatotoxic effects of tacrine administration in patients with Alzheimer's disease. JAMA 271:992-998, 1994

1015. Walt JS, Welch HG, Larson EB. Survival of outpatients with Alzheimer-type dementia. Ann Intern Med 1990; 113:429-434.

1016. Walt TJ, Opello KD: Neuroplasticity, the aging brain, and Alzheimer's disease. Neurotoxicology 1992; 13:101-110.

1017. Wang HA, Whanger A. Brain impairment and longevity. En: Palmore E, Ieffers FC et al (eds). Prediction of life span. Lexington, MA DC Heath, 1971.

1018. Warrington E, Shallice T. Categoiry specific semantic impairments. Brain 1984; 107:829-854.

1019. Weber MM. Aloys Alzheimer, a coworker of Emil Kraepelin. J Psychiatr Res 1997; 31:635-643.

1020. Webster's Encyclopedic Unabridged Dictionary of the English Language. Portland House, New York 1989 *(passim)*.

1021. Weinreb HJ: Dermatoglyphic patterns in Alzheimer s disease. J Neurogenet 1986; 3:233-246.

1022. Weinreb HJ: Fingerprint patterns in Alzheimer s disease: A review. Arch Neurol 1985; 42:50-54.

1023. Welsh K, Butters N, Hughes J et al. Detection of abnormal memory decline in mild cases of Alzheimer's disease using CERAD

neurpsychological measures. Arch Neurol 1991; 48:278-281.

1024. Wettstein A . Cholinesterase inhibitors and Gingko extracts - are they comparable in the treatment of dementia? Comparison of published placebo-controlled efficacy studies of at least six months' duration. Phytomedicine 2000; 6:393-401.

1025. Wettstein A, Spiegel R. Clinical trials with the cholinergic drug RS 86 in Alzheimer's disease and senile dementia of the Alzheimer type. Psychopharmacology 1984; 84:572-573.

1026. White L, Katzman R, Losonczy K et al. Association of education with incidence of cognitive impairment in three established populations for epidemiologic studies of the elderly. J Clin Epidemiol 1994; 47:363-374.

1027. White L, Petrovitch H, Ross oW, et al. Prevalence of dementia in older Japanese-American men in Hawaii: the Honolulu-Asia Aging Study. JAMA 1996;276:955-960.

1028. Whitehouse PJ, Price DL, Clark AW et al. Alzheimer's disease: Evidence for selective loss of cholinergic neurons in the nucleus basalis. Ann Neurol 1981; 10:122-126.

1029. Wieland S, Molloy W, Targum S et al. Neotrofina: Novel approach for Alzheimer's disease treatment. World Alzheimer Congress, Washington DC, 11-17 julio 2000.

1030. Wilcock GK, Esiri MM, Bowen DM et al. Alzheimer's disease: Correlation of cortical choline acetyltransferase activity with the severity of dementia and histological abnormalities. J Neurol Sci 1982; 57:407-417.

1031. Wilkinson HA, Pratt RJ. Sharing the diagnosis of dementia: Who wants to know? World Alzheimer Congress, Washington DC, 11-17 julio 2000. .

1032. Wilson RS, Gilley DW, Bennet DA et al. J Neurol Neurosurg Psychiatry 2000; 69:172-177.

1033. Winblad B, Wang HX, Guo Z, Fratiglioni L. Discussing current possibilities of prevention in dementia. World Alzheimer Congress 2000, Washington DC, 11-17 julio 2000.

1034. Winblad B, Wimo A. Assessing the societal impact of acetylcholinesterase inhibitor therapies. Alzheimer Dis Assoc Disord 1999; 13 (Suppl 2):S9-19.

1035. Winker MA: Tacrine for Alzheimer's disease: Which patient, what dose? JAMA 271: 1023-1024, 1994.

1036. Wiseman LR, McTavish D. Selegiline. A review of its clinical efficacy in Parkinson's disease and its clinical potential in Alzheimer's disease. CNS Drugs 1995; 4:230-246.

1037. Wisniewski HM, Wen GY. Aluminium and Alzheimer's disease. Ciba Found Symp 1992; 169:142-154.

1038. Wisniewski KE, Wisniewski HM, Wen GY: Occurence of neuropathological changes and dementia of Alzheimer disease in Down's syndrome. Ann Neurol 17:278-282, 1985

1039. Wittgenstein L. Remarks on the Phylosophy of Psychology. University of Chicago, Chicago 1980.

1040. Witting W, Kwa IH, Eikelemboom P, et al: Alteration in the circadian rest-activity rhythm in aging and Alzheimer's disease. Biol Psychiatry 27:563-572, 1990

1041. Wolfe MS, Citron M, Diehl TS, et al. A substrate-based difluoro ketone selectively inhibits Alzheimer's gamma-secretase activity. J Med Chem 1998; 41:6-9.

1042. Wong AH, Smith M, Boon HS. Herbal remedies in psychiatric practice. Arch Gen Psychiatry 1998; 55:1033-1044.

1043. Woodruff-Pak DS, Vogel RW, Wenk GL. Acetylcholinesterase Inhibition, Learning, and Nicotinic Receptors. World Alzheimer Congress, Washington DC, 11-17 julio 2000. .

1044. Woods NF, Mitchell ES, Adams C. Memory functioning among midlife women: observations from the Seattle Midlife Women's Health Study. Menopause 2000; 7:257-265. www.ipa-online.org (IPA)

1045. Xu N, Majidi V, Markesbery WR, et al: Brain aluminum in Alzheimer's disease using improved GFAAS method. Neurotoxicology 1992; 13: 735-744.

1046. Yaffe K. Review of epidemiology and treatment trials in Alzheimer's disease. World Alzheimer Congress, Washington DC, 11-17 julio 2000. .

1047. Yaffe K, Sawaya G, Lieberburg I, Grady D. Estrogen therapy in post-menopausal women: effects on cognitive function and dementia. JAMA 1998;279:688-695.

1048. Yamada M, Mimori Y, Sasaki H et al. The association between dementia and mid-life risk factors. World Alzheimer Congress, Washington DC, 11-17 julio 2000.

1049. Yamamoto A, Lucas JJ, Hen R. Reversal of neuropathology and motor dysfunction in a condictional model of Huntington's disease. Cell. 2000;101:57-66.

1050. Yao ZX, Drieu K, Papadopoulos V The Ginkgo biloba extract EGb 761 rescues the PC12 neuronal cells from b-amyloid-induced cell death by inhibiting the formation of b-amyloid-derived diffusible neurotoxic ligands. World Alzheimer Congress, Washington DC, 11-17 julio 2000. .

1051. Yasuno F, Imamura T, Hirono N, Ishii K, Sasaki M, Ikejiri Y, Hashimoto M, Shimomura T, Yamashita H, Mori E. Age At Onset And Regional Cerebral glucose metabolism in Alzheimer's disease. Dement Geriatr Cogn Disord 1998; 9:63-67.

1052. Yoshimura M. Cortical changes in the parkinsonian brain: a contribution to the delineation of "diffuse Lewy body disease". J Neurol 1983; 229:17-32.

1053. Yu Q, Holloway HW, Utsuki T et al. Synthesis of novel phenserine-based-selective inhibitors of butyrylcholinesterase for Alzheimer's disease. J Med Chem 1999; 42:1855-1861.

1054. Yudofsky SC, Silver JM, Hales RE: Pharmacologic management of aggression in the elderly. J Clin Psychiatry 51:22-28, 1990

1055. Zanetti OO, Pezzini AA, Lussignoli GG et al. Longitudinal study of psychological burden in caregivers of mild demented patients. World Alzheimer Congress, Washington DC, 11-17 julio 2000.

1056. Zarit SH, Todd PA, Zarit JM. Families under stress: interventions for caregivers of senile dementia patients. Psychoterapy 1982; 4:461-471.

1057. Zhang HY, Qi-Wen MU, Huang GL, Shu L. A correlative study of volume measurement MRI of limbic system with clinical scale examination in dementia of Alzheimer's type. World Alzheimer Congress, Washington DC, 11-17 julio 2000.

1058. Zhang JT, Duan W, Jiang XY et al. Effect of (-)clausenamide on impairment of memory and apoptosis. World Alzheimer Congress, Washington DC, 11-17 julio 2000.

1059. Zhang M, Katzman R, Salmon D, et al: The prevalence of dementia and Alzheimer's disease in Shanghai, China: Impact of age, gender, and education. Ann Neurol 27:428-437, 1990.

1060. Zoler ML. Los antipsicóticos, vinculados con ganancia de peso y diabetes. Clinical Psychiatry News 1999; 3:12 (edición español).

1061. Zubenko GS, Moossy J: Major depression in primary dementia: Clinical and neuropathologic correlates. Arch Neurol 45:1182-1186, 1988

1062. Zubenko GS, Moossy J, Kopp U: Neurochemical correlates of major depression in primary dementia. Arch Neurol 47:209-214, 1990

1063. Zubenko GS, Moossy J, Martínez AJ et al. Neuropathologic and neurochemical correlates of psychosis in primary dementia. Arch Neurol 1991; 46:619-624.

1064. Zweig RM, Ross CA, Hedreen JC et al. The neuropathology of aminergic nuclei in Alzheimer's disease. Ann Neurol 1988; 24:233-242.

1065. www.alzforum.org/members/research/

1066. www.alzheimer2000.org/news.

1067. www.althysterectomy.org/whywould.html

1068. www.bonsaiweb.com/care/faq/ginkgo.htm

1069. http://www.huperzine.net/

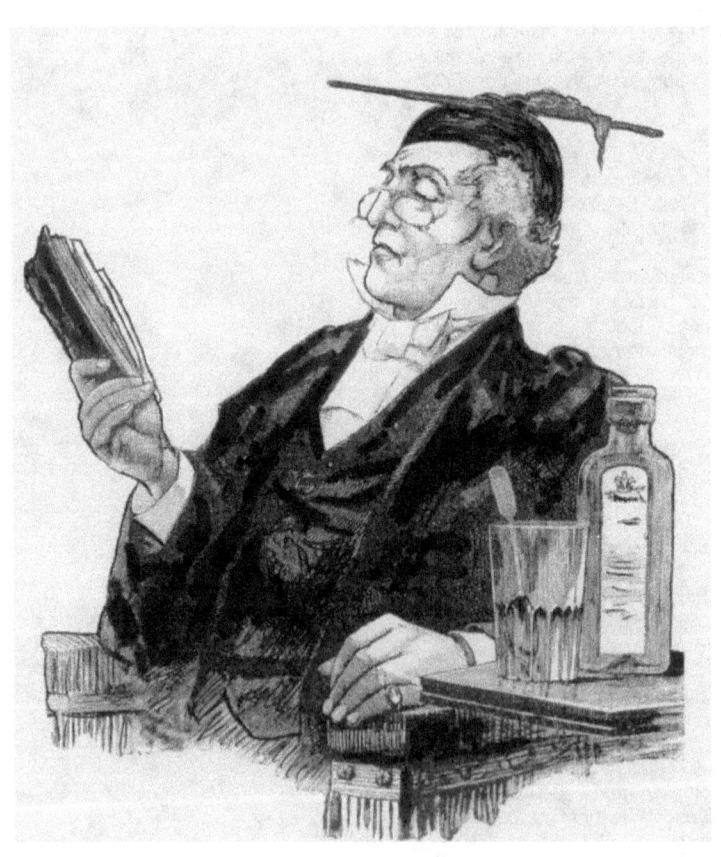

La voz de la experiencia

Las voces de la experiencia

En una enfermedad tan compleja como la de Alzheimer hay muchos implicados. El mismo tema se ve con diferente perspectiva según la especialidad y experiencia de cada uno. Diferentes profesionales ofrecen aquí sus autorizadas opiniones, producto de muchos años de tratar a estos pacientes.

El médico de familia (Dra. Nieto) detecta al enfermo, el diagnóstico concreto suele hacerlo el neurólogo (Dr. Martínez Parra), pero también el psiquiatra (Prof. Gurpegui), internista (Prof. Rico) o geriatra (Dr. Orozco). Lo ideal es que el paciente sea luego reevaluado en una Unidad de Demencias (Dr. Huete) donde el seguimiento está programado y protocolizado, con la contribución del neuropsicólogo (Prof. Arnedo).

Pero el enfermo de Alzheimer, altera también el entorno familiar y social, fenómeno que analiza el psicogerontólogo (Prof. Rubio), resaltando la necesidad de cuidar al cuidador. En una etapa, el Centro de Día (Dr. García Monlleó) es fundamental para aliviar a los cuidadores unas horas pero, finalmente, hay que ingresarlos en Residencias (Dr. Góngora). De unos y otras hay carencias y faltan recursos que denuncian las Asociaciaciones de Familiares (Sra. Camacho) y a los que debe responder la Asistencia Pública (Dr. Ortega).

Cuando la personalidad se desmorona ya no puede regir su persona y bienes, y la ley debe proteger sus derechos y patrimonio, regulando las distintas situaciones de incapacitación jurídica (Dr. García Blázquez). En este infierno de las demencias se vislumbra, sin embargo, un resquicio de esperanza: los nuevos tratamientos (Dr. Carnero) van a mejorar esta situación en el inmediato futuro.

EL MÉDICO DE ATENCIÓN PRIMARIA[i]

La consulta de Atención Primaria el punto de partida para abordar las demencias. En primer lugar, hemos de asegurarnos de que se trata de un deficit cognitivo global, diferenciándolo de los problemas propios del envejecimiento fisiológico, y de otros síndromes, que se pueden confundir con la demencia (depresiones, síndromes focales, abuso de medicamento, estados confusionales).

Una consulta muy común es la persona con pérdida aislada de la memoria. Tiene olvidos frecuentes (no saber localizar dónde puso las llaves, olvida la cartilla de la Seguridad Social) y esto le produce gran ansiedad y angustia, porque teme estar empezando a demenciarse. En estos casos, nuestra intervención se suele limitar, a pedirle que realice algunas actividades intelectuales (como leer o memorizar una lista) adecuadas a su formación (tenemos la ventaja de conocer al paciente desde hace tiempo). A veces, le aplicamos el test mini-Mental para tranquilizarle, y le comentamos que la memoria es una facultad frágil y ahora no padece enfermedad de Alzheimer. Valoramos también su soporte social en ese momento, comparándolo con visitas posteriores.

Pero la mayoría de las veces, es la familia la que nos comenta que en los últimos meses notan que pone menos atención en las cosas, que está algo desconectado y que, en alguna ocasión, hasta se ha deja el fuego encendido. La familia nos da la luz de alarma, y nosotros, que conocemos al paciente (sus antecedentes y factores de riesgo, los medicamentos que toma), le hacemos una exploración clínica con enfoque neurológico, aplicando el test mini-mental y solicitamos análisis de sangre (hemograma, bioquímica, hormonas tiroideas). Finalmente, remitimos al paciente a atención especializada para concretar el diagnóstico y su estado evolutivo.

Al principio, nuestra aportación será dar la luz de alarma y procuraremos, en lo posible, que el tren de la demencia haga su recorrido de forma lenta , y que el viaje, para paciente y acompañantes, sea lo más confortable posible. Cuando vuelven con el diagnóstico del especialista, el paciente suele estar ajeno a su

---

[i] Dra. Mercedes Nieto García. Médico de Atención Primaria. Centro de Salud. La Zubia. Granada.

situación, pero la familia está muy angustiada, y con muchas preguntas que no se le ha ocurrido consultar con el especialista.

Nuestra actitud será, entonces, hacer de amortiguador para la familia y de puente entre el paciente y el especialista. Hemos de plantearnos unos objetivos realistas y de colaboraciónb con la familia, para que periódicamente nos informe de su evolución. También intentaremos proporcionarle apoyo, contactando con la trabajadora social y personal de enfermería, porque un abordaje global, interdisciplinario, disminuye el sufrimiento del paciente y de su entorno. En cuanto al tratamiento, nuestros esfuerzos se dirigirán a controlar periódicamente los fármacos que toma, disminuir los efectos secundarios y prevenir las complicaciones: malnutrición, dificultad para deglución, incontinencia. Está claro, como dice un aforismo anónimo: *en estos casos no curamos, aliviamos y acompañamos.*

EL NEUROLOGO ANTE LA ENF. DE ALZHEIMER[i]

La actitud del neurólogo ante la enfermedad de Alzheimer (EA) ha variado en los últimos años, de acuerdo con la situación de la enfermedad en el espectro sanitario: Hace tres décadas la EA era una enfermedad de diagnostico clínico muy limitado; actualmente la EA es un problema de salud publica cuyo diagnostico precoz debe ser prioritario en el eje primaria-neurología.

Era tradicional en los textos psiquiátricos hablar de "alzheimerización" cuando, en el curso de una demencia senil, las alteraciones afaso-praxo-gnósicas tomaban el papel protagonista en la clínica. En esa época los neurólogos éramos tremendamente cautos al sentar un diagnóstico de EA pues las lesiones anatomopatológicas, descritas postmorten o en una biopsia suficientemente amplia, eran consideradas la base del diagnostico.

No queremos decir con esto que las correlaciones anatomo-clinicas hayan perdido actualidad -todo lo contrario- sino que se han sentado unos criterios diagnosticos de consenso que nos permiten realizar con paso razonablemente firme un proceso diagnostico en vida del paciente. Esta realidad se basa en los avances en genética

---

[i] Dr. Carlos Martinez-Parra. Jefe de Servicio de Neurología. Hospital Clínico "Virgen de la Macarena", Sevilla.

molecular y epidemiológica, las técnicas de neuroimagen estructural y funcional, el diseño de herramientas neuropsicológicas potentes y de fácil aplicación y una adecuada tipificación de las diferentes formas clínicas.

Un factor modificador de la actitud diagnóstica deriva de la aparición en la decada de los noventa –década del cerebro- de un tratamiento sintomático, los anticolinesterásicos, que demuestra eficacia en ensayos clínicos controlados. El diagnostico precoz no es ya un brillante alarde semiológico sino una necesidad perentoria.

Las razones anteriores justifican la aseveración inicial de que la EA constituye un problema de salud pública que debe ser planificado exquisitamente. El neurólogo tiene un papel crucial en este esquema: El diagnóstico de Enfermedad de Alzheimer Clinicamente Definida (EACD)

La enfermedad de Alzheimer puede ofrecer muy diversos perfiles clínicos. Es cierto que existen formas evolutivas de corte muy "clásico" donde el diagnóstico puede ofrecer menor dificultad y un medico con suficiente experiencia, no necesariamente neurólogo, puede sentar un diagnostico certero. Pero también es cierto que la EA puede tener un comienzo y una evolución atípica, pueden existir alteraciones del comportamiento irregulares, estar contaminada en fases iniciales por otros signos neurológicos o tener patología vascular coexistente.

No están claramente definidas en la actualidad las íntimas relaciones que la EA mantiene con la Demencia Vascular, relaciones que se han hecho patentes en estudios epidemiológicos de muy cuidado diseño; las degeneraciones corticales focales pueden ser fácilmente confundidas con una EA; no está tampoco definida con claridad su relación con la demencia por cuerpos de Lewy; existen formas de difícil diferenciación con las Demencias Frontotemporales y el complejo Pick; Una degeneración cortico-basal puede ofrecer confusión clínica con una EA solo diferenciable en estudio postmorten. Hemos tambien de considerar la existencia de las demencias secundarias y las demencias "curables" cuyo diagnóstico y tratamiento precisan la participación del neurólogo.

Sintetizando las anteriores consideraciones hemos de concluir que el neurólogo constituye todavía la piedra angular en el manejo de la EA y de forma especial en el proceso diagnóstico. El objetivo estrella lo constituye la clasificación del paciente como EACD.

Pero a pesar de su importancia el neurólogo no puede permanecer aislado y monopolizar la asistencia global del paciente con EA. Desde el debut de la enfermedad y pasada la etapa diagnóstica la enfermedad de Alzheimer pasa a través de diferentes estadíos plagados de conflictos socio-familiares, síntomas psiquiátricos y complicaciones médicas que obligan al concurso de otras especialidades. El Médico Generalista, desde el primer nivel de asistencia, debe ser la referencia obligada del paciente. El psiquiatra puede ofrecer un consejo inestimable en el tratamiento de algunas alteraciones del comportamiento y del ánimo. Y no olvidemos cuando llegue el caso que en algún momento de su evolución el paciente puede padecer una pluripatología en cuyo manejo se desenvuelve a sus anchas el geriatra.

EL INTERNISTA ANTE LA ENF. DE ALZHEIMER[i]

Lo primero que recuerdo sobre esta enfermedad es que en los libros antiguos de "Médica" no se le prestaba atencion. Pasaba desapercibida entre la llamada "arterioesclerosis cerebral", aunque en algún libro alemán se describía la Anatomía Patológica de ciertos enfermos en los que se apreciaban una "placas de sustancia amiloide" y unos "ovillos neurofibrilares que parecian diferenciar algunos de estos enfermos de otros pacientes demenciados.

Con el tiempo se han deslindado claramente dos grandes grupos de demencia: la hoy llamada "multiinfarto", secundaria a agresiones múltiples de tipo vascular, propia de hipertensos, hiperlipemicos, diabeticos, etc, y la demencia tipo Alzheimer, en la que el único hallazgo a nivel de imagen es la atrofia encefálica, mas acusada que la que corresponde a la edad del enfermo. Con los años, han sido muchos los pacientes que hemos tenido que atender tanto en

---

[i] Prof. Dr. José Rico Irles. Catedrático. Departamento de Medicina. Universidad de Granada.

Hospital como ambulatoriamente, portadores de una enfermedad de Alzheimer

En esta afección, el comienzo puede ser casi imperceptible: ya desde los 50 años, más frecuente a partir de los 60, comienzan las pérdidas de memoria que se confunden con el proceso involutivo normal del anciano. Después vienen las desorientaciones témporo-espaciales (un señor que se ha perdido en la calle y no sabe volver a su casa); al llegar a la consulta se vuelve repetitivo y saca una larga lista de síntomas que lee una y otra vez. O el sujeto se va desinhibiendo en su hábitos educacionales (desaseo, falta de higiene, uñas sucias, etc)... hasta llegar al desinterés por todo, la ausencia de todo, el desconocimiento de todo. Y, muchas veces, después de pasar por fases irritativas o agresivas que vuelven al sujeto muy dificl de tratar. Así, hasta que una enfermedad intercurrente (una infeccion, una neumonia por aspiracion) acaba con el enfermo, y tanto él como la familia quedan liberados, después de una tortura y un cansancio que acaba por agotar a todos los que le rodean.

Así como la demencia multiinfarto presenta hoy mejores perspectivas (tratamiento de la hipertension, de las cifras de lípidos, control de la diabetes, etc), aquí no se ha encontrado nada realmente efectivo. Tan solo la sedación, la vigilancia constante y la paciencia a prueba de todo son los únicos factores que tenemos seguros para luchar contra esta epidemia del tercer milenio.

Y pese a todo, no perder la esperanza en las ultimas drogas que enlentecen el progreso de la enfermedad y en esas otras que en un futuro no lejano deben aparecer.

LA PSIQUIATRÍA ANTE LA ENF. DE ALZHEIMER[i]

La vejez no está exenta de cometido. Es el momento de aceptar, sin substituciones posibles, el propio y único curso vital; se alcanza entonces el completo desarrollo personal. En épocas pasadas, muchas personas no llegaban a este último tramo de la vida. En los sucesivos

---

[i] Prof. Dr. Manuel Gurpegui Fernández de Legaria. Departamento de Psiquiatría e Instituto de Neurociencias, Facultad de Medicina, Universidad de Granada.

censos realizados a lo largo del siglo XX, se ha ido incrementando la proporción de personas mayores de 65 años. Aunque la edad a la que funcionalmente la vejez empieza se viene retrasando en las últimas décadas, la población anciana tiene unas características peculiares, que se manifiestan en la dimensión biológica, en la psicológica y en la social.

Con la edad, se produce un descenso de las capacidades intelectuales, aunque la mayoría de las personas las conservan hasta una edad avanzada. Lo primero que afecta el deterioro senil es la memoria para sucesos recientes, lo cual dificulta la proyección hacia el futuro y la orientación temporo-espacial, con lo que la persona pasa a necesitar supervisión. Otros son incapacitados por diversas enfermedades, en particular accidentes cerebrovasculares. Al igual que el organismo, el carácter pierde flexibilidad y capacidad de adaptación.

Pero se produce un salto significativo cuando aparece la temida demencia. La característica esencial de la demencia es el deterioro de la memoria a corto y a largo plazo, asociado a deterioro del pensamiento abstracto, a deterioro del juicio o del control de los impulsos, a otras perturbaciones de funciones corticales superiores (afasia, agnosia, apraxia) o a cambio de la personalidad (aparición de rasgos grotescos, a modo de caricatura: desinhibición, avaricia, desconfianza...).

La demencia se diagnostica sólo cuando el deterioro cognitivo interfiere en el funcionamiento social u ocupacional. Se distingue una forma *leve*, en la que, aunque se ve afectado el trabajo y las actividades sociales, se mantiene la capacidad para cuidarse de sí mismo; una forma *moderada*, en la que se hace necesaria cierta supervisión; y una forma *grave*, en la que el sujeto es incapaz de llevar a cabo las actividades de la vida diaria (p. ej., la higiene) y necesita continua supervisión. La demencia no siempre es progresiva o irreversible; ello depende de la patología subyacente y de la aplicación, a tiempo, de un tratamiento eficaz.

La mitad, o más, de los casos de demencia corresponden a enfermedad de Alzheimer, cuyo origen no está del todo aclarado: se ha analizado la posible influencia de la edad, el sexo, la raza, el nivel socioeconómico, factores genéticos, cambios inmunológicos, agentes víricos, influencias tóxicas, antecedente de traumatismo craneal, acontecimientos vividos, personalidad premórbida... Se aprecia que en algunos casos hay acumulación familiar, que afecta algo más a las mujeres que a los hombres y que posiblemente pueda influir un fallo en el metabolismo del aluminio y antecedentes de traumatismo encefálico; pero el principal factor de riesgo es el aumento de la edad. Por técnicas genéticas, empieza a ser posible predecir algunos casos; y el principal abordaje terapéutico del presente va dirigido a corregir el déficit colinérgico cerebral.

Ya que hoy por hoy no es posible curar a estos pacientes, el esfuerzo se dirige a cuidarlos: cuidados físicos y dietéticos, mantenimiento de un ambiente cálido y ligeramente estimulante, evitar úlceras de decúbito e infecciones, y tratamiento sintomático de alteraciones psíquicas secundarias. Se consideran alteraciones psíquicas farmacológicamente remediables la ideación paranoide, las alucinaciones, la actividad sin sentido o inadecuada, la agresividad verbal o física, la alteración del ritmo sueño-vigilia, la depresión, la ansiedad y las fobias. Para ello se usan de forma sintomática medicamentos antipsicóticos, antidepresivos o ansiolíticos.

La gran sobrecarga que estos pacientes suponen para la familia requiere especial consideración; quienes cuidan al paciente necesitan apoyo instrumental, organizativo y emocional; es preferible no agotar su resistencia, que no es ilimitada; el médico suele tener autoridad para prescribirles descanso y para animar a otros familiares a que ofrezcan su ayuda antes de que les sea solicitada.

Ésta es una enfermedad en la que los dominios de la Psiquiatría se solapan con los de la Neurología. No es algo nuevo: también la enfermedad de Parkinson tiene aspectos psiquiátricos y la esquizofrenia neurológicos. El buen psiquiatra y el buen neurólogo saben explorar ambas dimensiones. A partir de los modernos avances multidisciplinarios, no faltan quienes proponen que converjan en una sola "Neurociencia Clínica", que tiene su antecedente en la Neuropsiquiatría de hace un siglo. Ello está en perfecta sintonía con el "modelo bio-psico-social" de la buena Medicina, que supera la explicación del enfermar como mero proceso biofísico y que no queda atrapada en una hermenéutica de posibles conflictos psíquicos.

En el estado actual de los conocimientos y de la organización asistencial, el paciente con enfermedad de Alzheimer puede ser atendido tanto por el psiquiatra como por el neurólogo; pero uno y otro han de aprovechar las aportaciones de la disciplina vecina. Y no hay que perder de vista que también se hace necesaria la colaboración de múltiples profesionales, que van desde la enfermería hasta el trabajo social, cuyo servicio debe incluir no sólo al enfermo sino también a su familia.

EL GERIATRA ANTE EL DEMENTE[i]

La aportación del geriatra a la atención del geronte demente, es un acto geriátrico y gerontológico. Geriátrico por intentar realizar un diagnostico clinico, incluyendo las pruebas complementarias actuales, para aproximarnos a ese diagnostico: test diversos, neuroimagen, analíticas que incluyen estudios geneticos; y una vez realizado el diagnóstico, la posibilidad de tratamiento, con la farmacopea actual. Gerontológico, globalizando la situación a la que se enfrenta el enfermo, la familia, la sociedad y la Administración.

La demencia en el geronte es una verdadera epidemia del Siglo XX y, dado que la expectativa de vida aumenta, cada vez más (ya se publica que el ser humano puede vivir mas de 120 años), el incremento de la vida media conlleva, de forma paralela, un mayor número de gerontes dementes; no tanto en cuanto, al ser más, hay mas dementes, sino que, al cumplir más años, este hecho, en sí mismo, provoca la aparición de mas dementes.

Si la investigación no aporta datos etiológicos y posibilidades farmacológicas, el problema de atención socio-sanitaria hacia estos gerontes dementes, es de gran magnitud. Y es en esta atención donde el geriatra actúa de forma integral.

Paracelso (1493-1541) enseña en la época del Renacimiento que: *"Los locos son nuestros hermanos, cuidémoslos"*, o bien aquel axioma (anónimo) del Siglo XVI: *"Curar cuando se pueda, tratar y cuidar siempre"*. Ésta sería la actuación del geriatra, o intentarlo por lo menos. Sin abandonar la función investigadora y clínica del anciano afecto de demencia

---

[i] Dr. Miguel Orozco Carreras. Geriatra. Jefe de Sección del Hospital San Juan de Dios. Granada.

LAS UNIDADES CLÍNICAS DE DEMENCIAS[i]

"El orden es la busqueda de la verdad".

Dos procesos convergentes, en nuestra actualidad médica, se relacionan con los enfermos afectos de deterioro cognitivo. Por un lado, el número cada vez más conocido de estos enfermos; y, de otro, los maravillosos avances que, en el campo de la Neurología en particular y en las Neurociencias en general, se nos están otorgando.

Esto explica que los Servicios de Neurologia de nuestros hospitales, hayan ido organizando, progresivamente, modelos y protocolos asistenciales, proyectados y concebidos, para un mejor y más actualizado manejo de los pacientes con Demencias.

Con nombres diferentes, segun los grupos (Clínica de Memoria, Clínica de Conducta y Memoria, Unidad de Demencias, Unidad de Envejecimiento Cerebral y Demencias, etc.), todos coinciden en una idea básica asistencial: el diagnóstico, investigacion y tratamiento de las Demencias.

Deben funcionar en estrecha relación asistencial con la Medicina Familiar y, tras un precisa investigación diagnostica, establecer el tipo específico de Demencia; luego, poner en práctica los tratamientos correspondientes a la enfermedad y situación especial de cada paciente concreto.

Una de su tareas fundamentales, es la de divulgar las actualizaciones de las Demencias, estableciendo un puente de permanente intercambio de conocimientos con los familiares, y, también, con los integrantes del equipo de Apoyo Sociosanitario y las diferentes ofertas asistenciales de la Comunidad.

En las Unidades de Demencia, se sigue detalladamente la evolución de cada paciente, y tanto el grupo familiar como los otros integrantes del equipo asistencial, están permanentemente informados.

---

[i] Dr. Antonio Huete Herrera. Unidad de Envejecimiento Cerebral y Demencias.Servicio de Neurología. Hospital Universitario "San Cecilio" de Granada

LA EVALUACIÓN DEL NEUROPSICÓLOGO[i]

El diagnóstico y la intervención en la enfermedad de Alzheimer, como en cualquier otra patología del sistema nervioso central, debe abordarse desde un equipo multidisciplinar de profesionales, entre los que se incluye el neuropsicólogo, un especialista en evaluación y rehabilitación de los déficit cognitivos, conductuales y emocionales que causa la lesión cerebral.

Una evaluación pormenorizada de las funciones superiores (orientación espacio-temporal, memoria, lenguaje, gnosias, praxias...), como la que realiza el neuropsicólogo a los posibles pacientes afectados, permitedetectar los síntomas clínicos iniciales asociados a la enfermedad deAlzheimer y seguir los diferentes estadíos por los que transcurre su evolución.

La evaluación neuropsicológica permite asimismo poner a prueba la eficacia de los distintos tratamientos farmacológicos y psico-terapeúticos que se aplican en la actualidad en un intento por enlentecer el curso de esta patología y mejorar la calidad de vida de los pacientes que la padecen.

Por su parte, la intervención neuropsicológica tiene un doble objetivo.

En primer lugar, estimular en el enfermo de Alzheimer las funciones preservadas, con el fín de retrasar el mayor tiempo posible lapérdida de su autonomía funcional y su desconexión de la realidad y del entorno familiar.

Pero además la intervención neuropsicológica debe orientarse también hacia las otras grandes víctimas del Alzheimer: las personas, generalmente familiares cercanos, que cuidan de estos pacientes.

Uno de los objetivos de la intervención en los cuidadores es tratar de reducir conflictos que agravarían aún más la sintomatología. Para ello se facilita toda la información necesaria acerca de la enfermedad y su evolución, tratando de que el entorno más cercano pueda

---

[i] Marisa Arnedo. Neuropsicóloga. Profesora Titular de Psicología.

comprender que las reacciones del paciente, sus miedos, sus comportamientos muchas veces irracionales, sus rabietas infantiles y hasta su agresividad incontroladason síntomas de la propia enfermedad y no "locuras, caprichos o cabezonerías" del paciente.

Conocer la clínica de una enfermedad como el Alzheimer prepara al cuidador/a para enfrentarse mejor a las situaciones, anticiparlas e incluso controlarlas. Aún así, el neuropsicólogo sabe que, en una segunda fase. debe también estar preparado para apoyar y orientar clínicamente a los cuidadores cuando empiecen a aparecer los primeros síntomas propios del agotamiento (ansiedad, depresión, ideas de culpabilidad por no estar haciéndolo todo lo bien que debiera, dedicación absoluta del enfermo con negación a su propio ocio...).

Como señala el gran neurólogo y escritor Oliver Sacks, cuando un profesional se acerca al mundo de las personas que han sufrido lesiones cerebrales se queda impresionado por la asombrosa plasticidad que muestra el cerebro tras una lesión y por la ardua lucha que emprenden los pacientes para adaptarse a su nueva realidad.

En la enfermedad de Alzheimer nuestra capacidad de asombro es mayor porque pacientes y cuidadores libran una desigual batalla contra el tiempo sabiéndose de antemano vencidos por la enfermedad. Y a la mitad del camino, cuando lo peor está aún por llegar, la conciencia del paciente se adormece y el cuidador/a sigue luchando solo, sin apenas apoyos sociales.

Por esta razón una última, pero no menos importante, función que tenemos los profesionales que desde uno u otro campo estamos en contacto con el gran drama humano que provoca el Alzheimer es exigir desde todos los foros que la política sanitaria concentre sus esfuerzos en uno de los problemas más acuciantes que la sanidad tiene en este momento: la necesidad de potenciar los servicios hospitalarios y crear centros de día y residencias con personal especializado para atender a estos enfermos y apoyar a sus familiares.

UN DESAFIO BIOPSICOSOCIAL DEL TERCER MILENTO[i]

"Es más fácil conocer a1 hombre en general, que al hombre en particular".

La enfermedad de Alzheimer es uno de los grandes desafíos con los que se inicia el tercer milenio. Tal vez sea, en sí misma, un claro ejemplo de la necesidad de la interdisciplinariedad, en la medida que no sólo se convierte en un problema medico, asistencial, sino en un problema social, en un problema económico, en un problema de voluntariado, etc. No sólo es importante en la misma la asistencia sanitaria, sino que el contexto ambiental y social que rodea al paciente va a generar un proceso bidireccional, que puede tener una importante influencia en la evolución de la propia enfermedad.

En nuestro pais un 60% de la población afectada por Alzheimer vive en su propio domicilio. En esa línea se estan generando importantes avances de ayuda en el contexto de la Política Social tales como Ayuda a domicilio, teleasistencia y otros recursos técnicos y humanos. Pero queremos aquí hacer especial énfasis en el importante papel que ejerce la familia. Y, tal vez, de todas las ayudas sea la familia la que puede brindar una ayuda más completa, en la medida que no sólo facilita una atención física o social sino tambien afectiva. Sin embargo, hay que plantearse que no siempre la familia está preparada a responder a las nuevas necesidades, a las tensiones, a los esfuerzos que supone la figura del cuidador.

En nuestro país, la figura del cuidador tiene el perfil de mujer, de esposa, de hija o de nuera. Ocho de cada diez personas que están cuidando a una persona mayor son mujeres de 45 a 65 años. Y esa figura no sólo se ve afectada por el rol de cuidadora sino que, a su vez, es también miembro de una pareja con unas obligaciones, es madre, es tambien miembro de otros grupos de amistades, de vecinos, etc. La labor de cuidadora de un Alzheimer va a suponer cada vez más inversion de tiempo y esfuerzo, lo que va a incidir en sus relaciones familiares, en sus reacciones emocionales, en sus actividades de ocio, incluso en su misma salud.

---

[i] Prf. Dra. Ramona Rubio Herrera. Catedratica de Psicogerontologia. Universidad de Granada

Todo esto nos lleva a plantearnos la vital importancia que tiene el cuidado de la salud y el binestar del cuidador para que pueda desempeñar eficientemente su *rol*. Un cuidador con sentimientos de malestar, cansancio, soledad, tristeza, de alguna manera trasmite al enfermo esa situación.

Esta linea del cuidado del cuidador es un aspecto importante a tener en cuenta en un futuro, porque no siempre las personas que cuidan estan preparadas para esas difíciles tareas, tensiones, esfuerzos diarios que supone cuidar a un enfermo de Alzheimer. Si tenemos en cuenta la influencia bidireccional, debemos concluir diciendo que tan importante es mejorar la calidad de vida del enfermo como la del cuidador.

EL CENTRO DE DIA PARA ENFERMOS DE ALZHEIMER[i]

El Centro de Día para la atención a pacientes de Alzheimer se caracteriza por ser un servicio socio-sanitario y de apoyo familiar que ofrece atención diurna especializada e interdisciplinaria a pacientes diagnosticados de Demencia (Alzheimer), con alteraciones psíquicas y funcionales, sin patología aguda a su ingreso, promoviendo y facilitando el mantenimiento del enfermo en su entorno habitual. Todo ello en las mejores condiciones posibles para conseguir una digna calidad de vida.

Su necesidad viene justificada por tres cuestiones básicas: beneficios para el enfermo, beneficios para la familia y cuidador principal, y beneficios para la comunidad y servicios públicos de salud. Estos centros deben ser de atención diurna, eminentemente de carácter terapéutico donde se ofrezca un tratamiento integral a nivel cognitivo, funcional y conductual. En definitiva, ofrecer calidad de vida al demente y sus familiares, facilitándoles la convivencia en su entorno natural. El personal está formado por un equipo multidisciplinar: Médicos (Geriatras), Fisioterapeutas, D.U.E., Terapeuta Ocupacional, Trabajador Social, Voluntariado, etc.

Dentro de sus objetivos podemos diferenciar:

---

[i] Javier García Monlleó. Director Médico del Centro San Rafael de Granada.

a) Sobre el Paciente: Recuperar el mayor grado posible de autonomía y mejorar la calidad de vida del paciente mediante programas de estimulación psicocognitiva y física, mantenimiento de las capacidades indemnes y reeducación de las funciones deficitarias, así como control y evaluación continuada de los enfermos.

b) Sobre los Familiares: Aliviar a sus cuidadores en la atención permanente del enfermo mediante: reuniones periódicas que proporcionen información sobre los mismos pacientes, detectar situaciones de estrés y descompensación emocional. Proporcionar formación en los distintos aspectos del cuidado y atención a sus familiares.

c) Sobre el Sistema Sanitario. Evitar ingresos hospitalarios o en residencias. Estos centros potencian el uso de la red comunitaria de servicios sociales, optimiza el uso de recursos y mejora la calidad de la atención recibida por el enfermo.

En nuestra experiencia de varios años, el Centro de Día para enfermos de Alzheimer del Hospital San Rafael (O.H. San Juan de Dios) de Granada, los resultados son altamente satisfactorios tanto para la evolución de la enfermedad de los pacientes, como para los familiares y sin ninguna clase de duda para el Sistema Socio-Sanitario.

LAS RESIDENCIAS ESTÁN LLENAS[i]

Cuando comencé a trabajar, hace algunos años, en la **Residencia de Mayores "La Milagrosa"** solo teníamos de 35 a 40 ancianos ocupando plaza de asistidos de las mas de 200 existentes; el resto eran personas validas que recurrían al modelo residencial motivados, fundamentalmente, por causas sociales: matrimonios sin hijos, indigentes, ancianos sin familia, oligofrénicos leves y algún enfermo psiquiátrico.

Actualmente, y sin que hayan transcurrido muchos años, la relación validos/asistidos está casi invertida y más del 65 % de nuestros

---

[i] Luis Góngora Yudes. Médico de la Residencia de Mayores "La Milagrosa". Armilla.

ancianos son asistidos o altamente asistidos. Los ancianos de antes, ingresaban en mejor estado psico-fisico y se iban deteriorando poco a poco hasta que se producía su muerte, transcurriendo en este periodo un mínimo de 5 a 6 años. Por contra, los ancianos de hoy en día ingresan en pésimo estado de salud, con deterioro cognitivo y multitud de patologías crónicas que hacen que el periodo transcurrido desde el ingreso hasta su muerte sea mucho más breve y no sea superior a 16 - 18 meses de media.

Sin duda, de todas las patologías crónicas que presentan los mayores al ingresar en nuestro centro, es el binomio **DEMENCIA-INCONTINENCIA URINARIA** el más constante al ingreso. Los problemas osteoarticulares, las enfermedades respiratorias, la insuficiencia cardiaca en todos sus aspectos, los accidentes cerebro-vasculares y sus secuelas, el síndrome de inmovilidad, los déficit sensoriales y el Parkinson son una constante en las Historias Clínicas des ancianos.

La **polifarmacia** es otro de los graves problemas a los que tenemos que enfrentarnos en Geriatría. El promedio de fármacos / anciano es de 5 a 6 y la posibilidad de aparición de interacciones, efectos secundarios y reacciones adversas medicamentosas es muy elevada. El uso frecuente **de neurolepticos y sus efectos Parkinsonizantes** está entre los problemas que nos encontramos a diario en la consulta de nuestro Centro. El tiempo va haciendo cada vez más complejo nuestro trabajo de médicos de Residencia.

ASOCIACIONES DE FAMILIARES DE ENFERMOS DE ALZHEIMER[i]

El objetivo principal de nuestra Asociación de Familiares de Enfermos de Alzheimeir ("Altaamid") es ayudar a convivir con estos pacientes. Para conseguirlo se realizan actividades de ayuda a las familias y representación ante la Administración.

Nuestros objetivos específicos son:

---

[i] Dª Margarita Camacho Roldán. Asociación de familiares de Enfermos de Alzheimer "Altaamid", representante legal.

a) Asesorar e informar a 1os interesados respecto a cuestiones científicas, legales o de asistencia social.

b) Promocionar la necesidad de un diagnóstico correcto.
c) Ayudar a los familiares a soportar el impacto de la enfermedad.

d) Orientar hacia un atención integral del enfermo.

e) Estimular la investigación científica en aquellos aspectos de la enfermedad aún no bien definidos.

f) Informar y sensibilizar a la Sociedad a través de los medios de comunicación de los aspectos de la enfermedad aún no bien definidos.

g) Representar ante la Administración a los enfermos y sus familiares.

Las actividades que realizamos son:

a) Actividades de ayuda y soporte familiar (información, formación tanto a familiares como a profesionales, ayuda domiciliaria, grupos de ayuda mutua y soporte psicológico, etc.)

b) Actividades de representación y defensa de los intereses de los enfermos y sus familiares (relación con las instituciones públicas de Sanidad y bienestar social, relación con laboratorios y centros sanitarios, relación con otras asociaciones e instituciones, soporte a la investigación).

c) Actividades de información y difusión: La asociación corrobora, verifica o desmiente cualquier noticia, al mismo tiempo que realiza un esfuerzo para dar a conocer la enfermedad y concienciar a la Sociedad.

Entre otros servicios, "Altaamid" presta atención diaria específica e individualizada en la Unidad de Estancia Diurna para Enfermos de Alzheimer y otras demencias seniles, dependiente de la misma.

ASISTENCIA PÚBLICA: AHORA, Y LO QUE ESPERAMOS[i]

El panorama español es desolador en lo que se refiere a la existencia de una oferta pública que proporcione una cobertura integral de las necesidades sociosanitarias que tienen los pacientes con Alzheimer y sus familias.

Por lo general, el Sistema Nacional de Salud no ofrece a los pacientes dementes, o lo hace insuficientemente y de forma irregular, los dispositivos y recursos que se consideran necesarios para una asistencia de calidad, como son las unidades de diagnóstico y tratamiento, que deben contar con equipos multidisciplinarios (neurólogos, psiquiatras, psiconeurólogos, diplomados sociales, enfermeros capacitados, otros), y los centros de día.

Tampoco existen suficientes residencias de corta estancia, o psicogeriátricas, para la atención a este tipo de pacientes cuando no pueden ser cuidados en su domicilio, en las distintas etapas evolutivas de su enfermedad. Por otra parte, las Administraciones Públicas no contemplan, salvo excepciones, ayudas para sus familias. Esta situación no es uniforme en el país; en Cataluña o Navarra, por citar un ejemplo, la oferta pública y privada es más amplia. En Andalucía, por el contrario, la situación es alarmante, porque los recursos públicos destinados a afrontar este problema son inexistentes, o muy escasos. Da la impresión que al gobierno andaluz le falta sensibilidad para considerar la atención al paciente demente una prioridad.

La situación descrita está condicionada, sin duda, por la enorme importancia de los costes sanitarios y, fundamentalmente, sociales de este tipo de atención, que no harán sino aumentar en los próximos años, al incrementarse la demanda de mejor asistencia y mayor calidad de vida, lo que obligará a los gobiernos a una redistribución de recursos para afrontar este problema, que evite la quiebra presupuestaria. La política de "oídos sordos" de algunos responsables gubernamentales, a todas luces injusta con un sector

---

[i] Dr. Angel Ortega Moreno. Neurólogo con experiencia en gestión sanitaria. Presidente de la Sociedad Andaluza de Neurología.

de la población muy vulnerable, cambiará súbitamente cuando perciban que puede acarrearles pérdida de apoyo político.

Hay que resaltar, además, que la mayor parte de los costes sociales que origina la atención a estos pacientes corresponden al coste de los cuidadores, que se encargan del cuidado de estos enfermos en el domicilio, la mayoría de las veces su esposa/o, o bien sus hijos, aunque en otras ocasiones deben contratarse cuidadores profesionales. Es evidente que, en la actualidad, toda la carga psicológica, y la mayor parte de la económica, descansa sobre las familias afectadas.

La enfermedad exige un alto grado de compromiso individual por parte de los familiares del paciente con Alzheimer, por lo que el esfuerzo económico del estado debe dirigirse, principalmente, mientras no se disponga de una estrategia curativa, a conseguir el mayor bienestar de los pacientes y al apoyo a sus familias y a los cuidadores.

Para hacer frente a esta trágica epidemia, por las razones expuestas, debido a que la necesidad de cuidados de estos pacientes sobrepasa la capacidad de sus familias, las Administraciones Públicas tendrán que priorizar en sus agendas, los ciudadanos se lo van a exigir cada vez con mayor decisión e insistencia, el diseño de estrategias y la búsqueda de fórmulas alternativas para la atención de estos pacientes, elaborando planes de actuación que pasan por la coordinación entre la atención primaria y las unidades específicas y por la oferta de una asistencia integral y de calidad.

INCAPACITACIÓN JURÍDICA DE UN DEMENTE[i]

La enfermedad de Alzheimer, habitualmente, en fase avanzada produce imposibilidad en el enfermo para autogobernarse. Se ha llegado a un qrado de deterioro de la esfera psíquica, además de la física, que afecta a conciencia, inteligencia y voluntad, requisitos necesarios para el acto normal y libre y concretamente para el negocio jurídico.

---

[i] Dr. Manuel García Blázquez. Médico forense. Director del Instituto Anatómico-Forense de Granada.

En definitiva se ha llegado a la pérdida de la yoidad y consiguientemente en la mayor parte de los casos se hace necesario iniciar un expediente de incapacitación que permita a familiares o interesados actuar por el enfermo, defendiendo y/o tutelando sus intereses (patrimonio, relaciones, obligaciones frente a terceros...)

Tanto para ingresar al enfermo avanzado en cualquier centro, con carácter permanente, más o menos especializado hospitales, residencias, etc.) cuando no puede prestar consentimiento, o de prestarlo debe presumirse viciado; como para incapacitarlo, se requiere siempre la intervención judicial.

Según el art. 199 del Código Civil:

"Nadie puede ser declarado incapaz sino por sentencia judicial en virtud de las causas establecidas en la Ley".

Y en el artículo 200 dice:

"Son causa de incapacitación las enfermedades o deficiencias persistentes de carácter físico o psíquico que impidan a la persona gobernarse por sí misma".

Posiblemente no exista otro proceso mental más intrínsecamente incapacitante que la enfermedad de Alzheimer avanzada.

El proceso de incapacitación puede iniciarlo la familia mediante un procedimiento de menor cuantla en un Juzgado de Primera Instancia, o directamente el Ministerio Fiscal, de oficio. Es un procedimiento relativamente corto, sin otros costos que los derivados de letrados, procuradores y peritos privados si los hubiese, aunque puede, en su caso, solicitarse justicia gratuita.

El juez nombrará defensor judicial, examinará por sí mismo al presunto incapaz, y solicitará informe, habitualmente al médico forense. Posteriormente y una vez que el juez adopte las medidas que estime necesarias para la adecuada protección del presunto incapaz o de su patrimonio, dictará sentencia declarando, si procede, la incapacitación, determinando la extensión de ésta y el régimen de tutela o guarda a que haya de quedar sometido el incapaz.

INVESTIGACIÓN EN LA ENFERMEDAD DE ALZHEIMER[i]

La investigación en torno a la enfermedad de Alzheimer (EA) se ha centrado en los últimos años en tres aspectos fundamentales: 1) La búsqueda de marcadores diagnósticos y por tanto el estudio de las causas y factores de riesgo de la enfermedad. 2) La utilización de tratamientos etiológicos y sintomáticos que prevengan la aparición de los síntomas, o en su caso detenga su progresión. 3) Mejoras en la atención y cuidado de los pacientes y las familias una vez establecido el diagnóstico.

La aplicación de estas líneas de investigación nos ha llevado a la acumulación de numerosos datos experimentales entre los que quisiera mencionar algunos como:

El origen y mecanismos de producción de las placas (Beta amiloide) y marañas neurofibrilares (Proteína Tau), y otros tipos de lesiones (placas AMY). En esta línea se está en fase de experimentación con fármacos como el AN-1792, una forma sintética del péptido amiloideo de 42 aminoácidos. La hipótesis es que la inmunización con AN-1792, podría prevenir e incluso revertir, la aparición de placas de amiloide, la perdida sináptica y la gliosis. También se esta experimentando con inhibidores de Beta- y gamma-secretasas, las cuales bloquearían la formación de beta-amiloide a partir de APP.

El efecto del denominado stress oxidativo, con la consecuente puesta en marcha de estrategias terapéuticas basadas en o antioxidantes como la vitamina E o el Egb 761. En la actualidad también se investigan fármacos como la acetil-1-carnitina HCl, con acción sobre el eje del metabolismo oxidativo: la mitocondria.

Factores genéticos. Es esta una línea de investigación en continuo crecimiento. Entre estos hay que destacar los avances con relación a con el cromosoma 21 y APP, el cromosoma 19 y Apo E, y el cromosoma 14 y los inhibidores proteásicos. El diagnóstico y sobre

---

[i] Prof. José M. Peinado Herreros. Depto. Bioquímica y Biología Molecular. Facultad de Medicina. Universidad de Granada.

todo el consejo genético basado en estas investigaciones debe realizarse con extrema prudencia, dada su utilidad como indicadores de probabilidad y no como marcadores diagnósticos.

El efecto protector de los estrógenos en la aparición y desarrollo de la enfermedad. En este sentido, diferentes estudios epidemiológicos sugieren que el empleo de estas hormonas en mujeres posmenopáusicas retrasa la aparición y riesgo de EA. Otra hormona con potencial terapéutico, y en fase de estudio, es la melatonina.

La consideración de los efectos beneficiosos de agentes antinflamatorios, entre los que destaca el ibuprofeno, el Dapsone, un agente antinflamatorio empleado en el tratamiento de la lepra, o el Naprosyn.

El estudio del papel de neurotransmisores y otras disfunciones en la comunicación neuronal. Una relevancia especial ha adquirido la acetil-colina, con el desarrollo de fármacos como la tacrina, el donepezilo y la rivastigmina, que actúan como bloqueantes del enzima degradador de Ach. Otros inhibidores de la Acetilcolinesterasa tales como la eptastimina, la galantamina o la huperizina A, se encuentran en fase de experimentación. (Esta ultima ya se emplea en China). El nefiracetam, incrementa la actividad de los receptores nicotínicos, interactuando con la protein kinasa C, y por tanto acelerando la liberación y turnover de la Ach. El empleo de parches de xanomelina, un agonista de los receptores M1, también se encuentra sujeto a investigación. Especial atención han merecido también los aminoácidos citotóxicos como el glutamato así como su relación con la homeostasis del calcio y los procesos de reparación celular. En este sentido se experimenta con la eficacia terapéutica de la memantina, un bloqueante de los receptores NMDA, y del CX-516, (1-quinoxalin-6-carbonil piperidina), que facilita la activación de los receptores glutamatérgicos tipo AMPA.

El estudio de factores neurotróficos como el AIT-082, activador de RNAm para la neurotrofina, o la cerebrolisina, que ejerce una acción similar a los factores de crecimiento nervioso, también se encuentran en fase de experimentación.

Sin duda existen muchos más frentes abiertos en la investigación básica, clínica y asistencial de la EA. Quizás algunos de ellos ni tan siquiera hoy podamos imaginarlos. No obstante, en la ultima década, hemos pasado de una falta total de esperanzas sobre nuestras posibilidades terapéuticas, a un moderado optimismo sobre nuestra capacidad preventiva y de actuación sobre las, posiblemente múltiples, causas de la EA. El éxito futuro depende exclusivamente de un mejor conocimiento del sustrato molecular subyacente, el cual debe acompañarse de una mejora en las mediadas de apoyo a los pacientes, familiares y cuidadores de esta enfermedad.

LA ENF. DE ALZHEIMER TIENE TRATAMIENTO[i]

"El final del principio"

Existe la creencia generalizada entre la opinión pública y, lamentablemente, entre algunos profesionales de la medicina, de que la enfermedad de Alzheimer carece de tratamiento alguno; nada más lejos de la realidad.

Hasta hace poco, las posibilidades terapéuticas estaban limitadas al control de las alteraciones conductuales y otros síntomas, con fármacos que aunque carecen de una acción específica sobre los mecanismos de la enfermedad, proporcionan un aceptable control de las mismas, mejorando la calidad de vida del enfermo y de su entorno más cercano.

En los últimos cinco años, se han comercializado en nuestro país, tres fármacos (tacrina, donepezilo, rivastigmina) que corrigen parcialmente una de las alteraciones características de la enfermedad, el déficit de acetil-Colina; estos fármacos se han mostrado eficaces y proporcionan mejorías modestas pero reales en el estado cognitivo, la situación global, la capacidad funcional y las alteraciones conductuales. A pesar de su elevado precio, las evidencias apuntan a que su uso está justificado, no sólo por la

---

[i] Dr. Cristóbal Carnero Pardo. Neurólogo. Grupo de Estudio de Demencias de la SEN. Hospital Torrecárdenas. Almería.

mejoría que pueden proporcionar, sino también porque pueden suponer un ahorro a largo plazo en los costos del proceso.

Otro grupo de fármacos ya disponibles, han demostrado que pueden ejercer cierto efecto protector neuronal y enlentecer el curso de la enfermedad; aunque los resultados en muchos casos son contradictorios o están por confirmarse, fármacos como los antioxidantes, antinflamatorios y los estrógenos, están siendo utilizados en muchos pacientes y probablemente se conviertan en breve en un pilar básico del tratamiento.

En el último año, el anuncio de un posible tratamiento que es capaz, no sólo de detener sino incluso, de disolver el depósito de amiloide en un modelo animal de enfermedad de Alzheimer, conmocionó a los especialistas en el tema y prendió rápidamente en la opinión pública. Son muchas las expectativas y esperanzas creadas por esta "vacuna" y los primeros ensayos en humanos ya han comenzado en EEUU e Inglaterra; sean cuales sean los resultados, esta línea de investigación supone el inicio del asalto terapéutico a lo que constituye el mecanismo íntimo de la enfermedad. Esperamos que este asedio nos pueda proporcionar en breve, fármacos que aunque no sean capaces de revertir (curar) las alteraciones, sí puedan detener el proceso o cuando menos enlentecerlo de forma significativa.

Así pues, lejos de carecer de tratamiento, en la actualidad disponemos de **tratamientos sintomáticos** que cada día son más eficaces y mejor tolerados, **tratamientos protectores** que mejorarán en el futuro inmediato y, esperamos contar pronto con **tratamientos curativos**. Hay motivos para el optimismo; la lucha contra la Enfermedad de Alzheimer no ha hecho más que empezar y, aunque no podemos decir que estamos en el "principio del final", si queremos pensar que estamos llegando al "final del principio".